PSICOLOGIA HOSPITALAR

DESAFIOS DO COTIDIANO

DA GESTAÇÃO À ADOLESCÊNCIA

PSICOLOGIA HOSPITALAR

DESAFIOS DO COTIDIANO

DA GESTAÇÃO À ADOLESCÊNCIA

ORGANIZADORES

Caio Henrique Vianna Baptista

Cleunice de Jesus Wosnes

Rodrigo Noronha da Fonseca

B307

LIVRARIA & SAÚDE

Psicologia Hospitalar - Desafios do Cotidiano - Da Gestação à Adolescência

ORGANIZADORES
Caio Henrique Vianna Baptista
Cleunice de Jesus Wosnes
Rodrigo Noronha da Fonseca

Imagem da capa: Adobe Stock
Assessoria em Linguagem (revisão semântica e reorganização textual): Iraci Nogueira

B307 LIVRARIA & SAÚDE

Rua Santa Isabel, 307
Vila Buarque, São Paulo, SP
CEP 01221-010
Tel.: (11) 3222-3634

b307livraria@gmail.com
www.b307.com.br

Dados Internacionais de Catalogação na Publicação (CIP)
(Câmara Brasileira do Livro, SP, Brasil)

Psicologia hospitalar: desafio do cotidiano: da gestação à adolescência / organização Caio Henrique Vianna Baptista, Cleunice de Jesus Wosnes, Rodrigo Noronha da Fonseca. - São Paulo: B307 Livraria e Saúde, 2023.

Vários autores.
Bibliografia.
ISBN 978-65-85608-01-5

1. Adolescentes - Cuidados médicos 2. Gestantes - Cuidado e tratamento 3. Psicologia hospitalar e da saúde I. Baptista, Caio Henrique Vianna. II. Wosnes, Cleunice de Jesus. III. Fonseca, Rodrigo Noronha da.

23-159941 CDD-362.11019

Índices para catálogo sistemático:

1. Psicologia hospitalar 362.11019

Aline Graziele Benitez - Bibliotecária - CRB-1/3129

ORGANIZADORES

Caio Henrique Vianna Baptista

Psicólogo; Mestre em Ciências pela Faculdade de Medicina da USP (FM-USP); Especialista em Psicologia Hospitalar pelo Hospital das Clínicas da FM-USP; Especialista em Saúde do Idoso pela UNIFESP; Atualmente, Psicólogo e Supervisor do Serviço de Psicologia do Hospital São Luiz da Rede D'Or – Unidade Jabaquara e Hospital da Criança (Núcleo Pró-Creare); Presidente da Estadual SP da Sociedade Brasileira de Psico-Oncologia (SBPO) Gestão 2020-2023; Membro do Comitê de Psicologia da Associação Brasileira de Leucemia e Linfoma (ABRALE); Membro do Comitê Científico do Instituto Vencer o Câncer (IVOC); Editor Associado da Revista da Sociedade Brasileira de Psicologia Hospitalar (SBPH); Psicólogo Clínico em consultório particular e Autor de publicações nas áreas de Gerontologia e Psico-Oncologia.

Cleunice de Jesus Wosnes

Psicóloga pela Universidade São Judas Tadeu, Neuropsicóloga pelo Instituto de Psiquiatria do Hospital das Clínicas da Faculdade de Ciências Médicas da USP, Especialista em Saúde Mental pela Faculdade de Ciências Médicas da Santa Casa de Misericórdia de São Paulo. Atualmente, neuropsicóloga responsável pela avaliação neuropsicológica e reabilitação no ambulatório de neuropediatria do hospital central da Santa Casa; Professora titular nas disciplinas de Neuropsicologia (3º semestre); Técnica de Avaliação da Inteligência (6º semestre) e supervisora clínica na Universidade Santo Amaro-UNISA; Professora convidada e supervisora nos cursos de Pós-graduação em Neuropsicologia e Saúde Mental da Faculdade de Ciências Médicas da Santa Casa de São Paulo; Neuropsicóloga Sócia no Espaço Acolher&Cuidar e pesquisadora sobre dificuldades de aprendizagem com distúrbios do neurodesenvolvimento e cognição de adultos com diagnóstico de transtorno bipolar.

Rodrigo Noronha da Fonseca

Psicólogo; Gestalt-terapeuta, Mestre em Ciências da Saúde pela Faculdade de Ciências Médicas da Santa Casa de São Paulo (FCMSCSP); Especialista em Psicologia Hospitalar pela FCMSCSP; Especialista em Gestão e Estratégia de

Pessoas pela Universidade Presbiteriana Mackenzie; Atualmente, Psicólogo titular e Coordenador do Programa de Residência Multiprofissional em Psicologia do AC Camargo Câncer Center; Psicólogo de referência nas UTIs adulto, Cuidados Paliativos Adulto e Ambulatório de Neurologia (Centro de Atendimento e Tratamento do paciente com Esclerose Múltipla) da Irmandade da Santa Casa de Misericórdia de São Paulo (ISCMSP) (2014-2023); Docente, Orientador de TCC e Supervisor de estágio na FCMSCSP; Docente no Centro de Estudos e Pesquisa em Psicologia e Saúde (CEPPS); Membro do Comitê de Prontuários da ISCMSP e da Comissão Científica do Setor de Psicologia da ISCMSP (2014-2023); Parecerista da Revista Científica da Sociedade Brasileira de Psicologia Hospitalar (SBPH); Psicólogo Clínico em consultório particular.

AUTORES

Adriana Aparecida Fregonese

Psicóloga (Unesp); Doutora e Mestra em Ciências da Saúde (FCMSCSP); Especialista em Psicologia Hospitalar (HCFMUSP); Coordenadora de Psicologia Hospital do Coração (HCor); Professora instrutora da Faculdade de Ciências Médicas da Santa Casa de São Paulo.

Aline Fabricio Freire

Psicóloga formada pela Universidade Presbiteriana Mackenzie; Especialista em Psicologia Clínica pelo Centro de Estudos em Terapia Cognitivo-Comportamental (CETCC); Especialista em Psicologia Hospitalar e Especialista em Área Específica do Hospital Geral (Mastologia) pela Irmandade da Santa Casa de Misericórdia de São Paulo; Formação em Distúrbios do Sono (Educasono); Psicóloga Hospitalar na Santa Casa de Misericórdia de São Paulo (2019-2020); Psicóloga Hospitalar no Hospital Geral de Itapecerica da Serra (2014-2019) com enfoque no Ambulatório de pessoa em situação de Violência Sexual. Atualmente, Psicóloga Clínica com abordagem Cognitivo-Comportamental em consultório particular.

Ana Maia Ramos

Psicóloga; Especialização em Psicologia Hospitalar (Hospital Santa Paula – UniSãoPaulo); Aprimoramento em Cuidados Paliativos (Instituto Paliar); Aprimoramento em Psicologia da Saúde (Hospital Santa Marcelina); Aprimoramento em Psicologia na Maternidade (Hospital São Luiz). Atualmente, Psicóloga Hospitalar no Hospital Municipal Brigadeiro e Psicóloga Clínica em consultório particular.

Andreia Mutarelli

Psicóloga; Doutora em Psicologia (USP); Aprimoramento em luto pelo instituto Quatro Estações de psicologia; Curso Avançado de Cuidados Paliativos pela Casa do Cuidar; aprimoramento clínico pela PUC-SP; em formação na Associação Brasileira de Daseinsanalyse; Psicóloga Hospitalar no Hospital Infantil Sabará (2014-2018). Atualmente, Psicóloga Referência da Pediatria no Hospital Sírio Libanês e Psicóloga Clínica em consultório particular.

Andressa Lima Maalouf

Psicóloga; Especialista em Psicologia Hospitalar (FCMSCSP); Psicóloga responsável pela UTI Neonatal e Ambulatório de Fibrose Cística na Santa Casa da Misericórdia de São Paulo e Supervisora do curso de Pós-Graduação em Psicologia Hospitalar pela FCMSCSP (2019-2022). Atualmente, Psicóloga do Hospital São Luiz – Rede D'Or – Unidade Jabaquara e Hospital da Criança (Núcleo Pró-Creare) e Psicóloga Clínica em consultório particular.

Anna Miha

Psicóloga (PUC/SP) e Psicanalista; Pós-Graduação em Psicologia Hospitalar pelo Hospital e Maternidade São Luiz (HMSL) – unidade Itaim; Psicóloga Clínica no Centro de Controle de Peso do Hospital 9 de Julho (2014-2017); Atualmente, Coordenadora do Serviço de Psicologia do HMSL – unidade Itaim; Supervisora do Programa de Aprimoramento do HMSL – unidade Itaim; Docente da Helix Cursos; Psicanalista em consultório particular.

Antônio de Pádua Serafim

Psicólogo; Doutor em Ciências pela FMUSP, Especialista em Psicologia Hospitalar pelo HCFMUSP; Diretor do Serviço de Psicologia e Neuropsicologia do Instituto de Psiquiatria do HCFMUSP; Professor Colaborador do Departamento de Psiquiatria da FMUSP; Professor Orientador do Programa de Neurociências e Comportamento do Instituto de Psicologia da USP. Professor Titular do Programa de Pós-Graduação em Psicologia da Saúde da Universidade Metodista de São Paulo (UMESP); Membro do GT Neuropsicologia Hospitalar pela Sociedade Brasileira de Neuropsicologia (SBNP); Pesquisador Bolsista de Produtividade do CNPq.

Caio Henrique Vianna Baptista

Psicólogo; Mestre em Ciências pela Faculdade de Medicina da USP (FM-USP); Especialista em Psicologia Hospitalar pelo Hospital das Clínicas da FM-USP; Especialista em Saúde do Idoso pela UNIFESP. Atualmente, Psicólogo e Supervisor do Serviço de Psicologia do Hospital São Luiz da Rede D'Or – Unidade Jabaquara e Hospital da Criança (Núcleo Pró-Creare); Presidente da Estadual SP da Sociedade Brasileira de Psico-Oncologia (SBPO) Gestão 2020-2023; Membro do Comitê de Psicologia da Associação Brasileira de Leucemia e Linfoma (ABRALE); Membro do Comitê Científico do Instituto Vencer o Câncer

(IVOC); Editor Associado da Revista da Sociedade Brasileira de Psicologia Hospitalar (SBPH); Psicólogo Clínico em consultório particular e Autor de publicações nas áreas de Gerontologia e Psico-Oncologia.

Cleunice de Jesus Wosnes

Psicóloga pela Universidade São Judas Tadeu, Neuropsicóloga pelo Instituto de Psiquiatria do Hospital das Clínicas da Faculdade de Medicina da USP, Especialista em Saúde Mental pela Faculdade de Ciências Médicas da Santa Casa de Misericórdia de São Paulo. Atualmente, neuropsicóloga responsável pela avaliação neuropsicológica e reabilitação no ambulatório de neuropediatria do hospital central da Santa Casa; Professora titular nas disciplinas de Neuropsicologia (3º semestre); Técnica de Avaliação da Inteligência (6º semestre) e Supervisora Clínica na Universidade Santo Amaro-UNISA; Professora Convidada e Supervisora nos cursos de Pós-Graduação em Neuropsicologia e Saúde Mental da Faculdade de Ciências Médicas da Santa Casa de São Paulo; Neuropsicóloga Sócia no Espaço Acolher&Cuidar e pesquisadora sobre dificuldades de aprendizagem com distúrbios do neurodesenvolvimento e cognição de adultos com diagnóstico de transtorno bipolar.

Cristiana Castanho de Almeida Rocca

Psicóloga; Doutora em Ciências pela FMUSP; Especialista em Psicologia Hospitalar pelo HCFMUSP; Psicóloga Chefe do Serviço de Psicologia e Neuropsicologia do Instituto de Psiquiatria do HCFMUSP; Professora Colaboradora do Departamento de Psiquiatria da FMUSP; Professora Orientadora do Programa de Neurociências e Comportamento do Instituto de Psicologia da USP; Pesquisadora do Laboratório de Investigação em Neuropsicológica (LINEU) no IPq-HCFMUSP.

Eduardo Araújo de Oliveira

Psicólogo; Especialista em Psicologia Hospitalar pelo Programa de Aprimoramento Profissional da Faculdade de Medicina da USP. Atualmente, atua na esfera Clínica e realiza atendimento no Canto Baobá; Aconselhador em Prevenção Combinada às IST (Infecções Sexualmente Transmissíveis) e vinculador do Projeto Demonstrativo PrEP 15-19 (USP, UFBA e UFMG), campo São Paulo.

Elisa Maria Perina

Graduada em Psicologia pela PUC-Campinas (1979); Doutora em Saúde da Criança e do Adolescente pela FCM/UNICAMP; Mestrado em Psicologia Clínica pela Universidade de São Paulo (1992); Especialização em Psicologia Clínica e Psicologia Hospitalar pelo Conselho Federal de Psicologia; Especialização em Arteterapia pela UNICAMP; Psicóloga do CIPOI (Centro Integrado de Pesquisas Onco-Hematológicas da Infância, 1982-2019); Coordenadora do Programa de Cuidados Paliativos do Centro Infantil Boldrini; Presidente da Sociedade Brasileira de Psico-Oncologia (2006 a 2008); Coordenadora do Comitê Psicossocial da SLAOP (Sociedade Latino-Americana de Oncologia Pediátrica) e do Comitê de Psico-Oncologia Pediátrica da SBPO (Sociedade Brasileira de Psico-Oncologia); Membro Associado da IPOS (International Psycho-Oncology Society); Membro Fundadora e Coordenadora do Phoenix – Centro de Estudos e Aconselhamento em Psicologia da Saúde e Tanatologia; Representante do Brasil na RELPO – Rede Latino-Americana de Psico-Oncologia.

Érica da Cruz Santos

Psicóloga; Mestranda em Neurociências e Comportamento pelo Instituto de Psicologia da USP; Especialista em Psicologia Clínica Hospitalar em Cardiologia pelo Instituto do Coração do HC-FMUSP. Psicóloga Supervisora do Serviço de Psicologia e Neuropsicologia; Psicóloga responsável pelo atendimento em Enfermaria Infanto-Juvenil IPq-HFMUSP.

Fabiana Marthes Molli Caron

Psicóloga; Presidente da SBPO – Sociedade Brasileira de Psico-Oncologia (2020-2022); Membro da Diretoria Estadual da SBPO – Sociedade Brasileira de Psico-Oncologia (2018-2020); Sócia-fundadora do *Instituto Sentir* Campinas (Psico-Oncologia, Cuidados Paliativos e Terapia do Luto); Psicóloga Hospitalar e Paliativista no Hospital Dom Alvarenga São Paulo/SP; Professora Convidada da Pós-graduação em Cuidados Paliativos do Colégio de Psicólogos da Província de Buenos Aires/Argentina; Professora Titular da disciplina de Bioética do Curso de Pós-Graduação em Psico-Oncologia da Faculdade de Ciências Médicas de Minas Gerais; Professora Tutora do Curso de Pós-Graduação em Cuidados Paliativos da Faculdade de Ciências Médicas de Minas Gerais; Psico-Oncologista Certificada pela SBPO; Especialista em Cuidados Paliativos e Psico-sócio-oncologia pelo Instituto Pallium Latinoamerica/Oxford University; Especialista em Psicologia Hospitalar pelo Hospital Albert Einstein de São Paulo; Especialista em Teoria, Pesquisa e Intervenções em Luto/Perdas pelo Instituto Quatro Estações de São Paulo.

Giovana Zaparoli de Oliveira

Psicóloga; Psico-Oncologista certificada pela SBPO – Sociedade Brasileira de Psico-Oncologia; Especialista em Psicologia Hospitalar pela Faculdade de Ciências Médicas da Santa Casa de São Paulo (FCMSC-SP); Especialista em Teoria, Pesquisa e Intervenção em Luto pelo Instituto 4 Estações de São Paulo; Cursa Extensão Profissional em Cuidados Paliativos pela Stanford University;

Co-fundadora do Instituto Sentir Campinas; Primeira Secretária da Diretoria Nacional da Sociedade Brasileira de Psico-Oncologia (SBPO), Gestão 2020-2022; Tesoureira da Estadual São Paulo da SBPO, Gestão 2018-2020; Psicóloga Clínica e Hospitalar.

Gláucia Guerra Benute

Psicóloga, Pós-Doutora em Psicologia Clínica pelo Instituto de Psicologia da USP; Doutora pelo Departamento de Obstetrícia e Ginecologia da Faculdade de Medicina da USP; Mestre pelo Departamento de Fisiopatologia Experimental da Faculdade de Medicina da USP; Especialista em Neuropsicologia pelo CEPSIC; Especialista em Psicologia Hospitalar pela Divisão de Psicologia do Hospital das Clínicas da Faculdade de Medicina da USP; Orientadora do Programa de Pós-Graduação em Obstetrícia e Ginecologia da Faculdade de Medicina da USP; Coordenadora do Curso de Psicologia do Centro Universitário São Camilo; Coordenadora do Núcleo de Acessibilidade Pedagógica do Centro Universitário São Camilo; Coordenadora do Comitê de ética (CoEP) do Centro Universitário São Camilo; Diretora Técnica de Serviço de Saúde da Divisão de Psicologia do Hospital das Clínicas de São Paulo (2008-2017).

Juliana Gomes Pereira

Médica pela Faculdade de Medicina de Itajubá-MG; Psiquiatria pela Universidade Federal do Paraná (UFPR); Título de Especialista em Psiquiatria pela Associação Brasileira de Psiquiatria (ABP); Certificada para Psicoterapia e Psiquiatria da Infância e Adolescência pela ABP; Psicanalista de Crianças pelo Instituto Sedes Sapientiae – São Paulo-SP.

Juliana Paula Gomes de Almeida

Médica; Pediatria e Neuropediatria pela Santa Casa de São Paulo e pela Sociedade Brasileira de Pediatria e Neuropediatria; Mestrado em Medicina pela Santa Casa de São Paulo; Aperfeiçoamento em Neuropsiquiatria Infantil pela Università Tor Vergata em Roma, Itália; Atuação como Neuropediatra no Departamento de Pediatria da Santa Casa de São Paulo.

Lílian Rodrigues Ferreira de Souza

Bacharel em Psicologia; Especialista em Psicologia Hospitalar pela Faculdade de Ciências Médicas da Santa Casa de SP; Especialista em Cuidados Paliativos e Terapia da Dor pela PUC-MG; Psicóloga de ligação dos ambulatórios de Onco/Hemato Pediátrico e Cuidados Paliativos pediátricos da Santa Casa de Misericórdia de SP.

Luana Maia Marafante

Psicóloga; Especialista em Psicologia Hospitalar em Hospital Geral (HC-FMUSP); Psicóloga responsável pelo Ambulatório Geral de Adultos e Ambulatório de Gestação de Alto Risco na Irmandade Santa Casa de Misericórdia de São Paulo (2020-2021).

Maria das Graças Saturnino de Lima

Psicóloga; Mestre em Psicologia Clínica (Instituto de Psicologia USP); Especialista em Psicologia Hospitalar (FCM Santa Casa de São Paulo); Extensão em Teoria do Apego e Psicoterapia (Instituto Quatro Estações); Docente e Supervisora em Psicologia da Saúde e Psicologia do Desenvolvimento em cursos de graduação e pós-graduação para diferentes categorias profissionais em saúde desde 2000; Atuação como psicóloga hospitalar em instituições públicas e privadas em São Paulo desde 1998 a 2020, nas áreas assistenciais, ensino, pesquisa, coordenação e gestão. Membro, em 2020, no PROADI (CONASS/Ministério da Saúde – HI Albert Einsten) para implantação de Cuidados Paliativos na Atenção Primária à Saúde. Atualmente, Psicóloga Clínica e Supervisora em consultório particular, com ênfase na Clínica infanto-juvenil.

Mariana Bonsaver

Psicóloga formada pela Universidade Presbiteriana Mackenzie; Mestre em Ciências da Saúde pela Faculdade de Ciências Médicas da Santa Casa de São Paulo; Especialista em Psicologia Hospitalar pela Santa Casa de São Paulo; Atua como Psicóloga Hospitalar com ênfase em gestação e puerpério, bem como na área de perdas e luto. Psicóloga Clínica em consultório particular.

Mariana Medeiros Assed

Graduada em Psicologia com extensão universitária pela PUC-SP em Psicologia e Saúde; Especializada em Neuropsicologia pelo Instituto de Psiquiatria do Hospital das Clínicas de São Paulo – IPqHCFMUSP; Doutoranda e Mestre em Ciências pelo Programa de Neurociências e Comportamento (NEC) do Instituto de Psicologia da USP; Voluntária no Serviço de Psicologia e Neuropsicologia do IPqHCFMUSP; Pesquisadora na área de Inovação tecnológica para otimizar processos de avaliação e intervenção em Neuropsicologia; Sócia-Fundadora da Neuracademy – performance cerebral.

Marisa Beatriz Leonetti Marantes Sanchez

Psicóloga (PUCRS); Mestre em Psicologia (PUCRS); Especialista em Psicologia Clínica (ULBRA); Especialista em Terapia Cognitivo Comportamental (WP/FACCAT); Formação em Terapia Focada em Esquemas (IST/New Jersey); Sócia Diretora do Instituto de Terapia Cognitiva em Psicologia da Saúde

(ITEPSA); Tutora Estadual do Método Canguru (SES/RS-MS/BR); Membro do Conselho Científico da ONG Prematuridade.com; Professora Adjunta Mestre da ULBRA (1998-2019); Diretora da SBPH (Gestões: 2011, 2013, 2015).

Marita Iglesias Aquino

Psicóloga graduada pela USP de Ribeirão Preto; Residência em Psicologia Hospitalar pela PUC-Campinas; Aprimoramento em Psicologia Clínica e da Saúde pela Unicamp; Membro da Sociedade Brasileira de Transplante de Medula Óssea (SBTMO); Psicóloga Hospitalar do Centro de Oncologia e Hematologia do Hospital Israelita Albert Einstein; Psicóloga Clínica em consultório particular.

Milena Del Santo Rosa

Psicóloga Clínica e Hospitalar. Especialista em Psicologia Hospitalar e em Cuidados Paliativos pela Faculdade de Ciências Médicas da Santa Casa de São Paulo (FCMSCSP); Psicanalista filiada e em formação pelo Instituto Brasileiro de Psicanálise Winnicottiana (IBPW); Atualmente, Psicóloga no Hospital Infantil Sabará e Psicóloga Clínica em consultório particular; Psicóloga Hospitalar no Hospital Geral de Guarulhos (2018-2020) e Irmandade da Santa Casa de Misericórdia de São Paulo (2014-2017); Professora e Instrutora na Fundação Arnaldo Vieira de Carvalho (2016-2017).

Milena Nazário dos Santos

Psicóloga; Especialista em Psicologia Hospitalar pela Santa Casa de São Paulo; Especialista em Reabilitação Neuropsicológica pela FMUSP; Psicóloga responsável pelo Ambulatório de Medicina Física e Reabilitação da Santa Casa de São Paulo (2019-2022). Atualmente, Psicóloga do Serviço de Psicologia do Hospital Infantil Sabará; Psicóloga Clínica em consultório particular.

Monique Gianelli

Psicóloga, especialista em Psicologia Hospitalar e Pediatria Hospitalar pela Santa Casa de Misericórdia de São Paulo. Atualmente, Psicóloga responsável pelo ambulatório de Psicologia do AME Dra. Maria Cristina Cury; Psicóloga Clínica em consultório particular.

Patricia Kriger

Psicóloga; Pós-Graduada em Psicologia Hospitalar pela Faculdade de Ciências Médicas da Santa Casa de São Paulo (FCMSCSP); Aperfeiçoamento em Cuidados Paliativos pelo Instituto Paliar; em formação em Mindfulness pelo Instituto Mente Aberta/Mindfulness Brasil; Psicóloga Clínica em consultório particular.

Patrícia Lebensold Mekler

Psicóloga; Especialista em Psicologia Hospitalar (IDPC); Sócia-Fundadora da Psicocare – Centro de Psicologia Clínico-Hospitalar. Atualmente, Coordenadora do Serviço de Psicologia do Hospital Sepaco; Psicóloga Clínica em consultório particular.

Paula Elias Ortolan

Graduada em Psicologia pela Universidade Metodista de Piracicaba; Doutoranda em Ciências da Saúde pelo Programa de Pós-Graduação em Tocoginecologia da FCM/Unicamp; Mestre em Ciência da Saúde pelo Programa de Saúde da Criança e do Adolescente da FCM/Unicamp; Aprimoramento Profissional e Especialização em Oncologia e Psicologia pela FCM/UNICAMP/Boldrini; Extensão em Intervenções Psicoterapêuticas em Crise: foco em comportamento suicida, estratégias de prevenção pela Extecamp/Unicamp; Membro coordenadora do Phoenix - Centro de Estudos e Aconselhamento em Psicologia da Saúde e Tanatologia e da Rede API-Phoenix (Apoio a Perdas Irreparáveis) de Campinas e Região; Psicóloga Clínica.

Roberta Gomes Moretto Polonio

Psicóloga; Pós-Graduada em Psicologia Hospitalar (FCMSC-SP). Atualmente, Psicóloga hospitalar responsável por UTI neonatal, Unidades de Cuidados da Mulher e medicina fetal do Hospital Sepaco; Docente em cursos de aperfeiçoamento em Psicologia Hospitalar (Psicocare); Psicóloga Clínica em consultório particular.

Sonia Maria Colli de Souza

Pedagoga; Especialista em Educação Especial; Mestre em Educação pela Universidade Paulista-UNIP; Membro Titular da ABPp – Associação Brasileira de Psicopedagogia; Atuação Acadêmica em curso de Pós-Graduação em Psicopedagogia; Atuação Clínica em Psicopedagogia.

Stella Ramos Pereira

Psicóloga (Universidade Gama Filho/RJ); Especialista em Psicologia Hospitalar (Curso Nêmeton/SP); Especialista em Psico-Oncologia: clínica e cirurgia de cabeça e pescoço (Irmandade da Santa Casa de Misericórdia de São Paulo); Especialista em Luto (Instituto de Psicologia 4 Estações); Especialista em Cuidados Paliativos (Casa do Cuidar/SP); Especialista em Bases da Medicina Integrativa (Hospital Israelita Albert Einstein/SP); Atualmente, Psicóloga Clínica em consultório particular (desde 2007); Atuação em Psicologia Hospitalar e ambulatório de atendimento a pacientes com doenças crônico-degenerativas e cuidados paliativos no Centro Médico Santa Helena (2008-2015); Atuação em Psicologia Hospitalar e ambulatório de atendimento a vítimas de abuso sexual no Hospital Geral de Itapecerica da Serra/SP (2016-2018); Atuação em Psicologia Hospitalar e ambulatórios de quimioterapia infantil, fibrose cística e cuidados paliativos pediátricos no Hospital da Irmandade da Santa Casa de Misericórdia de São Paulo (2018-2020).

Tatiana Frascareli Pascalicchio Machado

Psicóloga; Mestre em Ciências da Saúde pela Escola Paulista de Medicina (UNIFESP); Especialista em Psicologia Hospitalar pelo Hospital das Clínicas (FMUSP); Professora do curso de Aperfeiçoamento – Neuropsicologia, cognição e emoção: Estudos Teóricos – do COGEAE – PUC; Professora convidada da Especialização Lato-sensu de Neuropsicologia da Faculdade de Ciências Médicas da Santa Casa de São Paulo; Psicóloga Clínica e Neuropsicóloga de crianças e adolescentes em consultório particular.

Vanessa Gonçalves Valdoski

Psicóloga; MBA em Gestão da Saúde (FGV); Especialista em Psicologia Hospitalar (CFP) e em Cuidados Paliativos (Instituto Paliar); Aprimoramento em Psicologia da Saúde e Hospitalar (Hospital São Luiz); Aperfeiçoamento em Psico-Oncologia (Hospital Santa Paula); Aperfeiçoamento em Psicologia Hospitalar (Psicocare); Membro da Sociedade Brasileira de Psicologia (SBP). Atualmente, é Psicóloga Hospitalar em Hospital Público Estadual.

CARTA AO LEITOR, À LEITORA

Apesar de esta parte do livro ter a possibilidade de ser chamada de "Apresentação", pensei ser interessante colocá-la no formato de uma carta.

Cartas, estimados leitores e estimadas leitoras, podem dizer muito sobre diversas questões. Cartas comunicam, informam, declaram e também demonstram sentimentos, afetos, dando um caráter mais intimista para diferentes formas de expressão.

As páginas deste livro estão repletas de conhecimentos, experiências e afetos. Formar dois volumes de uma obra não foi tarefa fácil, mas posso dizer que foi extremamente gratificante! Aqui, Cleunice, Rodrigo e eu colocamos nossos "sonhos de leitura". Pensamos cada capítulo com autores que gostaríamos de ler, com quem gostaríamos de aprender mais! Idealizamos um livro que pode ajudar psicólogos iniciantes a entrar na área... Um livro que pode ajudar psicólogos mais experientes a tirarem suas dúvidas, a criarem novas reflexões e a aprimorarem suas práticas... Enfim, sonhamos e demos forma a esse sonho!

Neste livro você vai encontrar muitos autores já conhecidos dentro de suas áreas, pessoas com longas caminhadas, com muita bagagem técnica e teórica. São psicólogos atuantes em suas áreas específicas.

Nesta obra objetivamos costurar a história e a teoria com a nossa realidade atual a fim de promover mais conhecimento às pessoas que utilizarão estas páginas para prestar melhor assistência aos seus pacientes e aos familiares deles. Na verdade, esse foi nosso grande propósito na hora de fazer o convite para cada autor... Era como se perguntássemos a cada um deles: "Poderia nos presentear com o que você faz de melhor?" E o mais legal de tudo é que eles disseram "SIM!".

Cada aceite foi um verdadeiro presente para nós, organizadores, mas também sabíamos que seria um presente para os leitores.

Por esse motivo, caros leitores e caras leitoras, peço que "saboreiem" esta obra e que utilizem todo o conhecimento contido nela para favorecer seus pacientes, os familiares deles e a equipe da qual fazem ou farão parte.

Caros profissionais da psicologia hospitalar, espero que estas páginas contribuam para que, como eu, Rodrigo e Cleonice, vocês também possam sonhar!

Caio Henrique Vianna Baptista

SOBRE O NASCIMENTO DA OBRA E SOBRE OS CAMINHOS ATÉ AQUI

Vale dizer também que quando nos reunimos para pensar (e realizar) esse sonho, vivíamos uma época da saúde mundial - em especial no Brasil - em que sonhar poderia ser a única coisa que nos sustentava... Nós nos conhecemos numa pandemia sem precedentes, em um hospital público de referência que vivia as agruras que esse momento do mundo nos impunha... Não tínhamos recursos. Vimos pessoas morrerem, vimos nossos amigos adoecerem, vivemos dores que foram além daquelas causadas pelas marcas das máscaras N95 nos nossos rostos. Nós nos conhecemos sem a possibilidade de nos abraçar, nos reconhecemos em nossos medos e pudemos nos ver potentes mesmo no mar de impotências no qual estávamos imersos.

Este livro nasceu da ideia de três grandes amigos, três grandes companheiros de trabalho! Como muitas das boas coisas do mundo, este livro nasceu em tempos tempestuosos, em tempos de incerteza, de medo... Foi fruto de um mundo ainda pandêmico que mudou a estrutura de uma Psicologia Hospitalar já consolidada.

PREFÁCIO

A organização de um sistema de cuidado em torno das necessidades de crianças e adolescentes é um tema caro à psicologia e aos psicólogos. Indivíduos e instituições que fazem parte deste sistema buscam compreendê-lo e responder às demandas daqueles que estão em desenvolvimento, em prol de seu bem-estar e evolução. Cuidar dos aspectos psicológicos em torno do adoecimento e da atenção à saúde é reconhecido como pilar importante dentro deste universo.

É preciso destacar que a saúde nunca esteve tão em evidência. A pandemia impactou severamente a saúde pública e a prática hospitalar, afetando tanto aqueles que precisam dos serviços de saúde quanto aqueles responsáveis por prestá-los. Neste contexto, a produção de conhecimento e a partilha das práticas executadas dentro dos hospitais tornou-se ainda mais importante.

O adoecimento é sempre uma experiência ameaçadora: apresenta um mundo desconhecido e desafia nossa previsibilidade e possibilidade de controle. Frequentemente é acompanhado de sensações de insegurança, ansiedade, medo, raiva e incertezas. A somatória do estresse gerado pelo adoecimento com a história de vida da criança e do adolescente pode impactar a crença a respeito de seus recursos de enfrentamento. Neste sentido, a relação estabelecida com os profissionais de saúde que assumem o cuidado do doente, em um hospital, é fundamental na construção de uma sensação de confiança, tanto do profissional quanto do paciente, a fim de que se amplie a capacidade de resposta à situação vivida.

Cada indivíduo possui uma história pregressa de cuidados recebidos durante a vida que fará com que se sinta mais ou menos desconfortável com a vulnerabilidade trazida pela situação de adoecimento e hospitalização. Esta história influenciará sua confiança em pedir e aceitar ajuda, a coerência no relato de sintomas, a tomada de decisão e aderência ao tratamento, maior ou menor incômodo em ser cuidado por outras pessoas.

Esta consciência pode ajudar o profissional de saúde na compreensão de pacientes e familiares mais desafiadores, como aqueles excessivamente demandantes de atenção, aqueles que se mostram resistentes ao cuidado, ou ainda aqueles raivosos e que culpabilizam a equipe pelo mal-estar ou sofrimento. O entendimento das questões relacionadas à confiança em receber cuidado pode facilitar a relação paciente-profissional, ajudando todos os envolvidos a regular, de modo mais favorável, as emoções e comportamentos diante da doença e hospitalização, bem como reconhecer e validar as necessidades individuais e valorizar a autonomia, que é uma importante aliada em todo processo de enfrentamento.

Faz parte do cuidado oferecido dentro do contexto hospitalar ajudar cada indivíduo a apropriar-se de seu adoecimento, conhecer as possibilidades de cuidado e de alívio de sofrimento; compreender como estes processos atingem suas famílias; lidar com o desconhecido e ajudar na elaboração e aceitação da realidade.

Além de pensar sobre o cuidado dos pacientes e suas famílias, cuidar do profissional que presta assistência, neste contexto, é imperativo para a manutenção de sua saúde mental, minimizando o impacto das longas jornadas e da tensão gerada pela responsabilidade de atuação, prevenindo contra o *burnout*.

Preparar o profissional para a vasta possibilidade de atuação dentro do ambiente hospitalar é uma tarefa exigente. Apresentar e discutir a prática da Psicologia Hospitalar com crianças, adolescentes e famílias, em uma gama abrangente de demandas, é um diferencial deste livro. Realidades antigas e atuais como o apoio à gestante, aos pais; cuidados específicos dirigidos a recém-nascidos e crianças pequenas; amamentação; especificidades das unidades de cuidados intensivos; crianças e adolescentes vítimas de violência sexual; crianças com doenças graves, portadoras de deficiências; cuidados paliativos; morte e luto são alguns dos temas abordados aqui.

Os capítulos a seguir são um convite e uma oportunidade de fazermos parte de um sistema de cuidado reflexivo daqueles que se beneficiam de nosso olhar humanizado, apoio e assistência, mas que precisam, sobretudo, de confiança para enfrentar os desafios presentes na hospitalização.

Dra. Valéria Tinoco

Psicóloga e Psicoterapeuta. Mestre e Doutora pelo Programa de Psicologia Clínica da PUC-SP. Co-fundadora, professora e supervisora do 4 Estações Instituto de Psicologia.

SUMÁRIO

1. **Atuação junto a Crianças e Adolescentes em Hospitais** 1
Gláucia Guerra Benute

2. **A Psicologia Hospitalar e a Infância** 7
Ana Maia Ramos

3. **Atuação em Equipe Multidisciplinar** 15
Marisa Beatriz Leonetti Marantes Sanchez

4. **O Cuidado com a Equipe que Cuida de Crianças Hospitalizadas** .. 21
Maria das Graças Saturnino de Lima

5. **Humanização e Psicologia em Unidades Neonatais e Pediátricas** .. 27
Patrícia Lebensold Mekler
Roberta Gomes Moretto Polonio

6. **Psicologia e Gestação de Alto Risco** 35
Luana Maia Marafante

7. **O Nascimento e a Hospitalização Precoce** 41
Andressa Lima Maalouf

8. **Experiências em Depressão Pós-Parto: Manejos Possíveis** 51
Anna Miha

9. **O Papel do Psicólogo no Aleitamento Materno** 61
Mariana Bonsaver

10. **A Criança "Não Perfeita"** 67
Patricia Kriger

11. **Cuidados Paliativos em Neonatologia** 77
Patrícia Lebensold Mekler
Roberta Gomes Moretto Polonio

12. **O Fazer do Psicólogo no Pronto-Socorro Infantil** 85
Vanessa Gonçalves Valdoski

13. **A Atuação do Psicólogo junto a Crianças Vítimas de Abuso Sexual** 93
Aline Fabricio Freire
Stella Ramos Pereira

14. **Atuação junto aos Pais de Crianças com Deficiência: (Des)Construções Necessárias** 105
Milena Nazário dos Santos

15. **Ações Psicopedagógicas em Âmbitos de Saúde** 115
Sonia Maria Colli de Souza

16. **A Relação entre Netos e Avós: O Fenômeno da Avosidade na Pediatria** 119
Caio Henrique Vianna Baptista

17. **A Criança na Quimioterapia** 127
Elisa Maria Perina
Paula Elias Ortolan

18. **A Criança com Câncer na Internação: Manejos Possíveis** 139
Giovana Zaparoli de Oliveira

19. **Avaliação Pré e Pós-TMO na Infância** 147
Marita Iglesias Aquino

20. **Cuidados Paliativos Pediátricos** 157
Lílian Rodrigues Ferreira de Souza

21. **Adoecer e Adolescer: Quem é o Adolescente no Hospital?** 167
Milena Del Santo Rosa

22. **Psicologia, Cirurgia e Repercussões na Adolescência** 177
Monique Gianelli

23. **Gravidez, Adolescência e Hospitalização** 185
Adriana Aparecida Fregonese

24. **O Impacto da Descoberta do HIV na Adolescência** 191
Eduardo Araújo de Oliveira

25. **Psico-Oncologia e Adolescência** 201
Fabiana Marthes Molli Caron

26. **A Vida Interrompida: A Morte do Adolescente no Hospital** 209
Andreia Mutarelli

CONTRIBUIÇÕES DA NEUROPSICOLOGIA À PSICOLOGIA HOSPITALAR

27. **Do Diagnóstico à Intervenção: Uma Visão com Enfoque na Infância e na Adolescência** 221
Cristiana Castanho de Almeida Rocca
Érica da Cruz Santos
Antônio de Pádua Serafim

28. **Neuropsicologia da Infância e da Adolescência: Aspectos Históricos e Situação Atual** 233
Cleunice de Jesus Wosnes
Tatiana Frascareli Pascalicchio Machado

29. **Reabilitação Neuropsicológica em Adolescentes e Crianças no Hospital** 245
Cristiana Castanho de Almeida Rocca
Mariana Medeiros Assed
Antônio de Pádua Serafim

30. **Neuropsicologia como Ciência Multidisciplinar no Hospital Geral: Quando acionar esse serviço?** 257
Juliana Paula Gomes de Almeida
Juliana Gomes Pereira

1

Atuação junto a Crianças e Adolescentes em Hospitais

GLÁUCIA GUERRA BENUTE

A partir do nascimento de um filho, nascem também um pai e uma mãe. Trata-se de uma experiência irreversível da vida que só findará com a morte.[1] A vinculação, a apresentação do mundo e a responsabilidade compartilhada pelo desenvolvimento estarão postas a partir de então.

Desde o período gestacional, é possível imaginar como serão a vida, a criança, as responsabilidades... No entanto, quando a doença interrompe o curso natural do desenvolvimento, todas as expectativas e projetos realizados serão impactados e, em muitos casos, precisarão ser revistos e readequados.

A reação à doença dependerá de muitas variáveis: diagnóstico; prognóstico; e necessidade de hospitalização, de cirurgia, de tratamento e de acompanhamento ao longo da vida; entre outras. Destaque-se, no entanto, que o tempo de vida ou, melhor, a fase da vida e os medos concernentes a esse período terão impacto na forma de conceber e de reagir à doença: o adoecimento de um recém-nascido difere do adoecimento de uma criança e de um adolescente.

Não se trata de atribuir valores, indicando qual o pior período para o adoecimento, trata-se apenas de se destacarem as diferenças peculiares a partir da fase do desenvolvimento, que estará diretamente atrelada à subjetividade de quem adoece e à da família. A capacidade de verbalização, de compreensão, de externalização de sentimentos e de indicação de sintomas imporá diferentes formas para se lidar com o processo do adoecimento.

Frente aos desafios do adoecimento e do processo de adaptação, a atuação do psicólogo dentro do hospital encontra-se presente desde a mais tenra idade, ocorrendo desde a neonatologia até a longevidade.

Não se pretende aqui rotular sentimentos e vivências, mas apresentar características que têm sido descritas a partir do adoecimento e da hospitalização de crianças e adolescentes para favorecer o processo de reflexão e de construção de uma prática. No entanto, vale destacar que as reações não serão uniformes, uma vez que cada pessoa reagirá de acordo com sua subjetividade, já que uma mesma situação poderá mobilizar sentimentos e reações diversas dependendo da compreensão daquele que a vive.

Os primeiros desafios serão a busca pelo diagnóstico, as consultas médicas, os exames, os procedimentos. A reação da criança e do adolescente estará apoiada na reação de seus pais ou das pessoas que assumiram esta função. Assim, a orientação e o acompanhamento dos pais, em seus medos, preocupações, questionamentos, são de fundamental importância desde esta fase.

Quando a necessidade da hospitalização se impõe, novos desafios vêm com ela. Destacam-se a perda da privacidade, da autonomia e da funcionalidade; a frustração e a privação das atividades da vida diária e da rotina. As relações estabelecidas na escola, amigos, namoros, família e sociedade serão substituídas pela rotina hospitalar, forçando a relação com novos espaços, novas pessoas e novas situações. Todas essas situações podem acarretar, tanto na criança como no adolescente, certa regressão no desenvolvimento cognitivo e afetivo.

O processo de hospitalização será concebido de maneira distinta para aqueles indivíduos que sentem dores e para aqueles que não têm manifestação e nenhum sintoma. O alívio da dor, do sofrimento físico, pode ser uma recompensa para tudo aquilo que se deixou da vida fora do hospital. Já a descoberta de uma doença que ainda não desencadeou sintomas como dor provavelmente será entendida como hostil, como um rompimento com a realidade e com a vida desnecessariamente, trazendo maior dificuldade de compreender e aceitar a doença, o tratamento e a internação.

O medo do desconhecido estará presente. As fantasias e imagens que as crianças/adolescentes elaboram a respeito do hospital são fundamentalmente persecutórias, pois elas remetem a situações de abandono, perda e solidão, podendo gerar sentimentos de desamparo, regressões, fobias, estados depressivos e transtornos do comportamento de forma geral.[2]

Adicionando maiores dificuldades a todo o processo de hospitalização, tem-se ainda o agravante de que a adequação dos espaços hospitalares específicos para a ala de Pediatria já é prática comum, buscando propiciar acolhimento maior frente a esta fase da vida. No entanto, ainda não se encontram nos hospitais espaços caracterizados para a internação de adolescentes, deixando que estes sejam internados nas alas infantis ou de adultos, o que dificulta ainda mais o processo de reconhecimento do local e acolhimento.[3]

Na hospitalização, quanto menor a criança, maior será a possibilidade de somatização, uma vez que os medos arcaicos e a ansiedade primitiva encontram-se intimamente relacionados e misturam-se com os riscos reais do tratamento (cirurgias, procedimentos invasivos).[4] A criança ou o adolescente terá de lidar com muitos sentimentos e poderá encontrar dificuldade na elaboração dos processos. Quanto maior a imaturidade psíquica, mais difícil será encontrar recursos para elaborar as angústias decorrentes das fantasias.

Frente a tantos sentimentos e dificuldades que serão vivenciados a partir do adoecimento e, mais especificamente, da internação hospitalar, o acompanhamento psicológico é indicado. Destaque-se que tal acompanhamento será diferente a depender da subjetividade de cada um e terá especificidades conforme a idade daquele que adoeceu. Independentemente de qualquer outra característica, a família fará parte deste processo, pois o adoecimento de uma criança impacta as relações, os desejos e as expectativas familiares, estando estritamente relacionado às reações de adultos, normalmente os pais, ou aqueles que assumem esta função.

Quando a necessidade do tratamento cirúrgico se impõe, ter-se-ão percepções divergentes entre equipe de saúde, família e criança/adolescente. A equipe de saúde busca, com a internação, melhoria da saúde e qualidade de vida; os pais esperam a cura, já a criança ou o adolescente sentirão como um brusco rompimento com a realidade. Esta vivência pode levar do caos ao amadurecimento psíquico, dependendo da subjetividade de cada um, estreitamente associada à capacidade de elaboração psíquica.

Os sentimentos de passividade, a perda de autonomia e o estresse poderão ser minimizados se a equipe de saúde, assim como os pais, conseguir fornecer, ao longo do processo, informações simples sobre os procedimentos que serão realizados, sobre a necessidade de realizá-los e as possíveis reações deles decorrentes. Essa atitude transforma o ambiente em algo menos assustador.

O escopo de atuação do psicólogo hospitalar compreende intervenções junto às crianças, adolescentes, familiares e equipe, podendo englobar assistência psicológica com aconselhamento, orientações, assessorias, consultorias e interconsultas.[5]

Com a família da criança, deve-se atentar para o imaginário dos pais e o local atribuído a este filho, fantasias e preocupações dos familiares e da criança, questões objetivas acerca da doença, do tratamento e do prognóstico.

A permissão da expressão do sofrimento e das fantasias decorrentes do processo do adoecimento pode auxiliar no desenvolvimento de recursos emocionais para lidar com a doença. Além disso, pode auxiliar na compreensão do ocorrido.

Nos ambientes em que se torna possível a estimulação do brincar,[6] ter-se-á a possibilidade de resgate do processo de sofrimento da criança, o que facilita a elaboração de conflitos, devolve a capacidade de simbolização, permite a apropriação da experiência dolorosa e o encontro de estratégias para enfrentar a situação, além de produzir sentido para toda a experiência vivida.

É recorrente a expressão da angústia frente à hospitalização ser abordada por crianças e adolescentes com os temas: identidade; diagnóstico; história do tratamento; procedimentos; consequências; relações com a família e a escola; situações vividas ou imaginadas e a morte.[7]

Questões acerca da dualidade da compreensão entre pais "bons", que cuidam e amam, e os pais "ruins", que obrigam ao tratamento doloroso e à privação do convívio existente antes da hospitalização, também são motivos de explanação e elaboração tanto por parte das crianças ou dos adolescentes como dos próprios pais.

Os pais terão de lidar com emoções confusas e/ou contraditórias[8] e de se adaptar a este novo papel num contexto estranho e intrusivo.[9] O estresse e todo o sofrimento emocional vivenciados podem dar origem à depressão, à ansiedade ou, até mesmo, ao estresse pós-traumático.[10] Outro fator de atenção diz respeito ao vínculo afetivo estabelecido entre pais e filhos durante o período de internação. As dificuldades emocionais experienciadas podem afetar, de alguma forma, as relações afetivas, quer seja entre os cônjuges, quer seja entre pais e filhos, podendo ser compreendidas como um risco para a dinâmica familiar.[10]

Assim, a atuação junto aos pais também é necessária para auxiliar em todo o processo de decisões que deverão ser tomadas, uma vez que estas são sobre tratamentos longos, invasivos, com efeitos colaterais bastante desagradáveis, que limitam as atividades da criança, podem provocar dores e são fonte de estresse e angústia para os pais. Além disso, o psicólogo pode atuar na informação e na educação em saúde, de modo a auxiliar na divulgação de conhecimentos, orientar e acolher os pais em todo o processo, pois a adequada compreensão sobre o plano de tratamento permite a tomada de decisões de forma assertiva e ponderada, o que reduz o estresse e a ansiedade e dá segurança[8]. Atuando para auxiliar os pais na ansiedade desencadeada a partir do processo de adoecimento, esse profissional estará, indiretamente, atuando também com a criança ou com o adolescente, pois a ansiedade dos pais reflete na conduta do filho diante da doença e do tratamento.

Frente ao exposto, o processo de hospitalização é marcado por sentimentos contraditórios e mobilizadores de angústias e ansiedades. A atuação do psicólogo e o acompanhamento de uma equipe multidisciplinar terão a finalidade de minimizar os impactos que comprometem o equilíbrio psicológico de crianças, adolescentes e familiares neste contexto de hospitalização.

BIBLIOGRAFIA

1. Manonni M. A criança, sua doença e os outros. Rio de Janeiro: Guanabara, 1991.
2. Vieira ACAO. Clínica com crianças em instituição hospitalar. In: Santos NO, De Lucia MCS. Psicologia hospitalar, neuropsicologia e interlocuções. Rio de Janeiro: Roca, 2016.
3. Guzman CR, Cano MAT. O adolescente e a hospitalização. Rev Eletr Enferm, Goiânia, 2000; 2(2).
4. Bergmann T, Freud A. A criança, a doença e o hospital. Lisboa: Moraes, 1965.
5. Yamamoto OH, Cunha de Oliveira IMFF. O psicólogo em hospitais de Natal: uma caracterização preliminar. Psicologia: Reflexão e Crítica [online], 1998; 11(2):345-362. Disponível em: <https://doi.org/10.1590/S0102-79721998000200012>. Epub 02 Ago 1999. ISSN 1678-7153. https://doi.org/10.1590/S0102-79721998000200012.
6. Winnicott DW. O brincar e a realidade. Rio de Janeiro: Imago, 1975.
7. Silva GM, Teles SS, Valle ERM. Estudo sobre as publicações brasileiras relacionadas a aspectos psicossociais do câncer infantil: Período de 1998 a 2004. Rev Bras Cancerol, 2005; 51(3):253-261.
8. Barry L, Singer G. Reducing maternal psychological distress after the NICU experience through journal writing. J Early Intervention, 2001; 24(4):287-297.
9. Miles M, Holditch-Davis D. Parenting the prematurely born child: Pathways of influence. Semin Perinatol, 1997; 21(3):254-266.
10. Abdeyazdan Z, Shahkolahi Z, Hajiheidari M. A family support intervention to reduce stress among parents of preterm infants in neonatal intensive care unit. Iran J Nurs Midwifery Research, 2014; 19(4):349-353.
11. Howland L. Preterm birth: Implications for family stress and coping. Newborn Infant Nursing Rev, 2007; 7:14-19.

2

A Psicologia Hospitalar e a Infância
Perspectivas de Atuação na Pediatria

ANA MAIA RAMOS

As intervenções dos psicólogos, que têm estendido sua atuação para a área da saúde, favorecem o alcance de respostas positivas e adaptativas de enfrentamento para que pacientes lidem com uma doença, com um período de hospitalização, sendo estes eventos agudos, crônicos ou de fim de vida. Pode-se surgir um intenso sofrimento emocional em pessoas com um diagnóstico que possa ameaçar suas vidas. Quando falamos de criança, o nível deste sofrimento psicossocial se intensifica, afrontando e colocando em xeque a capacidade de enfrentamento do próprio paciente, de seus familiares e da equipe multiprofissional.[1]

Ao se refletir sobre a infância, é comum relacionar este momento às alegrias e brincadeiras, deixando de lado qualquer tipo de problema. Contudo, a infância é um momento em que se desenvolve a relação com o próprio corpo e com o mundo externo a partir das vivências sociais e familiares, estruturando a base para as experiências futuras do indivíduo; por isso, além de aprendizados, vivências e desenvolvimento, a infância também é uma fase marcada por lutos e perdas, além de angústias já esperadas.[2]

O modo como um diagnóstico de uma doença é informado pode trazer danos na formação da essência e da personalidade da criança. A revelação de alguns diagnósticos, geralmente, vem como uma catástrofe, é condição de ruptura e de intensa desestruturação psicológica, pois certas doenças ocupam um espaço de terror, desempenhando o papel de enfermidade cruel e devastadora.[3] Os familiares compartilham esses sentimentos com a criança, e cada família tem sua própria forma de reagir e lidar com um adoecimento.[2]

A reação da criança está diretamente ligada à reação de seus pais. Quando a família é bem orientada em relação ao diagnóstico, ao quadro clínico atual e à programação, os pais podem passar para a criança mais confiança de forma que cause o menor sofrimento possível ao filho.[4]

Sentimentos como amor, tranquilidade, segurança e autoconfiança podem ser observados quando a criança conta com alguém de confiança ao seu lado, influenciando de forma positiva na recuperação do paciente. Profissionais da saúde também concordam que a presença dos pais em uma emergência é benéfica, que estes são os maiores colaboradores para o diagnóstico e tratamento do paciente.[5]

Quando hospitalizada, a criança tem sua rotina alterada radicalmente, ameaçada por sofrimentos e situações dolorosas como exames incessantes, procedimentos de rotina, boletins da equipe de saúde, regras do setor do ambiente hospitalar e outras situações. Frequentemente, pais podem apresentar sinais que indicam que estão tendo dificuldade de lidar com o adoecimento do filho, como sentimento de preocupação ou até pela dificuldade de compreender e assumir a responsabilidade demandada no momento. De certo modo, a forma de enfrentamento da doença utilizada pelos pais é construída a partir de seus recursos psíquicos e sociais, além de suas experiências próprias, valores e crenças.[6]

A instituição e o psicólogo devem considerar a importância de desenvolver estratégias que aproximem a criança de sua rotina normal, como a vivência escolar.[7] Atualmente, considerando o contexto de pandemia e de isolamento social, é possível que aulas remotas sejam acompanhadas, inclusive durante uma hospitalização, claro, que sempre ponderando a condição clínica do paciente para isso.

Durante hospitalizações, a rotina familiar sofre mudanças e, muitas vezes, os pais ou responsáveis precisam se afastar de suas atividades profissionais para acompanhar a criança no percurso do tratamento.[5] A criança também paga o alto preço do tratamento; muitas vezes, precisa se afastar de suas atividades de lazer, da escola e dos amigos; em alguns casos, há mudança do esquema corporal, o que pode impactar sua imagem (emagrecimento, obesidade, alopecia e mutilações ou sequelas devido a cirurgias) e na forma como ela construirá a história com seu corpo.[8]

A internação de pacientes infantis carrega, para alguns profissionais da saúde, um desconforto emocional que pode vir a se tornar uma grande barreira para a realização de seus trabalhos.[9] Sentimentos de impotência e de incapacidade são comumente apresentados pela equipe diante da possibilidade de morte de uma criança, e muitos profissionais podem acabar se afastando do paciente e dos familiares deste por apresentar dificuldade em lidar com esse cenário.[2]

É fundamental que o tratamento do paciente não foque apenas na recuperação biológica, mas que a equipe de saúde também seja capaz de possibilitar, ao paciente e sua família, um acolhimento emocional. O trabalho da equipe de saúde deve permear os caminhos mais maleáveis e afetuosos, no sentido de amenizar a dor do paciente.[10] A equipe tem a responsabilidade de tratar, conversar e respeitar os cuidadores e o paciente por meio do cuidado humanizado, minimizando o sofrimento principalmente de crianças hospitalizadas que, naturalmente, são mais vulneráveis e precisam de cuidados especializados. Tal atendimento requer não só conhecimento técnico desta equipe responsável, mas também um atendimento amplo que envolva a família do paciente.[11]

Nas unidades pediátricas de internação, temos como muito importante a realização de frequentes reuniões de equipe e visitas multidisciplinares para discussão de casos. Na atuação em cuidados à criança, é necessário o envolvimento de profissionais de diversas áreas que visem a objetivos comuns e, por vezes, mútua aceitação da inviabilidade de cura da criança ou de sua inevitável morte. Sem tais entendimento e concordância, o paciente e sua família poderão receber dupla comunicação sobre a decisão consolidada, o que pode gerar prejuízo ao paciente e comprometer a adesão ao tratamento.[12]

Uma equipe interdisciplinar complexa, humanizada e bem treinada deve ser capaz do cuidar, o que é muito mais abrangente do que o curar. Apenas por meio desta abordagem, que intenciona todos os aspectos das angústias humanas, é que o sofrimento da criança e de seus familiares pode ser aliviado. Deve ser realizado um trabalho ativo com a colaboração de todos da equipe para que se encontre uma boa maneira de encarar os entraves e melhorar a qualidade de vida do paciente. Diminuir o sofrimento da criança deve ser prioridade.[12]

A relação entre a equipe de saúde, a família e o paciente deve ser construída de forma humanizada. É necessário que haja uma boa comunicação com o paciente e seus acompanhantes, que também merecem atenção e cuidado, o que propicia um resultado positivo no quadro da criança hospitalizada. O acompanhante é muito importante durante a hospitalização; ele viabiliza o bem-estar da criança, melhora sua saúde e promove o fortalecimento de vínculos.[5] Esta relação (profissional-paciente-família) precisa ser formada de modo que a criança também receba as informações. Dito isso, os pais e a equipe de saúde são responsáveis por adaptar e proporcionar uma conversa com o paciente, atentando para sua faixa etária e para seu entendimento, com o objetivo de considerar sua colaboração para diagnóstico ou planejamento de tratamento.[13]

Levando-se em conta que o aspecto da compreensão da criança em relação à sua situação ainda é um tópico de discussão acadêmica, existem dúvidas sobre o momento apropriado para a referida comunicação, além da forma adequada para tal conversa. A comunicação sobre a morte pode ser aberta e honesta, respeitando-se sempre a capacidade emocional e intelectual do paciente. Não obstante os paradigmas inerentes a esse tópico, a atuação do psicólogo é relevante para a desmistificação e para diminuir a negação e o pavor das crianças em conversas sobre o adoecimento e a possibilidade da morte, conduta que auxilia a criança a encontrar recursos de enfrentamento diante dessa situação e mediando espaços para que elas exponham seus medos e fantasias.[14]

Permitir ao paciente o conhecimento sobre a doença e a respectiva programação de tratamento pode ajudar a minimizar o medo e a ansiedade. Sendo assim, é relevante que a equipe seja acolhedora e proporcione espaço para esclarecimentos de dúvidas.[14]

Intervenções psicológicas como acolhimento, suporte emocional e ajuda na comunicação com a equipe são fundamentais para contribuir na busca por parte da família em lidar com a dor, com os momentos de angústia e na ressignificação da vivência, das perdas sofridas, a fim de prevenir o agravamento de reações emocionais, o que pode resultar em prejuízos expressivos para a saúde mental do indivíduo enlutado, como um luto prolongado ou TEPT (Transtorno do Estresse Pós-Traumático).

Muitos casos abordados pelo psicólogo no hospital exigirão encaminhamentos específicos para processo de psicoterapia pós-alta devido à complexidade de repercussões que o processo de hospitalização provocou.[15]

A comunicação entre o profissional da saúde e a família do paciente deve ser realizada de forma empática, direta, transparente, permitindo que os cuidadores sintam confiança, o que facilita o processo de enfrentamento do adoecimento. Atividades lúdicas e conversas adaptadas ao público-alvo, além de momentos de lazer em espaços externos são algumas técnicas que proporcionam a humanização e minimizam o sofrimento do paciente e da família.[16]

Considerando a complexidade de atendimento a pacientes infantis no contexto hospitalar, é preciso que o psicólogo busque formas de criação de vínculo e suporte emocional adequado. Pacientes pediátricos necessitam da utilização de recursos lúdicos para facilitar a adesão ao tratamento e a elaboração psíquica do adoecer. Por intermédio do brincar o paciente pode desenvolver o cognitivo e elaborar o momento que está passando.[18]

Para Winnicott, o brincar é terapêutico e saudável, uma forma de extravasar também a agressividade. É a forma que a criança encontra de se comunicar com o mundo à sua volta e de transmitir o que sente, já que ainda não tem recursos para expressar seus sentimentos de forma verbal.[19]

Outro recurso, o desenho infantil, tem sido utilizado como uma forma de expressão da criança e de seu desenvolvimento geral, além de ter se tornado um dos instrumentos indispensáveis em diagnósticos psicológicos. Ou seja, ao lidar com uma criança em processo de adoecimento, uma boa via de comunicação entre ela e o profissional é a forma gráfica, permitindo que a criança expresse os sentimentos e vivências por meio de desenhos, auxiliando seu tratamento.[20]

Recursos terapêuticos podem auxiliar as crianças a lidar melhor com o tratamento e a internação. São ideias e propostas que ressignificam o processo de adoecimento e estimulam o desenvolvimento humanizado em condições adversas como o ambiente hospitalar.[21]

Enquanto brincam, as crianças expressam suas percepções, falam sobre doença, tratamento, hospital, família, morte etc. Por meio de brincadeiras e conversas, seus medos, dúvidas, ocorrências e condutas são elaborados, e as crianças quase sempre alcançam, de forma eficaz, o alívio e o entendimento. Utilizando brinquedos e criando situações parecidas com as que têm experienciado, as crianças têm a oportunidade de aliviar o sofrimento gerado pela hospitalização. Sendo assim, mesmo que a criança não seja capaz de manifestar algum conteúdo expressivo durante um jogo, a oportunidade de poder brincar, sair do leito, mexer com brinquedos e sentir-se acolhida já proporciona grande conforto.[15]

Mas afinal, qual é o objetivo do psicólogo hospitalar nas unidades de pediatria? Impossível resumir o papel deste profissional a algo simples, mas é possível dizer que uma das principais finalidades é minimizar o sofrimento provocado pela hospitalização a partir de um amplo leque de opções de intervenções psicológicas. O psicólogo deve ter estabelecido que sua atuação no âmbito hospitalar não é psicoterápica dentro dos moldes de clínica, de *setting* terapêutico. Também é necessário perceber as demandas emocionais emergidas pela hospitalização. A hospitalização deve ser entendida como um complexo combinado de fatores que sucedem esse processo e geram consequências na vida do paciente também pós-alta hospitalar.[15]

A criança hospitalizada deve ser entendida de forma integral, contribuindo para a união das necessidades psicológicas, físicas, sociais, culturais e espirituais, respeitando-se os valores pessoais de cada paciente.[12]

Muitas vezes, durante uma hospitalização em uma Unidade de Cuidados Intensivos, os pais devem tomar decisões importantes sobre o tratamento de seus filhos num curto período, que, às vezes, não é suficiente para elaborar e compreender melhor todo o quadro clínico da criança. Tais decisões podem ser sobre diversos procedimentos; tratamentos longos, invasivos, com efeitos colaterais bastante desagradáveis, que limitam as atividades da criança e que, em alguns casos, podem provocar mutilações, sempre permeando o risco de morte.[14]

Com papel importante em relação à adesão ao tratamento estipulado para o paciente, temos a família como parte fundamental da equipe. Mediante a participação da família, é possível traçar o melhor plano de cuidado para o paciente utilizando um caminho adequado da assistência com uso responsável dos recursos no processo de tomada de decisão para cada cuidado oferecido.[12]

É de muita importância conhecer os valores, a dinâmica, as expectativas e as principais queixas dos pacientes e de seus familiares, alinhando-os com as hipóteses identificadas pela equipe para um cuidado integral, o que assegura um desfecho confortável e digno para a vida daquele paciente, atendendo a todas as suas necessidades.

Por vezes, as respostas que o paciente procura não são encontradas em nosso conhecimento técnico, então precisamos ter as melhores condutas diante dos questionamentos do paciente em relação às suas dúvidas existenciais. Estas condutas podem ser a escuta acolhedora e a validação de sentimentos. Em ambiente hospitalar, há um frequente encontro com profissionais que adotam condutas e prescrevem orientações, mas raramente há quem apenas ouça o que o paciente tem a dizer, então esta escuta qualificada é um diferencial.

A assistência à criança adoecida é tão importante quanto a assistência aos seus pais, que também apresentam sofrimento com a situação.[16] A forma como eles vivenciam a situação de doença do filho é um fato relevante para o bem-estar psicológico da criança durante a hospitalização. A segurança e o equilíbrio com que os pais vivenciam esse momento influenciarão diretamente na forma como seus filhos se sentirão. O processo de adaptação dos pais se dá de acordo com seus recursos de enfrentamento disponíveis.[17]

Além de atendimentos individuais, o grupo terapêutico com familiares é muito indicado, pois permite que estes coloquem suas emoções em palavras e compartilhem sentimentos e vivências com outros que estão passando pela mesma situação.[14]

Considerações Finais

O psicólogo hospitalar no setor pediátrico guia sua atuação fortalecendo recursos de enfrentamento para os familiares, para a equipe e para todos que estão incluídos direta ou indiretamente nos cuidados da criança internada, visando, assim, ao cuidado com a saúde mental de todos os envolvidos.[22]

O atendimento psicológico no contexto hospitalar se particulariza por possibilitar que a criança expresse sentimentos, necessidades, desejos, emoções e expectativas da maneira que ela quiser. O psicólogo deve estar disponível para discutir as questões apresentadas pelo paciente, de modo a criar um lugar de segurança e oferecer uma escuta empática e livre de preconceitos.

A criança que enfrenta uma doença passa por diversas perdas ao longo do tratamento. Vivencia perdas funcionais, da liberdade, da interação e da participação em atividades de rotina (como escola, jogos, lazer). Ouvir a criança e sustentar seu ajustamento a tais perdas pode minimizar os níveis de angústia e frustração, numa conduta que propicia melhor qualidade de vida e maior autonomia.

A diversidade de aspectos psicológicos envolvidos no tratamento pediátrico demonstra como é fundamental a integração do trabalho da equipe multiprofissional, propiciando que essas questões sejam apropriadamente identificadas e manejadas nos devidos momentos em que são ocasionadas, o que muitas vezes é decisivo para o sucesso da intervenção.

BIBLIOGRAFIA

1. Barros EN. Equipe Interdisciplinar – Psicologia. In: Camargo B, Kurashima AY. Cuidados paliativos em oncologia pediátrica: O cuidar além do curar. São Paulo: Lemar, 2007. p. 59-37.
2. Cardoso FT. Câncer infantil: aspectos emocionais e atuação do psicólogo. Rev SBPH, 2007; 10(1):25-52.

3. Marques APFS. Câncer e estresse: um estudo sobre crianças em tratamento quimioterápico. Psicol Hosp (São Paulo), 2004; 2(2).
4. Dávila LFC. El duelo del paciente infantil con cáncer. Psico-oncologia, 2006; 1:4-26.
5. Gonçalves KG, Figueiredo JR, Oliveira SX, Davim RMB, Camboim JCA, Camboim FEF. Criança hospitalizada e equipe de enfermagem: opinião de acompanhantes. Rev Enfermagem UFPE Online, 2017; 11(6):2586-93.
6. Menezes CNB, Passareli PM, Drude FS, Santos MA, Valle ERM. Câncer infantil: organização familiar e doença. Rev Mal-Estar Subj (Fortaleza), 2007; 7(1).
7. Marchesan EC, Bock AMB, Petrilli AS, Covic AN, Kanemoto E. A não escola: os sentidos atribuídos à escola e ao professor hospitalares por pacientes oncológicos. Psicologia: Ciência e Profissão, 2009; 29(3):476-493.
8. Carvalho VA et al. Temas em psico-oncologia. São Paulo: Summus, 2008. p.477-492.
9. Costa Jr AL. Psico-oncologia e manejo de procedimentos invasivos em oncologia pediátrica: uma revisão de literatura. Psicologia: Reflexão e Crítica, 1999; 12(1):107-118.
10. Carvalho RGM. A Psico-Oncologia Pediátrica: Uma Estratégia de Acolher e Amenizar o Sofrimento da Hospitalização Infantil. Faculdade do Vale do Ipojuca – FAVIP. Caruaru, PE, 2010.
11. Gomes GCG, Xavier DM, Pintanel AC, Farias DHR, Aquino DR. Significados atribuídos por familiares na pediatria acerca de suas interações com os profissionais da enfermagem. Rev Esc Enferm USP, 2015; 49(6):953-959.
12. Camargo B, Kurashima AY. Cuidados paliativos em oncologia pediátrica: o cuidar além do curar. São Paulo: Lemar, 2007.
13. Damm I, Leiss U, Habeler U, Enrich J. Melhorar os cuidados através de uma melhor comunicação: continuando o debate, 2015; 157(2):501-502.
14. Gurgel LA, Lage AMV. Atuação psicológica na assistência à criança com câncer: da prevenção aos cuidados paliativos. Rev Psicologia Fortaleza, 2013; 4(1).
15. Angerami-Camon VA et al. Psicologia Hospitalar – Teoria e Prática. São Paulo: Pioneira, 1995.
16. Rodrigues AC, Calegari T. Humanização da assistência na unidade de terapia intensiva pediátrica: perspectiva da equipe de enfermagem. Revista Mineira de Enfermagem, 2016; 20:1-7.
17. Nascimento LC, Rocha SMM, Haynes VH, Lima AG. Crianças com câncer e suas famílias. Rev Esc Enferm USP, 2005; 9(4):469-74.
18. Valle ERM, Françoso LPC. Depoimento de crianças com câncer no curso de seu tratamento quimioterápico. Revista de Psicologia Hospitalar do Hospital das Clínicas, 1992; 2(1):27-34.
19. Winnicott DW (1975). O brincar e a realidade. Trad. J.O.A. Abreu e V. Nobre. Rio de Janeiro: Imago.
20. Valle ERM, Françoso LPC. Depoimento de crianças com câncer no curso de seu tratamento quimioterápico. Revista de Psicologia Hospitalar do Hospital das Clínicas, 1992; 2(1):27-34.
21. Costa Jr AL, Kanitz S. Avaliação do processo de enfrentamento em crianças com câncer: pesquisa para implantação de programa de intervenção psicológica. Pediatria Moderna, 2000; 36(10):699-703.
22. Oliveira IA, Paz EO. Atuação do psicólogo junto ao paciente oncológico infantil e seus familiares. Rev Cien Faema, 2015; 6(1).

3

Atuação em Equipe Multidisciplinar

MARISA BEATRIZ LEONETTI MARANTES SANCHEZ

Introdução

A ampliação da assistência para os cuidados do paciente nos níveis de prevenção e promoção e de tratamento ocorreu no Brasil na década de 1970. Desde então, as políticas em saúde e recursos humanos se atualizaram para responder às necessidades de saúde da população.[1]

As dimensões biológica, social, emocional e espiritual, as quais compõem a realidade da pessoa, passaram a exigir uma atenção integral ao paciente. Tal demanda necessitou integrar os profissionais envolvidos e as diferentes práticas, constituindo as equipes multiprofissionais. Desse modo, a ênfase da assistência foi além dos cuidados à doença, mas direcionada ao doente.[2]

Com base nessa premissa, o Sistema Único de Saúde (SUS) tem como princípios norteadores da prática profissional, a equidade, a integralidade e a universalidade.[3] Tais regras conduzem o desempenho multidisciplinar de maneira unificada, cujo objetivo é a articulação dos diferentes saberes e ações integradas.[4]

O cenário da hospitalização em enfermaria pediátrica e na Unidade de Terapia Intensiva Neonatal (UTIN) apresenta uma extensa demanda, visto que o adoecimento que acomete a criança indiretamente atinge também aos pais. Assim sendo, torna-se indispensável a ação de equipe multidisciplinar para compreender todo o contexto que envolve a hospitalização desses pacientes.[4] Este capítulo tem como ênfase a prática do psicólogo como membro do quadro assistencial na atuação em equipe neonatal e pediátrica.

Internação na UTIN

A UTIN demanda certos cuidados da equipe de saúde, pois a internação de um bebê interfere na formação de laços afetivos dele com a mãe. Além da separação física, que é inevitável, a maioria das mães, neste período, manifesta sentimentos de culpa, incapacidade, revolta, angústia e luto por não ter o bebê saudável que esperava. A internação do filho causa, para os pais, sofrimento, preocupação, tristeza e ansiedade, e eles necessitam, muitas vezes, de cuidados especiais.[5]

A vinculação entre a mãe e o bebê começa na gravidez, antes mesmo dos movimentos fetais; no momento da descoberta, a mãe já cria uma representação da imagem da criança. Entretanto, com o evento do parto precoce, a mãe, que, na maioria das vezes, não está preparada emocionalmente para um nascimento pré-termo, deve se reorganizar em pouco tempo e acolher o recém-nascido.[5,6]

O Ministério da Saúde destaca a importância da vinculação entre mães e prematuros, considerando que essas relações iniciais poderão influenciar no prognóstico do bebê na UTIN e na atitude da mãe quanto à hospitalização, além de ser exemplo para as relações sociais que esta criança terá no futuro. A partir do ano 2000, o Método Canguru é aplicado no Brasil como uma política pública, a qual traz em sua norma e prática um atendimento humanizado oferecido por uma equipe multidisciplinar.[7]

A intervenção é individual, baseada no cuidado do recém-nascido pré-termo e da sua família, incentivando o contato pele a pele entre o bebê e seus pais. Porém, a hospitalização pode gerar a manifestação de sentimentos ambivalentes devido às diferentes dúvidas que surgem. Desse modo, trata-se de uma intervenção biopsicossocial, a qual abrange vários aspectos do recém-nascido, e que requer a prática integrada multiprofissional.[6,7]

A Psicologia contribui com a prática integrada da equipe por meio das orientações aos pais e da comunicação entre seus membros. A etapa inicial da internação é muito importante. Para que o bebê tenha um bom prognóstico, o grau de compreensão dos pais e a vontade destes em aprender a lidar melhor com seus pensamentos e sentimentos são fundamentais. Geralmente, as mães passam por uma fase de desequilíbrio caracterizada por emoções como choque, ansiedade, tristeza, negação e raiva. Um meio familiar desamparado pode contribuir para uma evolução dos riscos à criança. Ela poderá desenvolver distúrbios de aprendizagem, transtornos de conduta e doenças psicossomáticas.[8]

Normalmente, as mães de UTIN começam o contato com seu bebê ainda na incubadora, tocando suas extremidades e seu peitinho com a ponta dos dedos, diferenciando-se das demais mães que usualmente alinham seu rosto com o de seus filhos, na posição face a face. Estudos demonstram que o tempo e a qualidade da aproximação das mães com seus bebês pré-termo devem ser avaliados pela equipe de saúde, uma vez que o destino de um recém-nascido com dificuldades de continuar a viver também depende das condições de seu acolhimento pela família.[6]

O cuidado interdisciplinar busca auxiliar no fortalecimento dos vínculos entre os pais e o bebê. O psicólogo tem a função de motivar a adesão ao tratamento por parte da família. Portanto, vai acompanhar e orientar a visita dos pais, estimular a prática da posição canguru, incentivar a autonomia nos cuidados do recém-nascido, pois, na ocasião da alta hospitalar, serão os responsáveis pela atenção ao recém-nascido prematuro.[8]

Internação na Pediatria

O processo de hospitalização causa medo e ansiedade na criança, pois ela desconhece o que ocorrerá em um ambiente com o qual está pouco familiarizada. Esse medo parece exacerbar-se pelo fato de o hospital ser frequentado, basicamente, por pessoas com algum grau de adoecimento físico.[6]

A internação hospitalar pode desencadear uma série de rupturas para a criança e sua família. Tal situação pode comprometer o desenvolvimento normal da criança, em virtude da quebra de sua rotina anterior e do processo de adaptação à nova realidade (rotina hospitalar, exames, procedimentos dolorosos, horários, visitas, entre outros), podendo acarretar alterações físicas, emocionais e intelectuais.[9]

A internação em enfermaria pediátrica causa no paciente um acometimento psicológico e orgânico decorrente de limitações ocasionadas pela situação. As crianças internadas afastam-se do que valorizam, como os pais, a casa, os irmãos, a escola, os amigos, os bichos de estimação e os brinquedos.[10] Os acompanhantes, em sua maioria as mães, estão presentes, mas há angústia em seus semblantes. Os pacientes mostram-se tristes e a separação das pessoas com as quais têm vínculo afetivo resulta em medo e emoções de sofrimento.[6,10]

Devido à dependência inerente da idade, os pacientes acabam por se tornar amplamente demandantes. A equipe multidisciplinar necessita programar rotinas e superar as dificuldades de comunicação que possam surgir entre os integrantes da equipe. Entretanto, estudos apontam que a sobrecarga de trabalho reduz a disponibilidade dos técnicos de realizar uma assistência mais eficaz.[2,4] Do mesmo modo, o acolhimento ao paciente fica prejudicado, o que pode repercutir no sofrimento da criança e de sua família.[4]

As bases da assistência à criança hospitalizada têm-se modificado nas últimas décadas em decorrência dos resultados de pesquisas nas áreas das ciências médicas, humanas e sociais.[11] Por meio dessas contribuições, desenvolveram-se diferentes perspectivas de como assistir a criança no processo saúde-doença e que vêm orientando a prática pediátrica. Essas perspectivas auxiliam a visão dos profissionais sobre o ser criança, o papel da família e da comunidade, os tipos de problemas a serem identificados, os objetivos, a abrangência da assistência, a composição e o inter-relacionamento da equipe de saúde.[6,11]

O psicólogo, como integrante da equipe multidisciplinar, pode colaborar no atendimento diferenciado ao paciente internado ou com a equipe, propondo estratégias e formas de abordagem que facilitem a comunicação, a compreensão e a elaboração dos procedimentos necessários, do tratamento e da doença.[6]

Numa intervenção psicológica, podem-se utilizar estratégias para a redução do estresse causado pela hospitalização, na qual é possível identificar, por meio de componentes lúdicos, estímulos para uma adaptação mais positiva.

Por intermédio do "ensaio comportamental" e do uso de brinquedos que simulam materiais hospitalares, a criança, ao brincar, passa a expressar seus temores frente aos procedimentos adotados. As técnicas de imaginação e/ou distração também têm utilidade, pois a criança é convocada a imaginar e a fantasiar uma história com um herói que ela admire para que este possa ajudá-la a enfrentar, com segurança, a ansiedade provocada pela situação de hospitalização.[12]

Considerações Finais

A prática multidisciplinar é imprescindível para o desenvolvimento de uma assistência integrada ao paciente. Os princípios norteadores propostos pelo SUS constituem um avanço nos cuidados oferecidos frente ao processo de saúde-doença.

A atenção em UTIN segue as diretrizes do Método Canguru, respeitando as necessidades do recém-nascido, da família e da equipe. A prática em Pediatria também vem apresentando melhor atenção e resultados durante o processo de hospitalização.

O enfrentamento da hospitalização e da doença por parte da criança recebe a influência do comportamento dos pais. O psicólogo tem papel fundamental na equipe, favorecendo a comunicação e diminuindo a probabilidade de eventos estressores.

A atuação da equipe multidisciplinar vem melhorando efetivamente a assistência ao paciente e os procedimentos de cuidado no contexto hospitalar. Essa prática proporciona ao paciente que a crise gerada pela doença seja amenizada e beneficie sua saúde.

BIBLIOGRAFIA

1. Anjos Filho NC, Souza AMP. The workers' perceptions about the multiprofessional team work at a Psychosocial Care Center in Salvador, Bahia, Brazil. Interface (Botucatu), 2017; 21(60):63-76. DOI: 10.1590/1807-57622015.0428
2. Galván GB. Equipes de saúde: o desafio da integração disciplinar. Rev SBPH [Internet]. 2007 Dez [citado 2021 Jun 04]; 10(2):53-61. Disponível em: http://pepsic.bvsalud.org/scielo.php?script=sci_arttext&pid=S1516-08582007000 200007&lng=pt.
3. Brasil. Lei nº 8.080/90. Brasília: Diário Oficial da União, 1990.
4. Carvalho RM, Silva IM, Martins ER, Landim CM, et al. Multiprofessional team action in the face of care for hospitalized children: An integrative review. Research, Society and Development, 2021; 10(3):e6810313052 (CC BY 4.0) | ISSN 2525-3409 | DOI: http://dx.doi.org/10.33448/rsd-v10i3.13052
5. Raad AJ, Cruz CAM, Nascimento MA. A realidade das mães numa unidade de terapia intensiva neonatal. PSIC – Revista de Psicologia da Vetor Editora, 2006; 7(2):85-92.
6. Sanchez MM, Carpes AS. UTI Neonatal: cuidando da família e do recém-nascido. In: Sanchez MM, Quiroga CV, Sanchez MBLM. Psicologia Hospitalar – Como eu faço? Curitiba: Juruá, 2017. p. 51-68.
7. Brasil, Ministério da Saúde. Secretaria de Políticas de Saúde. Área de Saúde da Criança. Manual do Método Canguru: Seguimento compartilhado entre a atenção hospitalar e a atenção básica. Secretaria de Políticas de Saúde, Área da Saúde da Criança. Brasília: Ministério da Saúde, 2015.
8. Scortegagna SA, Miranda CA, Morsch DS, Carvalho, RA, Biasi J, Cherubini F. O processo interativo mãe-bebê pré-termo. PSIC – Revista de Psicologia da Vetor Editora, 2005; 6(2):61-70.
9. Azevêdo AV, Lançoni Jr AC, Crepaldi MA. Interação equipe de enfermagem, família e criança hospitalizada: revisão integrativa. Ciências da Saúde Coletiva, 2017; 22(11). https://doi.org/10.1590/1413-812320172211.26362015
10. Biasibetti C, Rodrigues FA, Hoffmann LM, Vieira L, Becker L, Gerhardt LM, Wegner W. Segurança do paciente em pediatria: percepções da equipe multiprofissional.

Reme: Rev Min Enferm [Internet], 2020 [citado 2021 Jun 01]; 24:e1337. Disponível em: http://www.revenf.bvs.br/scielo.php?script=sci_arttext& pid=S1415276 22020000100258&lng=pt. Epub 05 Fev 2021. http://dx.doi.org/10.5935/1415.2762.20200074.

11. Silva AN, Assis CL, Silva LG, Rodrigues MFA, Souza JLG, Masieiro RR, Silva MR et al. Psicologia Hospitalar: reflexões a partir de uma experiência de estágio supervisionado junto ao setor Obstétrico-Pediátrico de um Hospital Público do interior de Rondônia. Rev SBPH [Internet], 2012 Jun [citado 2021 Jun 01]; 15(1): 41-58. Disponível em: http://pepsic.bvsalud.org/scielo.php?script=sci_arttext&pid=S1516-08582012000100004&lng=pt.
12. Gorayeb RP, Vicente Y, Pillegi F, Tazima MF, Tucci S, Gorayeb R. Atenção psicológica no cuidado pediátrico hospitalar em procedimentos invasivos do feto ao adolescente. Rudnicki T, Sanchez MM (orgs). Psicologia da Saúde: a prática de terapia cognitivo-comportamental em hospital geral. Novo Hamburgo: Sinopsys, 2014.

4

O Cuidado com a Equipe que Cuida de Crianças Hospitalizadas

MARIA DAS GRAÇAS SATURNINO DE LIMA

Faz-se necessário lançar um olhar "cuidadoso" àquele profissional da saúde que escolhe trabalhar com crianças e, em especial, do profissional que se dedica a cuidar de crianças hospitalizadas.

É natural e esperado que os profissionais de saúde tenham habilidades que os capacitem para a entrega pessoal no cuidado dirigido a outro ser humano. Mas quando se está diante de uma equipe que atua em Pediatria, uma atmosfera ainda mais sensível de cuidado ao outro se faz presente.

Crianças doentes frequentemente causam compaixão. Não parece muito aceitável, no mundo adulto normal, que crianças sofram. Quando isso acontece, tem-se a impressão de que estamos vendo a vida pelo caminho inverso, pois é esperado que crianças cresçam, desenvolvam-se, conquistem o mundo. Por isso, testemunhar a limitação física, a dor e até a morte das crianças é enxergar a vida a partir de uma perspectiva bastante dura. E quando cuidamos de crianças doentes e hospitalizadas, estamos totalmente imersos nesse lugar de testemunhar o sofrimento infantil num formato que é a tônica constante numa ala de Pediatria.

Quando há referência à equipe atuante em Pediatria, é preciso incluir, além dos profissionais de saúde, as equipes de limpeza, da copa e de segurança que, direta ou indiretamente, estão envolvidas nos cuidados das crianças e familiares.

Uma ala de Pediatria é no mínimo um cenário tocante em várias situações, não só por haver crianças chorando, familiares tensos, profissionais concentrados em seus afazeres, mas também por ser um dos locais do hospital onde o afeto parece ser expresso de forma mais intensa, pois em meio ao choro das crianças, também vemos risos e brincadeiras; em meio à tensão dos familiares, também vemos uma mãe acolhendo a outra; durante a realização de um procedimento e sua inevitável e necessária concentração, certamente vamos presenciar o profissional fazendo uma brincadeira ou sendo carinhoso com a criança para acalmá-la ou distraí-la; a sábia copeira vai oferecer um chazinho sempre que possível, seja para a doutora que está estressada, seja para a mãe que acabou de presenciar uma cena ruim. Sempre haverá um voluntário querendo resgatar o lúdico para alentar crianças doentes. Enfim, é um ambiente marcado pelo afeto e pela emoção, pela vida e pela morte. No imaginário coletivo, criança é símbolo de vida, mas no hospital vemos, diariamente, que crianças também morrem.

Outro ponto que deve ser destacado quando se pensa no trabalho da área pediátrica diz respeito ao vínculo. Crianças convocam ao cuidado por si só, e quando o profissional escolhe trabalhar com esse público, parece estar predisposto a um vínculo mais demandante. Ao cuidar de crianças doentes, cuidam também de suas famílias e ocupam um lugar de importância emocional na relação com aquela criança e com as pessoas de quem ela depende. Por isso, é natural que os profissionais da pediatria sejam mais afáveis, empáticos e doadores. Mas será que por isso eles estão mais suscetíveis ou vulneráveis? Qual é o limite entre tanta entrega sem prejuízo de si mesmo?

É sabido que trabalhar sob grande pressão, lidando com a doença, a dor, o sofrimento e a morte, faz parte do cotidiano do profissional de saúde. Sentimentos intensos são despertados, como piedade, compaixão, amor, culpa, raiva, ódio, impotência, frustração e ressentimentos, e fazem parte da vida desse profissional, mesmo que ele não reconheça ou valide tais sentimentos.[1]

Na clínica, com crianças, há algumas especificidades a serem consideradas. Por exemplo, o vínculo com familiares é um fator que merece atenção especial em pediatria. A criança doente é absolutamente dependente dos cuidados da equipe de saúde durante a hospitalização, sendo que tais cuidados, o tempo todo, sofrem a interferência dos pais ou de cuidadores dessa criança. Essa relação entre profissional e familiar pode vir acompanhada de confiança mútua, compaixão e empatia, ou de sentimentos negativos, como ciúme, disputa ou raiva, cabendo ao profissional reconhecer esses sentimentos e aprender a lidar com eles para que possa oferecer uma boa assistência à díade que é objeto de seu cuidado: a criança e seu acompanhante.[2]

Outro ponto que pode ser decorrente da relação entre o psicólogo, seu paciente e familiares deste é o que chamamos de fenômeno de identificação. Como acontece esse fenômeno? A capacidade empática faz considerar a dor do outro como própria, porém, se esse outro apresenta uma condição de vida ou conjunto de características muito parecidas com a do profissional cuidador, este corre o risco de ficar tão identificado com a situação que essa identificação passa a ser maléfica para si próprio. Melhor dizendo, a identificação acontece quando o sujeito assimila um aspecto/atributo do outro e que se transforma, total ou parcialmente, como se fosse dele.[3] Fenômeno comum, por exemplo, em profissionais que têm filhos pequenos e atuam em pediatria.

O profissional de saúde, de forma geral, tem como função cuidar, ajudar, curar, recuperar do trauma, aliviar a dor e o sofrimento alheios. Ao lidar com essas tarefas e responsabilidades, é claro que aspectos emocionais e psíquicos desse profissional também são acionados. Ao estar em contato tão direto com situações muito sofridas, impactos psicossociais e até psicofisiológicos devem ser observados nos profissionais de saúde. Trata-se do estresse ocupacional decorrente do trabalho, que conhecemos por síndrome de *burnout*.[4]

Mas além dessa síndrome, que já é assunto bastante discutido no âmbito da saúde, outra condição tem sido ressaltada nas clínicas que demandam contato direto com o sofrimento alheio. Trata-se da fadiga por compaixão.[5]

A fadiga por compaixão ocorre quando o profissional de saúde não consegue mais lidar de forma saudável com os sentimentos negativos que emergem do sofrimento dos pacientes que ele atende. Cuidar de pessoas em sofrimento demanda empatia e compaixão, já que estes são sentimentos essenciais para essa função. A compaixão é uma ação altruísta que move o indivíduo a aliviar o desconforto alheio. Essa ação decorre da capacidade de empatia, que é a condição de compartilhar afetiva e cognitivamente a experiência do outro. Esses pressupostos de compaixão e preocupação empática, que sendo essenciais na relação de ajuda com os doentes, podem, ao mesmo tempo, facilitar a exposição do profissional a determinados fatores estressantes.[6] A fadiga por compaixão ocorre quando os efeitos negativos do contato com o sofrimento suplantam a gratificação pela prática do cuidar.

Outro aspecto extremamente importante a ser discutido no cuidado com as equipes de Pediatria diz respeito a situações que envolvem a morte de crianças. Quando um profissional perde aquele que era objetivo de seu cuidado, no caso a criança que ele acompanhava, ele certamente experimenta uma vivência de luto, muito frequentemente acompanhada de sensação de impotência, frustração e até fracasso.

Em geral, essas emoções em torno dessa vivência tão intensa são veladas, pouco compartilhadas, como se não houvesse tempo ou espaço para essas manifestações. Então, o profissional que está enlutado parece estar, ao mesmo tempo, não autorizado a reconhecer e expressar suas emoções e sentimentos. Chamamos isso de "luto não reconhecido" no profissional de saúde, que pode ser preditor de sintomas laborais futuros.[7]

É muito comum, entre nossos colegas, ouvirmos falas como "eu não me envolvo com o paciente", "não devo me emocionar no trabalho", "não levo os problemas do trabalho para casa". Tais falas parecem ser usadas para expressar "competência emocional no trabalho", mas esse é um entendimento completamente equivocado!

Observamos reações diversas. Há profissionais que tendem a minimizar o que sentem, assim como há aqueles que não se sentem autorizados a compartilhar com colegas ou chefias sobre o próprio desconforto, e ainda aqueles que, por algum motivo ou frente a alguma vivência intensa e específica, felizmente, acabam por buscar ajuda. Mas o cômputo final é sempre de que, para aquele profissional que presencia e cuida do sofrimento de crianças e seus familiares, lidar de forma muito solitária com essas emoções intensas é um caminho muito penoso!

É muito comum identificarmos em larga escala, entre os profissionais de saúde, a prática de hábitos nocivos, como tabagismo, abuso de etílicos, uso de substâncias psicoativas, autotratamento e outros mais. Esses hábitos nocivos, muitas vezes, funcionam como "válvula de escape" para as angústias e situações estressantes vividas no trabalho.

Consideramos ainda que a intensidade do trabalho em Pediatria expõe o profissional ainda mais a uma necessidade de autocuidado para que possa ter clareza de seus limites pessoais e profissionais na entrega do cuidado ao outro. Há enorme importância em perceber, reconhecer, identificar e avaliar os fatores estressantes, bem como observar a própria reação frente a esses fatores. E isso só é possível a partir do autoconhecimento. Reconhecer os próprios sentimentos, seus meios de expressão e formas de lidar com as próprias emoções fomenta a possibilidade de se proteger emocionalmente frente àquilo que pode ser muito penoso.

O psicólogo que atua em Pediatria pode desempenhar um papel catalisador desse processo de autocuidado. Esse profissional, nas trocas com a equipe, pode ser um tradutor das emoções e dos sentimentos não falados e não compartilhados frente às situações difíceis vividas no dia a dia. Um exemplo de intervenção nesse aspecto é promover reuniões para se discutir o manejo interpessoal da equipe em determinado caso, pensando no paciente e familiar(es) caso haja uma demanda mais complexa. Outra situação para discussão em conjunto, com foco no compartilhamento de dificuldades e sentimentos, pode ser a piora clínica de um paciente ou mesmo o pós-óbito.

Reuniões para acolhimento do grupo com a função de nomear ou traduzir sentimentos, ofertar espaço para o compartilhamento de emoções, facilitar que os profissionais atuantes em Pediatria possam ter trocas, reconhecendo em si e no outro as dificuldades emocionais inerentes à prática, podem representar cuidado significativo para aqueles que se dispõem a cuidar de crianças hospitalizadas.[8]

Abrir espaço para essas conversas, incluindo todos os profissionais envolvidos, é promover saúde no ambiente para quem de fato precisa: as crianças hospitalizadas e seus familiares, que, pela natureza da situação de doença, limitação e até ameaça à vida, precisam encontrar, nesse ambiente, o suporte necessário para seguir em frente na busca por saúde.

BIBLIOGRAFIA

1. Fregonese AA, Bruscato WL. A psicologia na saúde do trabalhador da saúde: evolução e desafios. In: Bruscato WL, Fregonese AA, Braga APSM, Silva AC, Barbour FF, Lima MGS et al. A psicologia na saúde: da atenção primária à alta complexidade. São Paulo: Casa do Psicólogo, 2012. p. 331-61.
2. Lima MGS. Atendimento psicológico da criança no ambiente hospitalar. In: Bruscato WL, Benedetti C, Lopes SRA (orgs). A prática da psicologia hospitalar na Santa Casa de São Paulo: novas páginas em uma antiga história. São Paulo: Casa do Psicólogo, 2004. p. 81-7.
3. Laplanche J, Pontalis JB. Vocabulário da psicanálise. 4ª ed. São Paulo: Martins Fontes, 2016.
4. Maslach C, Schaufeli W, Leiter MP. Job Bornout. Annu Rev Psychol, 2001; 52:397-422.
5. Carvalho PRC. Estudo da fadiga por compaixão nos cuidados paliativos em Portugal: tradução e adaptação cultural da Escala "professional Quality Of Life 5" [dissertação]. Porto: Instituto de Ciências da Saúde da Universidade Católica Portuguesa, 2011.

6. Barbosa SC, Souza S, Moreira JS. A fadiga por compaixão como ameaça à qualidade de vida profissional em prestadores de serviços hospitalares. RPOT, 2014; 14(3):315-23.
7. Caselatto G, organizador. Lutos por perdas não legitimadas na atualidade. São Paulo: Summus Editorial, 2020.
8. Kovacs MJ. Sofrimento da equipe de saúde no contexto hospitalar: cuidando do cuidador profissional. Mundo Saúde, 2010; 34(4)1:420-29.

5

Humanização e Psicologia em Unidades Neonatais e Pediátricas

PATRÍCIA LEBENSOLD MEKLER

ROBERTA GOMES MORETTO POLONIO

"Comprimidos aliviam a dor, mas só o amor alivia o sofrimento."
"Estar concentrado no problema não permite ver a solução."
Patch Adams

Infância

O cuidado com a criança, no decorrer da história, sofreu diversas transformações decorrentes principalmente do valor e do significado atribuídos à infância na sociedade, que nem sempre foi valorizada pelos adultos, e durante muito tempo teve seu papel ignorado, não havendo, nesse contexto, a ideia de um tratamento diferenciado para a infância.

Na Idade Média, por exemplo, as crianças tinham uma sobrevivência incerta. No século XV, com o início da era das navegações, as crianças passaram a ser consideradas "pequenos adultos", ou seja, eram consideradas como mão de obra e sujeitas a vários tipos de barbáries. No período da escravidão no Brasil (XVI-XIX), além da violência sofrida, a perda da liberdade.

A história nos mostra que não era dada importância ao desenvolvimento infantil, e foi somente no final do século XIX que a sociedade voltou seu olhar para a criança e para as necessidades de serem entendidas suas fases e peculiaridades.

Mudanças em relação à compreensão sobre a infância vêm sendo implementadas paulatinamente, e aqui, no Brasil, asseguradas em forma de lei, principalmente por meio do Estatuto da Criança e do Adolescente (ECA).

A Criança Hospitalizada

Quando adoece, a criança fica exposta a estímulos, situações desconhecidas e experiências novas que podem ser sentidas como ameaçadoras e dolorosas. Provocam, na maioria das vezes, sentimentos de insegurança, medo e angústia.

A literatura aponta que, até a década de 1930, a criança hospitalizada era privada da presença dos pais e de seus familiares, ficando sob a responsabilidade exclusiva da equipe de saúde. As reações psicológicas e o impacto emocional de uma doença ou da hospitalização não eram considerados.

No Brasil, no que diz respeito à saúde, a partir de 1990, as famílias começaram a participar dos cuidados à criança e ao adolescente hospitalizados. O ECA determina que "os estabelecimentos de saúde devem proporcionar condições para a permanência, em tempo integral, de um dos pais ou responsável, nos casos de internação de crianças e adolescentes".[1]

Estudos evidenciam os benefícios que a presença dos pais causa na criança que necessita de hospitalização. São esses benefícios, por exemplo, a diminuição da incidência de infecção cruzada e de complicações pós-operatórias, melhora do comportamento da criança já que presença dos pais é, muitas vezes, a fonte de segurança destas.[2]

É importante ressaltar que, durante a internação de uma criança, precisaremos cuidar do binômio mãe-filho. Nessa perspectiva, o bem-estar da criança implica cuidar da família e incluí-la no planejamento terapêutico.[3]

Humanização

Na área da saúde, muito se valorizam os recursos tecnológicos empregados no diagnóstico e no tratamento da doença. Pode-se dizer que temos uma cultura enraizada, que enaltece a tecnologia, com o risco de tornar-se iatrogênica.

Quando se fala de humanização em saúde, é preciso romper esse paradigma, quebrar a visão técnica e de hierarquização administrativa. Faz-se necessário se ocupar dos processos de trabalho, em que pacientes, profissionais e gestores contribuem na construção dos saberes, das práticas e das relações, aumentando e aperfeiçoando a capacidade de comunicação e colaboração.[4]

A Política Nacional de Humanização (PNH) existe desde 2003 com o objetivo de estimular discussões para possibilitar mudanças na atenção e na gestão da saúde.

O termo "humanização" é considerado polêmico, por muitos, devido à sua gama de significados. A humanização defendida pela PNH tem a intenção de romper com o viés de favor, de caridade, entre outros, incutidos no termo. Preconiza modificar as relações de trabalho, com o fortalecimento da comunicação e com a diminuição do poder hierarquizado. Busca a implementação de dispositivos que atuem interferindo de maneira produtiva nos serviços, em procedimentos, rotinas e nas relações entre gestores, pacientes e profissionais. Somente dessa forma teremos uma trajetória no sentido de diminuir práticas desumanizadoras que inibem a autonomia e a corresponsabilidade dos profissionais de saúde em seu trabalho, e dos pacientes no cuidado de si.[5-7]

Em suma, por "humanização", entende-se a valorização dos diferentes sujeitos implicados no processo de produção de saúde: pacientes, trabalhadores e gestores. Os valores que norteiam essa política são a autonomia, o protagonismo dos sujeitos, a corresponsabilidade entre eles, o estabelecimento de vínculos solidários, a construção de redes de cooperação e a participação coletiva no processo de gestão, operando com o princípio da transversalidade.[8]

Humanização nas Unidades Neonatais e Pediátricas

A interação (ou falta dela) entre todos os sujeitos envolvidos no cuidar tem sido objeto de questionamento. Até o momento, pode-se perceber que, apesar de sermos humanos, nem sempre o cuidado ofertado foi humanizado. O cuidado se dá mediante relações que se concretizam a partir da presença, e é esse aspecto que se busca enfatizar neste capítulo.

As Unidades de Terapia Intensiva Neonatal (UTIN) e Pediátrica (UTIP), no Brasil, experimentaram um avanço importante nos últimos 25 anos, que, de certa forma, acompanhava as tendências mundiais e as mudanças do lugar que a infância ocupava na sociedade.

Essas unidades foram criadas para salvar a vida das crianças a partir da realização de procedimentos complexos, que utilizam tecnologias avançadas e, muitas vezes, invasivas.

Os recursos humanos especializados, com alto grau de conhecimento científico e habilidade técnica, tornam-se imprescindíveis nesse ambiente. Toda a equipe necessita de um preparo que sustente a complexidade das atividades que são realizadas no setor. Esse rigor, em muitas situações, é o que garante a sobrevivência dos bebês e das crianças que necessitam permanecer nessas unidades.[3]

Os pacientes, profissionais e familiares que frequentam a Unidade de Terapia Intensiva, estão constantemente sob tensão e medo, já que a UTI é um espaço com muitos estímulos. Está repleta de luzes, ruídos, movimentação intensa, onde o sono sofre interrupções (seja por procedimentos no leito de seu bebê, seja no do bebê do leito ao lado), culminando em desconforto e dor, podendo atrapalhar a criança em seu desenvolvimento, a atuação dos profissionais que nela trabalham e o comportamento dos familiares.[3,9]

A presença dos pais em tempo integral nas unidades infantis, e sua participação no cuidado da criança tem exposto a necessidade de novas formas de organização da assistência. Dessa forma, necessitamos dirigir o olhar também para a família, com intervenções para além do cuidado clínico.[3]

Com essa visão, há uma mudança de paradigma importante: transferimos o foco de cuidado centrado na doença para cuidado centrado na criança e na família. Nesse sentido, ações de humanização serão voltadas para o respeito às individualidades, com a capacidade de garantir a oferta da melhor tecnologia, juntamente com a promoção de acolhimento e de capacidade de vinculação e empatia.[9]

Os pais percebem a hospitalização do filho por intermédio da relação e da interação com a equipe de saúde. Valorizam a tecnologia, bem como a dedicação dos profissionais, e acreditam que as atitudes mútuas de respeito e consideração são indispensáveis.[3]

Para os profissionais de saúde oferecerem cuidado, precisam se sentir acolhidos pela instituição. Ao terem garantida maior participação nos processos de decisão, mais envolvidos estarão com o processo de cuidar. Terão suas potencialidades valorizadas e compreenderão sua importância em todo o processo.

Muitos são os desafios da presença da família no ambiente hospitalar, porém as conquistas no que diz respeito à melhora na assistência e na recuperação da criança já foram evidenciadas em diferentes estudos.

Atuar em consonância com uma proposta de humanização é implementar mecanismos de escuta e participação dos familiares e profissionais, promover acolhimento, disponibilizar ouvidorias, considerar os cuidados com a saúde dos trabalhadores, entre outros.

Desafios da Humanização em Tempos de Pandemia na Unidade de Terapia Intensiva Neonatal

O convite e a construção deste capítulo se deram em meio à grave crise sanitária e hospitalar do mundo. Como foi exposto, a humanização, entre outros preceitos, preconiza a singularidade, o protagonismo dos sujeitos e a construção de vínculos solidários.

E como manter a humanização naquele contexto em que se impunha o isolamento social e se intensificavam sentimentos de insegurança e medo? Como manter um atendimento humanizado, de acolhimento e de empatia?

A pandemia nos levou a formular novos questionamentos em relação à prática assistencial, que nos conduziu a novas possibilidades de atuação. Nossas abordagens aos pacientes e familiares destes precisaram ser reformuladas para beneficiar os implicados. Houve a necessidade de mudanças em várias frentes, com a participação de familiares, profissionais e gestores para o entendimento e a escolha de quais caminhos poderiam ser percorridos em favor do cuidado à saúde.[10]

Para minimizar o impacto da pandemia e resgatar a prática de humanização, no início de abril de 2020, a equipe de Psicologia de um hospital privado de São Paulo-SP, integrada também por gestores e profissionais de diferentes setores do hospital, elaborou o fluxo de Visita Remota e Boletim Médico por meio de videochamada e contato telefônico.

A partir desse fluxo, os atendimentos virtuais tornaram-se rotineiros, possibilitando o contato entre pacientes, familiares e profissionais. Além disso, reuniões familiares por videochamada foram realizadas para que decisões fossem compartilhadas na busca de consenso e participação de todos os sujeitos envolvidos.

Há aqueles pacientes que não se sentem à vontade para fazer as chamadas com seus familiares, seja por estarem com o humor deprimido, seja por se sentirem muito debilitados ou com medo de receberem más notícias. Para eles, sempre foi ofertado enviar e receber mensagens escritas ou de voz.

Aparelhos celulares foram disponibilizados e passaram a ser também nosso instrumento de trabalho.

Os contatos remotos tinham objetivos diferentes, por exemplo:

- **Videochamada para boletim médico:** quando o médico informa as condições de saúde da criança, fala do estado geral, programação de exames, progressão de dietas, prescrição médica, peso etc.
- **Videochamada para acompanhamento da visita multidisciplinar:** momento em que a equipe multidisciplinar se reúne para discutir questões referentes ao caso, com a participação dos pais, que também usam esse momento para sanar dúvidas e compartilhar o entendimento sobre a condição clínica da criança.
- **Videochamada de interação entre bebê e pais:** momento em que os pais podem ver e conversar com o bebê, observar suas reações e aparelhos utilizados para manter as condições clínicas da criança.[10]

Por meio desses novos dispositivos, tornou-se possível proporcionar aos familiares e ao bebê momentos de certa tranquilidade e de aproximação, garantindo uma assistência humanizada. Mesmo em situação de distanciamento físico, havia a possibilidade de os familiares acompanharem a evolução do quadro clínico e do desenvolvimento do filho ou filha.

Foi possível, por intermédio de novas ferramentas, garantir aos pais e aos profissionais o estabelecimento de um vínculo de confiança e, ao bebê, a possibilidade de ouvir a voz dos pais, reconhecê-los e sentir-se amparado.

A Psicologia Hospitalar, ao trabalhar com a subjetividade daquele que padece com o adoecimento e hospitalização, foi convidada durante a pandemia a contribuir com seus saberes sobre a humanização da assistência, para que seguíssemos com a missão de atender as demandas integrais dos pacientes e de seus familiares.

BIBLIOGRAFIA

1. Ministério da Saúde. Estatuto da Criança e do Adolescente. Brasília, DF, 1991.
2. Kernkraut AM, Martins AL, Gibello J. O psicólogo no hospital: da prática assistencial à gestão de serviço. São Paulo: Blucher, 2017.
3. Molina RCM, Varela PLR, Castilho SA, Bercini LO, Marcon SS. Presença da família nas unidades de terapia intensiva pediátrica e neonatal: visão da equipe multidisciplinar. [Internet]. 2007 Sep [cited 2021 Apr 20]; 11(3):437-444. Available from:

http://www.scielo.br/scielo.php?script=sci_arttext&pid=S141481452007000300007&lng=en. http://dx.doi.org/10.1590/S1414-81452007000300007.

4. Souza LAP, Mendes VLF. O conceito de humanização na Política Nacional de Humanização (PNH). Interface (Botucatu), 2009; 13(suppl 1):681-688. https://doi.org/10.1590/S1414-32832009000500018
5. Martins CP, Luzio CA. Política HumanizaSUS: ancorar um navio no espaço. Política. Interface (Botucatu), 2017; 21(60):13-22.
6. https://www.gov.br/saude/pt-br/acesso-a-informacao/acoes-e-programas/humanizasus
7. https://redehumanizasus.net/politica-nacional-de-humanizacao/
8. Ministério da Saúde. HumanizaSUS Documento base para gestores e trabalhadores do SUS [Internet]. 2006. Disponível em: http://www.saude.gov.br/acoes-e-programas/humanizasus/diretrizes
9. Jesus LC. A humanização do cuidado na unidade de terapia intensiva neonatal pelos profissionais de enfermagem. Rev Eletrôn Atualiza Saúde Salvador, 2017; 5(5):62-72.
10. Ramos AM, Marson CM, Barile M, Mekler PL, Moretto R, Sousa WV. A psicologia no hospital em tempos de pandemia: humanização em foco. Revista Scientia, 2020 (vol 1), 1ª ed.

6

Psicologia e Gestação de Alto Risco

LUANA MAIA MARAFANTE

A saúde é conceituada pela Organização Mundial de Saúde (OMS)[1] como um estado de completo bem-estar físico, mental e social, e não apenas a ausência de doenças – portanto, considera-se o indivíduo biopsicossocial. A perda da saúde é uma constante preocupação, e basta ficar doente para se atribuir um imenso valor ao que se perdeu temporária ou definitivamente. Quando o adoecimento surge e é descoberto, mobiliza o paciente, a família e a equipe médica.

Segundo a OMS[2], ao abordar a saúde da mulher, estimam-se preocupação e grande impacto na sociedade devido à dificuldade de atendimento de serviço de saúde de qualidade, bem como um desfavorecimento baseado especialmente em fatores socioculturais. Por isso, se fez necessário e urgente a atenção também às gestantes e à sua rede de apoio – a qual participa do tratamento e cuidados –, havendo nos hospitais e serviços de saúde a especialidade no Cuidado da Mulher e na Gestação de Alto Risco.

Ainda segundo a OMS,[3] a saúde da mulher no período reprodutivo exige atenção, pois a gravidez, o parto e o pós-parto podem trazer riscos, como quadro de infecções, abortos inseguros e sangramentos. Embora a maternidade ressoe como experiência positiva, ainda para muitas mulheres pode significar sofrimento e morte. Nesse sentido, ressalta-se a importância do tratamento especializado antes, durante e após o parto – se possível, com a equipe multiprofissional.

Além desses citados, consideram-se também patologias obstétricas de acordo com Giuliano et al. (2012)[4]:

- hipertensão arterial sistêmica;
- diabetes *mellitus* (tipos 1 e 2);
- morbidades psíquicas (transtorno depressivo e ansiedade);
- conflitos familiares que impactam no equilíbrio emocional na gestação;
- gravidez na adolescência ou com mulheres com mais de 35 anos;

- patologias diagnosticadas anteriormente ou durante a gestação (uso de drogas lícitas ou ilícitas, perdas fetais, óbitos neonatais, natimortalidade).

A partir do diagnóstico de patologia obstétrica, ocorre o encaminhamento para diversas especialidades, para a realização de exames e para a avaliação psicológica, de modo a promover um suporte a gestante com necessidades materno-fetais. Hisada (2007)[5] considera que, além do cuidado físico, é necessário observar e abordar o desenvolvimento emocional da gestante, pois é no início da vida e com o ambiente facilitador que se proporcionará ao bebê a possibilidade de um crescimento saudável.

A mulher, na sociedade, desempenha alguns papéis próprios, entre os quais o de mãe, que até hoje é considerado de suma importância – senão, o principal. Nesse sentido, criou-se a fantasia de que a mulher sempre terá o desejo de engravidar, bem como que terá uma gravidez sem problemas, remetendo-se a responsabilidade somente a ela e gerando-se, dessa forma, ansiedade e sentimento de culpa. Por isso, ao abordar esse tema, faz-se necessário considerar a psicossomática: abordagem holística do indivíduo considerando-se causas biológicas, sociais e psicológicas em completa interação (Tedesco, 2007).[6]

De acordo com Maldonado (1980),[7] a gestação tem várias características de uma situação de crise, envolvendo a necessidade de reestruturação e de reajustamento em várias dimensões, bem como a mudança de identidade e nova definição de papéis – tanto da mãe como do pai. A complexidade dessa fase não se restringe às questões psicológicas e físicas, mas abrange também o fator financeiro, pois atualmente a mulher trabalha fora e, por vezes, é responsável pelo orçamento familiar, e o fato de ela engravidar acarreta consequências significativas, podendo gerar ressentimento, o que a impede de enxergar de modo favorável a vinda de um filho.

Conforme Giuliano et al. (2012),[4] na gestação de alto risco, as mulheres apresentam reações emocionais diversas, entre elas: frustração; tristeza; rejeição da gestação e do feto; sentimento de incapacidade de gerar um filho; culpa; dificuldade da vinculação materno-fetal, de apropriação da função materna; fantasias frente à evolução e ao término da gravidez. Isso decorre do aumento da vulnerabilidade, da gravidez indesejada ou, então, de romper o sonho do bebê ideal. Durante atendimentos a essas mulheres gestantes, foi possível perceber a diferença de sentimentos e enfrentamento quando há planejamento da gravidez e quando não há.

Cabe ressaltar também que, durante a gestação, existe a comunicação da mãe com o feto que, de acordo com Wilheim (1997),[8] ocorre por meio de três vias: a do comportamento; a da fisiologia; e da empática. É sabido que qualquer substância ingerida pela mãe é passada ao feto; contudo, as alterações emocionais maternas também causam repercussões no estado emocional do bebê. Ainda conforme a autora, nos estados de melancolia e depressão da mãe, além do aspecto físico, podem ocorrer o afastamento e a indisponibilidade afetiva para o feto, deixando-o só. No entanto, a disponibilidade afetiva da mãe (comunicação empática) é fundamental para o desenvolvimento psicoafetivo do feto (célula, bebê e criança). Nesse sentido, é importante observar a construção do vínculo mãe-bebê durante o pré-natal, visualizando a preparação da gestante no que se refere à compra do enxoval, à afetividade demonstrada (conversar com ele, cantar, acariciar), à aderência ao tratamento, aos planos futuros e à organização e recepção do filho após o parto.

A avaliação psicológica abordará essas temáticas, levando em consideração o enfrentamento emocional da gestante e da rede de apoio e o impacto psicossocial. Na prática ambulatorial, o tratamento psicológico ocorrerá (prioritariamente) a cada semana, será individual e permanecerá até o nascimento do bebê – caso a gestante esteja hospitalizada, o acompanhamento ocorrerá conforme a demanda trazida. Existem várias possibilidades de conteúdos levantados pelas gestantes, porém o adoecimento e a má formação do feto ainda são as principais preocupações no que se refere à formação do vínculo com o bebê, bem como aos conflitos familiares que geram sentimentos de incapacidade de lidar com a gestação de alto risco ou de não aceitação do filho – a depender do caso, pode-se gerar o processo de luto, em que o diagnóstico impacta na possibilidade de perda do bebê e da gestação idealizada (Giuliano et al., 2012)[4].

Discorrendo brevemente sobre o luto e seu processo, pode-se classificar em cinco as fases vivenciadas pela mãe e familiares, os quais intermedeiam a aceitação da finitude – e a perda do bebê ideal: negação (defesa temporária, uma maneira saudável de lidar com a situação dolorosa); raiva (sentimentos de revolta e ressentimento); barganha (normalmente é uma fase curta, com o intuito de fazer um acordo de prolongar a vida ou não ter dor, comprometendo-se com algo em troca); depressão (sentimento de perda, tristeza); e por fim, a aceitação (superado o estágio da depressão, lidará com o aceite da situação) (Kubler-Ross, 2008).[9]

Para tais situações, torna-se necessário o papel da Psicologia não só atuante com a paciente, mas também como facilitadora entre paciente e equipe, de modo a desmistificar fantasias sobre o diagnóstico, tratamento e confiança, para que a gestante se mantenha aderente. Além disso, o acolhimento e a escuta ativa à paciente proporcionam a diminuição da ansiedade, da angústia e de receios em um espaço seguro para que ela desenvolva o vínculo mãe-bebê (Giuliano et al., 2012).[4]

Alguns exemplos de atendimentos realizados permeiam em sua maioria o diagnóstico de pressão alta e diabetes *mellitus*. Pacientes nessas condições apresentam dificuldade em manter a dieta (especialmente as que desenvolvem diabetes gestacional), isolamento social, sentimento de culpa, raiva, o que dificulta a relação com feto e, por vezes, também com a equipe de saúde. Por isso, a necessidade de uma boa relação com a equipe e a orientação adequada, pois, dessa forma, há diminuição de fantasias e pode-se trabalhar a sensação de impotência dessa gestante – já que ela é corresponsável no tratamento e no controle dos sintomas.

Outro ponto a se destacar no decorrer na prática ambulatorial é a frequência dessa paciente às consultas psicológicas, as quais resultam em faltas constantes. Considera-se que o fator financeiro contribui para esse resultado, haja vista o custo com ida e volta e, por vezes, com faltas e atrasos no trabalho, o que gera descontos em seus salários. Além disso, a dificuldade de entrar em contato com suas questões, inseguranças com a gestação e com o pós-parto fazem com que não haja motivação para cuidar do emocional, visto a necessidade física ser priorizada (alimentação, qualidade do sono) – mesmo que não de maneira correta.

Cada etapa vivenciada pela mãe durante uma gestação de alto risco faz com que ela seja envolvida por questões emocionais e intercorrências que afetam sua capacidade de maternagem. Dessa forma, o adequado suporte psicológico e da equipe multiprofissional é imprescindível para promover a potencialidade da mulher em ser mãe, no vínculo mãe-bebê e nas consequências no desenvolvimento emocional infantil (Giuliano et al., 2012).[4] Cabe ressaltar que não só a gestação é considerada período crítico – a qual termina no parto –, pois o puerpério é a continuação de situação crítica e implica novas mudanças (fisiológicas, na relação mãe-bebê, mudança de rotina e dinâmica familiar) (Maldonado, 1980).[7]

Nesse sentido, propõe-se como reflexão a possibilidade de manter contínuo o cuidado com a saúde da mulher – e consequentemente com a do bebê – não somente com o tratamento psicológico, mas também com a implementação da abordagem de cuidados paliativos (em casos em que há um diagnóstico de doença grave) já no período de gestação para que, assim, se possibilite melhor qualidade de vida a todos. A Organização Mundial de Saúde (OMS, 2002)[1] definiu cuidados paliativos como uma abordagem que melhora a qualidade de vida do paciente e familiares que vivenciam o enfrentamento da doença ameaçadora de vida. Isso requer prevenção e alívio do sofrimento por identificação, avaliação e tratamento precoce de sofrimentos físicos, psicossociais e espirituais. Cabe ressaltar que esta abordagem pode iniciar o acompanhamento não somente na fase final de vida, mas também em qualquer momento do tratamento.

Por fim, o capítulo tem como objetivo abranger a importância do cuidado emocional da mulher nas diferentes etapas de vida, principalmente durante uma gestação de alto risco. A mudança na imagem corporal, a gravidez planejada ou não planejada e deparar-se com a doença ou com a possibilidade de má formação do feto durante a gestação requerem atenção e cuidado que contemplem a pessoa na esfera biopsicossocial. Por isso, além do tratamento psicológico da mãe, é importante pensar no desenvolvimento do bebê – que reflete diretamente nessa mãe – e o suporte para que ambos tenham melhor qualidade de vida.

BIBLIOGRAFIA

1. World Health Organization (WHO). Disponível em: https://www.who.int/news-room/fact-sheets/detail/palliative-care
2. World Health Organization (WHO). Mulheres e saúde: evidências de hoje, agenda de amanhã. Geneva. 2009. p. XI-XVI. Disponível em: https://www.who.int/eportuguese/publications/Mulheres_Saude.pdf
3. World Health Organization (WHO). Mulheres e saúde: evidências de hoje, agenda de amanhã. Geneva. 2009. p. 39-48. Disponível em: https://www.who.int/eportuguese/publications/Mulheres_Saude.pdf
4. Giuliano RC, Carvalho DC, Horta PAC, Jacobucci ANP, Zardi LD, Silva LMS, et al. A atuação da psicologia hospitalar em ambulatórios. In: Bruscato WL. A psicologia na saúde: da atenção primária à alta complexidade. São Paulo: Casa do Psicólogo, 2012.
5. Hisada S. O processo do adoecer. In: Tedesco JJA, Cury AF. Ginecologia Psicossomática. São Paulo: Atheneu, 2007.
6. Tedesco JJA. Psicossomática em ginecologia. In: Tedesco JJA, Cury AF. Ginecologia Psicossomática. São Paulo: Atheneu, 2007.
7. Maldonado MTP. Psicologia da gravidez: parto e puerpério. Petrópolis: Vozes, 1980.
8. Wilheim J. O que é psicologia pré-natal. São Paulo: Casa do Psicólogo, 1997.
9. Kubler-Ross E. Sobre a morte e o morrer. São Paulo: WMF Martins Fontes, 2008.

7

O Nascimento e a Hospitalização Precoce

O Impacto na Relação Parental-Filial

ANDRESSA LIMA MAALOUF

Na bruma leve das paixões que vêm de dentro
Tu vens chegando pra brincar no meu quintal (...)
Tu vens, tu vens
Eu já escuto os teus sinais.
(*Anunciação* – Alceu Valença)

A chegada de um bebê é um acontecimento transformador na vida de toda uma família que se vê envolvida e afetada, direta ou indiretamente, com a inserção do novo integrante. A forma como essa gravidez é recebida no grupo familiar influencia a relação que esse bebê terá com suas figuras parentais e com a família como um todo. Sendo a gravidez desejada ou não, seja a mulher primigesta ou não, sua confirmação provoca nas figuras parentais uma crise maturativa, na qual tanto a mulher como o homem se deparam com a necessidade de reconfigurar seus papéis e toda a dinâmica familiar até ali estabelecida.

A crise advinda desse momento suscita nas figuras parentais a ambivalência afetiva em relação a esse ser desconhecido, mobilizando o desejo de se tornarem pais dessa criança e, ao mesmo tempo, incitando uma sensação de temor, ansiedade e insegurança diante de todas as mudanças, renúncias e perdas vivenciadas nesse período. Para enfrentar todas essas modificações produzidas pela gravidez, os pais se baseiam no referencial parental recebido ao longo de sua vida para fabricar, como casal, sua própria parentalidade com esse bebê. Assim, passam a idealizar seu papel como pais, assim como a imaginar o bebê nesse novo contexto familiar.

Com o desenvolvimento intrauterino e o início dos movimentos fetais, os pais começam a interagir e a construir a imagem do seu bebê, inserindo essa criança no seu próprio mundo psíquico. A partir dessa criação, é possibilitado o início da história do bebê em todo o universo afetivo e familiar. O bebê imaginado durante o período gestacional sustenta as representações, fantasias, projeções e desejos das figuras parentais, da mesma forma que sustenta os atributos conscientes e inconscientes acerca das características físicas e emocionais, traços de personalidade e de como esse sujeito será no mundo. Imaginar o bebê, dando-lhe nome e atributos, depositando nele anseios e aspirações, permite que os pais invistam afetivamente nessa criança, tornando-a, aos poucos, real em seu psiquismo. Assim, esse movimento imaginativo parental durante a gestação possibilita iniciar a construção do vínculo afetivo dos pais com seu bebê, concebendo um lugar de reconhecimento desse ser que está se formando, como um sujeito em conformidade com os pais, integrando todas as expectativas, as projeções e os ideais determinados sem recusa.[1,2]

Portanto, no decorrer do período gestacional, as figuras parentais vão, a partir do imaginário, constituindo seus novos papéis e criando o filho que idealizam a fim de se prepararem, no âmbito psíquico, para recebê-lo afetivamente no seu nascimento.

Puerpério e Aspectos Psicológicos nas Figuras Parentais

O puerpério, fase iniciada após o parto, é marcado pelas adaptações físicas e emocionais que começam no período gestacional. Apesar do conceito médico de que o puerpério é uma fase com tempo cronológico determinado, marcada pelo retorno do corpo da mulher às características anteriores à gravidez, os aspectos fisiológicos do puerpério são apenas uma das diversas mudanças a serem consideradas nessa fase. A percepção errônea de que após o parto tudo retornará ao *status-quo* anterior à gestação invalida todas as transformações psíquicas e sociais com que a mulher se depara após o nascimento do bebê.

Como parte do processo adaptativo, a fim de se reorganizar psiquicamente frente a essas modificações corporais, emocionais e sociais profundas iniciadas durante o ciclo gravídico-puerperal, as puérperas vivenciam alterações em seu estado emocional típicas e esperadas dessa fase e que são amenizadas e se dissipam com o passar do tempo (*blues puerperal*), assim como também podem ser acometidas por quadros psiquiátricos severos (depressão pós-parto e psicose puerperal), que demandarão acompanhamento psicológico e psiquiátrico para promover o restabelecimento psíquico dessas mulheres.[6] Diante dos quadros graves, alguns fatores de risco anteriores ou decorrentes da gestação podem indicar a ocorrência dessas condições. O acompanhamento psicológico durante o período gravídico-puerperal pode identificar e diagnosticar precocemente essas condições, sendo possível evitar, atenuar ou abreviar sua manifestação, o que auxilia no seu tratamento prévio.[3]

Embora seja dada mais ênfase aos aspectos psíquicos que a mulher vivencia durante o ciclo gravídico-puerperal, o homem também passa por profundas transformações em seu campo psíquico e social por gestar o bebê em seu mundo afetivo e mental. Apesar de haver poucos estudos em relação às alterações emocionais e aos transtornos psiquiátricos na paternidade, é possível identificar a manifestação de alterações depressivas causadas por oscilações de humor, sensação de rejeição e marginalização diante da díade mãe-bebê, intensificação do ritmo de trabalho e afastamento da rotina familiar.[4,6] Ao incluir a figura paterna no ciclo gravídico-puerperal, permitindo sua participação ativa e compartilhamento de vivências com a gestante, abre-se espaço para que o pai não se sinta preterido após a chegada do bebê, possibilitando que desempenhe um papel mais ativo nos cuidados e responsabilidades em relação à criança, além de prestar suporte e encorajamento à puérpera.[4]

Logo, com todas as alterações psíquicas vivenciadas pela puérpera no ciclo gravídico-puerperal, poder contar com pessoas que lhe ofereçam suporte e que a auxiliem a passar esse momento é uma medida de cuidado. A rede de apoio é a união de pessoas com um objetivo em comum, que é promover acolhimento, cuidado e suporte à puérpera nesse momento mais vulnerável. Essa rede pode ser composta pelo próprio pai do bebê, pelos familiares, amigos ou até pelo grupo de puérperas que compartilham experiências desse momento de vida. Estar inserida em um grupo ou em um meio que dividam essas vivências e promovam os cuidados da dupla mãe-bebê ameniza sentimentos de desvalia e de incapacidade comuns em razão da sobrecarga física e emocional pela qual as puérperas passam após o nascimento do recém-nascido. Oferecer esse suporte é um modo de favorecer o estabelecimento da relação materno-filial.

Diante das profundas transformações vivenciadas pelas figuras parentais após o nascimento do bebê, fica claro que o pós-parto é o momento mais delicado para os pais, inclusive mais delicado do que a própria gestação, afinal é a partir do nascimento do bebê que todas as modificações familiares se tornam visíveis, e a relação com o recém-nascido passa a ser definida.[4]

Recém-nascido, Pais e Contexto Hospitalar

O bebê nasceu! E, com ele, a relação e as características construídas no mundo psíquico dos pais durante a gestação são postas à prova. O que antes era fantasiado, de forma consciente ou inconsciente, passa a ser a realidade que, na maior parte dela, não corresponde ao que foi imaginado no curso da gestação. Enquanto, na gravidez, a mulher enxerga o bebê como uma extensão sua; no nascimento, essa segregação é visceral.[4,7] Assim, os pais defrontam-se com um recém-nascido singular e diferenciado da mãe, um bebê real e desejante, que confronta diretamente o bebê do imaginário, tão condizente com os desejos e idealizações dos pais. De agora em diante, os pais iniciam o processo de luto a fim de elaborar a perda do bebê idealizado durante a gestação para dar lugar ao recém-nascido. Embora seja necessária a distinção entre o bebê que foi imaginado e o bebê que nasceu, alguns fatores de identificação devem existir para que haja um elo entre o imaginário e o real, para que, assim, os pais consigam estabelecer uma interação e a própria relação com o recém-nascido.[9]

Todavia, o luto vivenciado pelos pais após o nascimento pode ser antecipado no caso da ocorrência de um diagnóstico pré-natal. À medida que o contato com o bebê "real" é evidenciado nas consultas, as expectativas e sonhos em relação à criança que ainda está sendo formada no útero e no psiquismo dos pais são quebrados pela iminência da finitude, doença ou condição clínica.[8] Apesar de o choque da descoberta do diagnóstico pré-natal intensificar os sentimentos de ambivalência já manifestados ao longo desse período, o que se identifica, na prática dos atendimentos psicológicos na Unidade de Terapia Intensiva Neonatal (UTIN), é que o diagnóstico prévio possibilita aos pais elaborarem psiquicamente a condição do bebê, a fim de se prepararem para a realidade que poderá ser vivida após o nascimento.

Contudo, o impacto é ainda maior quando a vinda do bebê é atravessada por condições inesperadas como a prematuridade ou malformações e doenças congênitas graves que não foram identificadas durante o pré-natal, ou mesmo por doenças maternas e complicações durante o parto. Dessa forma, a tarefa de elaboração da perda torna-se árdua, já que a ruptura entre o bebê imaginado e o bebê real ocorre de forma abrupta e traumática.[4,6] Diante desse nascimento atípico, as figuras parentais são inseridas no contexto da hospitalização do recém-nascido, sendo necessário passar pelo processo de elaborar a perda do filho saudável para possibilitar que seja construída e estabelecida a relação com o recém-nascido.

Quando se trata de internações de bebês, duas opções são cabíveis: a internação na UTIN, na qual são recebidos recém-nascidos de risco e que demandam atenção e cuidados específicos; ou a hospitalização nos cuidados intermediários, também conhecidos como "berçário", para onde são levados bebês que já passaram pela internação na UTIN e estão em processo de desospitalização, ou mesmo aqueles recém-nascidos menos graves que demandam apenas observação médica. Considerando o ambiente de UTIN, apesar da necessidade dos cuidados intensivos, notam-se discrepâncias em relação às outras unidades com essa mesma dinâmica. Na UTIN, os leitos comuns dão lugar a incubadoras e berços nos quais indivíduos pequenos e frágeis são envolvidos. A luminosidade e a sonoridade são amenizadas porque ali estão pacientes muito sensíveis a estímulos visuais ou sonoros. Nesse local, nota-se que a ambivalência parental se mistura à ambivalência ambiental, dado que o choro de tristeza e dor à realização de procedimentos médicos, a gravidade clínica e a iminência de morte se transpõem à felicidade e à emoção do primeiro contato no colo dos pais.

Apesar disso, independentemente do local em que o bebê foi internado e se essa hospitalização foi repentina ou programada, o contexto hospitalar é visto pelos pais como hostil, assustador e agressivo, uma vez que os faz encarar não apenas a fragilidade física do recém-nascido, mas também suas próprias vulnerabilidades, seus próprios temores e suas próprias inseguranças. A hospitalização do bebê é período de crise que causa estresse e ansiedade, visto que ocorre a ruptura das expectativas do casal e este, a partir dessa ruptura, deve lidar com a readaptação familiar diante do contexto hospitalar e da separação do bebê após a alta materna. Assim, é comum que os pais manifestem sentimentos como tristeza, culpa, angústia, medo, desamparo, desesperança, impotência e frustração por não conseguirem desempenhar a maternagem e a paternagem que gostariam, como se fossem dispensáveis no cuidado ao bebê.

O que se observa na prática dos atendimentos psicológicos em UTIN é que cada mãe e pai agirá de maneiras particulares dentro do contexto hospitalar, tendo como atravessamento o diagnóstico e tempo de internação do bebê, e isso influenciará a forma como a relação parental-filial se estabelecerá. O que se percebe é que os pais que receberam o diagnóstico do recém-nascido ainda no pré-natal se mostram menos abalados emocionalmente com o contexto da hospitalização em comparação aos pais que foram informados sobre o diagnóstico ou internação do bebê após o nascimento. Estes apresentam maior dificuldade em aceitar a hospitalização do bebê, manifestando culpa, em parte, porque acreditam que os sentimentos ambivalentes experimentados durante a gestação causaram o sofrimento e a hospitalização do recém-nascido.

Atentando especificamente para comportamentos maternos, nota-se que algumas mães se mostram muito identificadas com o bebê, verbalizam que sentem a dor física ou os sintomas do filho decorrentes dos procedimentos médicos realizados, outras apresentam comportamento superprotetor, considerando as intervenções médicas somente agressivas e maléficas. Há também mães que, diante da impotência pela internação, apresentam comportamento passivo, permitindo que tudo seja feito ao recém-nascido, sem questionar o tratamento e os procedimentos realizados.

Além disso, é bastante comum notar que alguns pais, a fim de se apoderarem de sua função parental e na busca do controle da situação imposta, deixam de olhar seus bebês, preocupando-se apenas com os aparelhos que indicam seus sinais, os remédios ministrados ou ocupam-se quase que exclusivamente em falar com a equipe médica sobre as novas informações clínicas do quadro do recém-nascido, passando a olhar mais para o diagnóstico e menos para o filho que está ali sendo tratado. Expressam ansiedade e preocupação acentuadas, apresentam dificuldade em se afastar do bebê e de se ausentar do hospital, com receio de que algo grave aconteça com o recém-nascido enquanto estiverem ausentes. Em contrapartida, verificam-se também pais que, tomados pelo sentimento de medo da perda e de insegurança de seu papel dentro da UTIN, preferem se afastar física e emocionalmente do bebê, evitando tocar nele e falar com ele, ou ainda, diminuindo suas visitas.

Na prática hospitalar, a assistência psicológica aos pais inicia-se após o parto, ainda no período em que a puérpera está hospitalizada, recuperando-se do parto. Os primeiros atendimentos são feitos com a mãe e o pai, seja individualmente, seja em conjunto, durante a internação da puérpera no alojamento conjunto, quando se investigam a história de vida do casal, a forma como foi vivenciado o período gestacional, levando-se em consideração o contexto em que a gravidez aconteceu, o significado atribuído a ela e o desenvolvimento físico e emocional desse período. Também são abordadas as reações emocionais mobilizadas pela hospitalização do recém-nascido e trabalhado o luto do bebê ideal/saudável. Por intermédio da escuta, do acolhimento e do suporte psicológico, é oferecido espaço para expressão e compreensão do sofrimento e do desamparo vivenciados pelos pais a fim de elaborar esses sentimentos e, assim, possibilitar a construção do vínculo afetivo e de apego com o recém-nascido.

Diante da hospitalização do recém-nascido na UTIN, o foco principal é no trabalho a ser desenvolvido com os pais, isso porque o bebê não existe sozinho, ele depende de um ambiente suficientemente bom (figuras parentais e/ou equipe terapêutica) para existir física e psiquicamente.[5,10] Sendo assim, estimular os pais a serem presentes na hospitalização do bebê proporciona um ambiente seguro ao recém-nascido, auxiliando no seu tratamento clínico e no seu desenvolvimento emocional. Contudo, o apoio psicológico não deve ser concentrado nas figuras parentais, mas estender-se ao próprio recém-nascido. Em uma UTIN, apesar de todos os cuidados, o bebê é hiperestimulado pelos sons, luzes, manipulação, aparelhos. Além de medidas básicas, como deixá-lo em posição confortável no berço ou na incubadora, contornando seu corpo com um rolo de lençol de forma que ele se sinta protegido, ou até tentar diminuir os ruídos ou as luzes do ambiente, outra intervenção crucial é realizada por intermédio da observação e da conversa com o bebê.

Ao se observarem os bebês na UTIN, percebe-se que alguns se apresentam mais irritados com a quantidade de aparelhos conectados a eles, tentando tirá-los constantemente; outros franzem a testa e aborrecem-se após um procedimento médico. Há também bebês que se sentem inconsoláveis na ausência dos pais, outros ficam agitados quando os pais estão presentes. Sendo assim, é muito comum, na prática de cuidados, passar em cada berço e incubadora contando ao bebê sobre seu nascimento, descrevendo o ambiente em que ele se encontra naquele momento, com detalhes sobre os aparelhos em seu corpo, o motivo de estarem ali e o tratamento que tem sido realizado. Incluir os pais nesses relatos, estimulando-os a narrar a história do bebê desde a sua concepção até seu nascimento e como eles têm se sentido ao longo do processo de hospitalização, impulsiona o fortalecimento do vínculo afetivo assim como promove o reconhecimento da singularidade do recém-nascido. A partir dessas ações, notam-se melhoras significativas em relação ao comportamento e ao tratamento do bebê.

Logo, é notável que a ausência de amparo psicológico durante esse período tão crítico na vida tanto dos pais como do recém-nascido poderá acarretar consequências significativas na relação parental-filial estabelecida no curso da vida, sendo de extrema importância promover essa interação desde o princípio para que o desenvolvimento físico e emocional do bebê ocorra de forma saudável.

Considerações Finais

Em suma, este capítulo teve como objetivo abordar como a hospitalização de um recém-nascido, acrescido ao momento de adaptação familiar advindo do pós-parto, impacta a relação parental estabelecida com o bebê. Possibilitar que essa relação seja construída diante de todos os contratempos de uma internação em UTIN indica o quanto se faz necessário o acompanhamento psicológico aos bebês e a seus pais desde o período pré-natal. Ainda assim, esse é um breve recorte de uma vivência hospitalar na qual o foco foi posto nas famílias compostas de mãe e pai. Contudo, na prática, essa realidade tem outras vertentes e é importante e necessário dar visibilidade a outras dinâmicas familiares (mães ou pais solo, casais homoafetivos, famílias poligâmicas e casos de bebês em vulnerabilidade social ou abandonados) a fim de propiciar mais estudos, pesquisas e debates sobre as alterações sociais e emocionais dessas famílias, objetivando a promoção de trabalhos embasados e direcionados.

A Psicologia Perinatal, no Brasil, ainda está construindo seu percurso, sendo um campo fértil para mais debates, estudos e pesquisas sobre as vivências das figuras parentais e o relacionamento estabelecido com o recém-nascido. Assim, é necessário que essa prática seja ampliada além dos leitos hospitalares, uma vez que a relação entre os pais e a criança hospitalizada é afetada em outros contextos, devido a todas as modificações vivenciadas durante o ciclo gravídico-puerperal, fazendo-se importante que as figuras parentais tenham amparo emocional não só no momento de fragilidade psíquica frente a uma hospitalização, mas também na adaptação a todas as mudanças individuais, familiares e sociais ocasionadas pela chegada do bebê.

BIBLIOGRAFIA

1. Battika EC. A comunicação do diagnóstico na UTI Neonatal: médicos e pacientes: assimetria e simetrias. São Paulo: Escuta, 2017.
2. Ferrari AG, Piccinini CA, Lopes RS. O bebê imaginado na gestação: aspectos teóricos e empíricos. Psicol Estud Maringá, 2007; 12(2):305-313.
3. Disponível em: <http://www.scielo.br/scielo.php?script=sci_arttext&pid=S1413-73722007000200011&lng=en&nrm=iso>.
4. Iaconelli V. Depressão pós-parto e tristeza materna. Revista Pediatria Moderna, 2005; 41(1-6). Disponivel em: <https://www.nescon.medicina.ufmg.br/biblioteca/imagem/1927.pdf>.
5. Maldonado MT. Psicologia da gravidez: gestando pessoas para uma sociedade melhor. São Paulo: Ideias e Letras, 2017.
6. Mathellin C. O sorisso da Gioconda: clínica psicanalítica com os bebês prematuros. Rio de Janeiro: Companhia de Freud, 1999.
7. Morsh DS, Braga NA. A depressão na gestação e na UTI Neonatal. In: Moreira MEL (org). Quando a vida começa diferente: o bebê e sua família na UTI neonatal. Rio de Janeiro: Fiocruz, 2003.
8. Szejer M. A escuta psicanalítica de bebês em maternidade. ABREP – Associação Brasileira para estudos do psiquismo pré e perinatal: Casa do Psicólogo, 1999.
9. Suassuna AMV. Diagnóstico pré-natal: o impacto psicológico profundo: as repercussões emocionais no vínculo entre pais e seus bebês. 2ª ed. Porto Alegre: Simplíssimo, 2020.
10. Tavares RC. O bebê imaginário: uma breve exploração do conceito. Rev Bras Psicoter, 2016; 18(1):68-81.
11. Winnicott DW. Os bebês e suas mães. Tradução: Jefferson Luiz Camargo. São Paulo: WMF Martins Fontes, 2012.

8

Experiências em Depressão Pós-Parto: Manejos Possíveis

ANNA MIHA

> *(...) A nossa vida é truculenta: nasce-se com sangue e com sangue corta--se a união que é o cordão umbilical. E quantos morrem com sangue. É preciso acreditar no sangue como parte de nossa vida. A truculência. É amor também.*
>
> (Trecho da crônica *Nossa Truculência,* do livro *A Descoberta do Mundo,* de Clarice Lispector)

As questões e intervenções acerca da Depressão Pós-Parto (DPP) advêm da minha experiência como psicóloga em um hospital e maternidade particular na cidade de São Paulo, sobretudo no setor de Unidade de Terapia Intensiva Neonatal (UTIN). Ao longo do meu percurso, ocorreu-me uma questão relativa ao lugar do sofrimento da mulher durante a internação do seu recém-nascido neste setor hospitalar. Lugar este que nem sempre está claro, apontando para certo encobrimento das experiências subjetivas importantes neste momento da vida. Minhas hipóteses a respeito disso concernem aos imperativos relativos à posição da mulher enquanto *mãe*, ou seja, *de tudo suportar* e, também, da negação em relação à angústia proveniente dessas vivências. O que poderia acarretar essa supressão de um espaço para o sofrimento? Essa questão traz a importância de discutirmos a DPP lá onde ela tem potencial para se constituir. Com isso, tomar esse campo como propício para o encobrimento do sofrimento e dos riscos de cronificação de um quadro mais grave nos leva a pensar nas intervenções possíveis a partir do trabalho clínico-institucional de um psicólogo que se orienta pela psicanálise. O objetivo deste texto é apresentar a construção de um trabalho da Psicologia neste setor que vise a intervir em situações que demandem outro cuidado.

Depoimento

Iniciei meu trabalho neste hospital em 2015, atuando na maternidade, assim como em outros setores: UTIs adulto, pronto-socorro (PS), Unidades de Internação, Centro Diagnóstico etc. A princípio, questionei minha escuta e capacidade de intervenção junto às mães da UTIN, pois, em contraste com os demais pacientes, elas não traziam tão prontamente suas queixas e sofrimento psíquico. Será que eu não estava escutando algo que estava sendo dito? Será que minha abordagem inicial não era efetiva? Com esses questionamentos, segui o trabalho, procurando recolher o que de particular advinha desta clínica.

Pareceu-me que as exigências superegoicas das mães, também relativas ao poderoso discurso social que prega o amor materno como uma fortaleza capaz de enfrentar as piores adversidades, impediam a manifestação da dilacerante dor que é ter um bebê em UTIN. Há uma disjunção de uma demanda que é singular em cada mulher em contraponto ao que se é exigido a todas as mulheres.

Isso aparece, por exemplo, quando permanecem ao lado da incubadora dos seus bebês por horas, durante dias, às vezes meses; inapetentes, alimentam-se bem, pois precisam produzir leite e "não devem ficar ansiosas ou deprimidas", haja vista que isso interfere na produção do leite; a dificuldade de se concentrarem tem de dar lugar à compreensão sobre o boletim médico, ainda que este venha com termos técnicos e más notícias; precisam tomar decisões difíceis, como entubar ou não um bebê que é candidato a cuidados paliativos; quando as notícias são melhores, espera-se que se alegrem, ainda que seja um evento ínfimo na tormenta das dificuldades; precisam mostrar interesse em se inserir nos cuidados aos bebês, mesmo que se sintam inúteis e incapazes; estão sempre asseadas, pois o ambiente de UTI exige assepsia; escutam que "não pode chorar perto do bebê", ou "seu bebê não pode te ver triste, seja forte". Frequentemente, encontro-as ansiosas ou desesperadas, isso lhes é permitido, mas raramente a depressão é evidente e aceita pelo entorno.

Constatei que os indícios preliminares da DPP não são facilmente identificáveis, talvez por certo processo de denegação. Frente a isso, o trabalho do psicanalista visa a operar o dispositivo da escuta como possibilidade de fazer emergir *isso* que não encontra um espaço.

Depressão Pós-Parto na Interface entre a Psicanálise e a Medicina

O psicólogo hospitalar trabalha, no seu dia a dia, compondo a equipe multiprofissional da instituição. Isso quer dizer que dialoga constantemente com os diferentes saberes, incluindo não só os diagnósticos referentes às doenças orgânicas, mas também aqueles referentes às doenças psiquiátricas. O psicólogo que assume uma posição independente corre o risco de negligenciar importantes elementos que se dão na interlocução e na intersecção entre equipes, pois, mesmo não sendo repertórios da sua área, não deixam de atravessar o sujeito nesse contexto, sobretudo em seu adoecimento. Portanto, é importante que nós, psicólogos, possamos participar das discussões que comportam uma hipótese diagnóstica do campo médico, trabalhar em parceria com equipes multidisciplinares e pensar em como, por meio da especificidade do nosso conhecimento, contribuir com o cuidado de nossos pacientes.

O diálogo entre os diferentes saberes faz-se ainda mais fundamental quando se trata do diagnóstico e tratamento da DPP, uma vez que é considerada um quadro com etiologias multifatoriais. No período gravídico-puerperal, ocorrem importantes alterações biológicas, a mulher sofre de privação de sono e necessita de rede de apoio, que nem sempre é consistente. Além disso, assumir a maternidade tem efeitos psicológicos decorrentes do surgimento de questões simbólicas da história pessoal de cada mulher. Segundo Frizzo e Piccinini,[1] as demandas psíquicas são muitas e intensas, requerem uma reorganização da sexualidade, da autoimagem corporal, da identidade feminina e do papel social; assim como há o aumento da responsabilidade por se tornar referência nos cuidados de um bebê. Portanto, consideramos esse período, devido à intensa incidência no psiquismo da mulher, um fator de risco para o estabelecimento de alguns quadros psicopatológicos.

Antes de discorrer sobre o diagnóstico de DPP, objetivo desse texto, precisamos considerar que os limites do que se torna patológico em relação às experiências de sofrimento no pós-parto são estreitos entre o fisiológico e o psicológico, sendo importante considerá-los no diagnóstico diferencial*.

---

* Quando falamos de diagnóstico diferencial, incluímos as variações desse quadro, sendo elas, o *baby blues* e, nos casos mais graves, a Psicose Pós-Parto. Com isso, "O *baby blues* ou tristeza materna é considerado uma condição transitória que não se configura como transtorno; acomete em torno de 50% a 85% das mães e pode durar até dez dias após o parto. É caracterizado por um quadro de tristeza, com disforia, choro frequente, ansiedade, irritabilidade e dependência" (Campos e Rodrigues, 2015). E, no caso da Psicose Pós-Parto: "A psicose pós-parto é um quadro mais grave e pouco frequente na população, acometendo 1 em cada 1.000 mulheres. Na maioria das vezes, tem comorbidade com o transtorno bipolar. Ocorre nas primeiras duas semanas após o nascimento do bebê, os sintomas envolvem ansiedade severa, alucinações e delírios; exigem acompanhamento terapêutico e medicamentoso intensivos, além de supervisão por conta da possibilidade de suicídio ou agressões ao bebê" (Campos e Rodrigues, 2015).

As alterações de humor características do puerpério alcançam diferentes níveis relacionados tanto à gravidade e à interferência no organismo como no psiquismo da mulher. Essas variações são congruentes com a enorme tarefa de elaboração psíquica correspondente à maternidade; além disso, tem-se uma queda expressiva nos níveis hormonais imediatamente ao pós-parto, agregando essa condição fisiológica como fator, muitas vezes, desencadeante.

Diante disso, o diagnóstico de DPP traz uma complexidade inerente: se, por um lado, ele pode se apresentar fenomenicamente como um *baby blues* e, por outro, diferenciar-se radicalmente de uma Psicose Pós-Parto, é passível de ser desconsiderado como uma possibilidade diagnóstica. Pois, se aparece, em um primeiro momento, como um sofrimento advindo do puerpério, este pode ser considerado transitório, dificultando a racionalidade diagnóstica e a direção do tratamento nesses casos específicos. É importante salientar que, mesmo diante da dificuldade de ser reconhecida no ambiente hospitalar, a DPP tem, segundo diversos pesquisadores, prevalências gerais entre 10% e 15% das mulheres em países desenvolvidos, podendo alcançar 40% em países em desenvolvimento.[2]

A DPP, segundo a 5ª edição do *Manual diagnóstico e estatístico de transtornos mentais* (DSM-IV, do inglês *Diagnostic and statistical manual of mental discorders*), caracteriza-se como um episódio de depressão maior que ocorre nas 4 primeiras semanas após o parto. Quando surge posteriormente a esse período e, especialmente, ainda no 1º ano do pós-parto, é denominada "depressão materna". A depressão materna compreende alterações no apetite e no sono, crises de choro, desatenção, problemas de concentração, falta de energia e de interesse em atividades antes prazerosas e, em casos mais graves, podem ocorrer ideias de suicídio e sentimentos excessivos de culpa.[3] Podemos acrescentar também a sensação de incapacidade de cuidar do bebê e o desinteresse por ele.[4]

Dada a relevância desse quadro, é importante estarmos atentos à identificação dos indícios específicos desse contexto. O diagnóstico precoce pode ser facilitado quando investigada a história de vida da mulher, os antecedentes psiquiátricos e as condições socioeconômicas, pois estudos têm demonstrado alta correlação entre a DPP e os seguintes fatores de risco: sintomas depressivos durante ou antes da gestação; histórico de transtornos afetivos; dificuldades com fertilidade; dificuldades na gestação; mulheres submetidas à cesariana; primigestas; em situação de carência social. Outros fatores ainda aparecem como relacionais ou vinculados a vivências anteriores, como o caso de mulheres em desarmonia conjugal, que perderam pessoas próximas, que perderam um filho anteriormente ou que o bebê apresenta anomalias.[4]

Sabemos que os sintomas em si não são suficientes para nos auxiliar enquanto psicanalistas na direção do tratamento da depressão, haja vista que existe uma diversidade de quadros que se apresentam de formas distintas e que recebem essa nomenclatura. Segundo Bleichmar,[5] o denominador comum dos quadros de depressão seria que: "Em todas essas condições, se sente como inalcançável algo desejado, pretendido [...] Todos esses indivíduos afetados pela depressão, além das diferenças, sentem que algo se perdeu". Se a perda do objeto libidinal fortemente investido é a condição dos diferentes quadros de depressão, o que ocorre para que uma perda produza a DPP?

Folino[3] levanta a hipótese de que a DPP pode ser compreendida como uma falha no investimento narcísico nos primórdios da vida da mulher, que posteriormente necessitaria direcionar esse investimento para sua própria cria humana. Considerando-se a perda inerente da maternidade, ou seja, a perda de um bebê idealizado para o bebê real, o fator que se daria para que essa perda pudesse ou não produzir a DPP estaria alinhado à hipótese de Folino. Ou seja, para aquelas nas quais houve uma falha no investimento narcísico, a experiência psíquica de perda do objeto idealizado poderá deflagrar uma DPP. A dimensão do vínculo mãe-bebê é, portanto, algo que toca a história própria de cada mulher.

Pensar a Depressão Pós-Parto na UTI neonatal é poder atender aos efeitos do encontro com a prematuridade, a doença, os diagnósticos em aberto, a possibilidade de morte, a imperfeição, que nem mesmo o narcisismo parental é capaz de ocultar; e a uma dificuldade da mãe na sua relação primitiva, nos investimentos libidinais na ascendência de sua linhagem feminina como fatores que favorecem o seu desencadeamento. É preciso, portanto, escutar a conjunção dos fatores na singularidade de cada caso.

Intervenções Possíveis

Conheci Sônia em seu 1º dia de pós-parto. Estava na UTIN, ao lado da incubadora do seu bebê, aguardando o boletim médico. Eu me aproximei e me apresentei como psicóloga do serviço; em seguida, verifiquei com ela qual era seu bebê e combinei de encontrá-la em seu quarto.

Sônia tinha 26 anos, era casada, profissional da saúde e secundigesta. Contou-me de forma organizada e bastante precisa que teve descolamento prematuro de placenta, necessitando realizar um parto de urgência; pôde, inclusive, por meio de seu conhecimento profissional, antecipar possíveis intercorrências da prematuridade. Jorge nasceu de parto normal com 28 semanas de gestação e pesando 870 g. Sônia estava confiante na assistência da equipe e na estrutura hospitalar. Disse que tinha suporte familiar, que seu esposo era presente e parceiro, e que com fé em Deus superariam as dificuldades.

A precisão e a racionalidade com as quais descreveu os fatos, ainda que se tratando de uma profissional da saúde, me surpreenderam, sobretudo quando somadas à postura de fé e de esperança em detrimento da experiência de angústia e de temor. O discurso era estruturado e retilíneo, até o momento em que começou a falar de sua primeira gestação. Seu primogênito tinha 4 anos de idade, "era um garoto saudável, carinhoso, tranquilo". Havia nascido de parto cesária com 28 semanas. Questionei: "28?". Resposta: "28 não! 38 semanas. Uma grande diferença, né?". Consenti com a constatação e, após uma breve pausa, Sônia seguiu falando de João, o filho de 4 anos. Não pôde amamentá-lo por muito tempo, pois a rotina do seu trabalho logo inviabilizou as ordenhas durante o plantão. Havia planejado que, desta vez, seria diferente: Jorge usufruiria da livre demanda das mamadas.

Porém, Jorge não estava lá. O Jorge, que seria amamentado no seio por longo tempo; o Jorge, que deveria ter nascido com 38 semanas; que seria uma criança saudável. Sônia estava de luto. Revisitava seu bebê ideal por meio do filho mais velho. O luto, todavia, se dava de maneira velada, até que, ao longo do 1º mês, sua postura hígida foi cedendo a uma desvitalização crescente. Chamou a atenção da equipe quando, num comunicado de intercorrência, Sônia não esboçou reação. Solicitaram que eu verificasse se ela havia compreendido a situação. Acompanhei-a mais de perto nos dias subsequentes. Seguia *cumprindo* com a rotina de mãe de UTIN, comparecia a todas as ordenhas e aos boletins médicos. No entanto, sentava-se à beira da incubadora, permanecendo ali por horas, como se não tivesse forças para se locomover. Seu olhar parecia vazio e não o direcionava ao bebê. Pontuei para a equipe minhas preocupações acerca dessa comunicação não verbal. Trouxeram-me a observação de que ela era o "tipo de mãe que não dava trabalho", não questionava diagnósticos, nem procedimentos. Parecia bem, pois não expressava ansiedade, nem tristeza; compreenderam, neste momento, após a minha intervenção, que Sônia, ao contrário do que parecia, estava em sofrimento.

Convidei-a para um café a fim de realizar um atendimento em outro ambiente. Sônia recusou minha oferta naquele momento. Disse que gostaria de permanecer ali. No entanto, aceitou o convite para o dia seguinte, mas teve um mal-estar e foi atendida em nosso PS, lugar onde comumente encontramos pedido de ajuda para as urgências psíquicas.

A ida ao PS deu-se pela intervenção da equipe da UTIN. Atenta ao quadro psíquico de Sônia, a equipe passou a acolhê-la em seu desamparo, abrindo espaço para a manifestação de sua dor. Quando foi abordada por uma técnica de enfermagem que perguntou se estava se sentindo bem, pôde falar de um mal-estar físico, quando lhe foi indicada a ida ao PS para verificar a pressão arterial. A oferta veio com a disponibilização de uma cadeira de rodas para o translado. Estava posto o convite para o cuidado.

Fui acionada pela equipe e acompanhei Sônia durante a realização da bateria de exames, inauguramos outro momento do acompanhamento psicológico, em que o processo do luto pelo bebê idealizado cedeu espaço para o trabalho relativo à dinâmica entre ela e sua própria mãe. Ressentia-se da mãe, que não a acompanhou em seu casamento, tampouco em sua primeira gravidez; recordava-se de que enquanto sofria nos primeiros dias de amamentação do seu primeiro filho, a mãe cochilava no sofá. Questionou-se sobre o tipo de mãe que teria tido quando era bebê e temia reproduzir aquilo que começou acreditar ter tido, ou melhor, *não ter tido*. Falou da sua desesperança e do pensamento de que, se morresse, não faria falta a ninguém, nem ao seu bebê, nem à sua mãe.

Sônia foi encaminhada para um psiquiatra, com uma indicação feita pela médica pediatra da UTIN, que era uma das suas referências profissionais. Importante termos uma equipe multidisciplinar – Medicina, Enfermagem, Fisioterapia, Fonoaudiologia, Psicologia etc. – que acompanhe o caso, se possível, por toda a internação, a fim de que faça um bom vínculo capaz de garantir a confiança e a construção de uma narrativa deste período.

A equipe seguia como uma ponte entre a dupla mãe/bebê, fazia leituras sobre o comportamento de Jorge com o intuito de despertar o interesse da mãe. A Enfermagem passou a convidá-la a participar dos cuidados com o bebê. Sônia afirmou não se sentir preparada e, tendo em vista que o marido trabalhava o dia todo, perguntou se haveria possibilidade de sua tia estar presente para que pudesse ajudá-la. Pontuei para a equipe que esta era uma solicitação muito importante, o que estava em jogo era o primeiro movimento de Sônia em direção ao seu bebê, e não poderíamos perdê-lo. Uma UTIN precisa sustentar a possibilidade da construção do vínculo entre pais e filhos, garantindo-lhes acesso uns aos outros e particularizando as necessidades de cada sujeito. Foi com essa visão que flexibilizamos algumas regras e a tia de Sônia pôde estar presente nos cuidados diretos a Jorge. Ao mesmo tempo em que ofertava cuidados ao bebê, embalava sua frágil sobrinha, que reatualizava sua vivência infantil e o apelo de ser resgatada de seu desamparo primitivo.

A psicologia, por sua vez, orientada pela psicanálise, buscou encaminhar o tratamento por meio da nomeação e da ressignificação das experiências e dos afetos referentes à vivência de filiação de Sônia com sua própria mãe. Trabalhou também o resgate de uma *imago* materna (no caso, a tia) que fizesse suplência à mãe ausente, assim como a busca por uma referência de maternidade satisfatória com a qual Sônia pudesse se identificar para que ela própria pudesse exercer a função materna. Concomitantemente às questões acerca do desamparo primitivo, seguiram-se a escuta analítica e as intervenções ao pé da incubadora no eixo referente ao bebê idealizado, possibilitando o trabalho de elaboração do luto e a construção de condições mais favoráveis para a inserção do bebê real na trama familiar. É importante ressaltar que a intervenção com as mães também favorece o desenvolvimento do bebê, dado que compreendemos que a inserção do bebê no universo simbólico e de afeto é o que propicia sua constituição subjetiva.

Passaram-se mais de 3 meses até que Jorge finalmente pudesse ir para casa. Teve sangramento cerebral e retinopatia neonatal, também teve sepse e dificuldade em conseguir desmamar da ventilação mecânica, passou por duas cirurgias e muitas intervenções com fisioterapia e fonoaudiologia. Assim também aconteceu com Sônia que, num trabalho orquestrado entre equipes, recebeu suporte e foi cuidada em sua DPP.

No dia da alta de Jorge, Sônia estava especialmente arrumada, não estava apenas asseada e penteada como manda o figurino. Via-se uma mulher a trilhar com sucesso o caminho tortuoso da construção da sua maternidade. O amor claudicante, a ambivalência, o vazio, a baixa autoestima davam lugar ao desejo pelo seu filho; nosso último abraço foi selado com a fala: "Hoje tenho a certeza de que quero levar meu filho para casa".

BIBLIOGRAFIA

1. Frizzo GB, Piccinini CA. Interação mãe-bebê em contexto de depressão materna: aspectos teóricos e empíricos. Psicologia em Estudo, 2005; 10(1):47-55.
2. Lobato G, Moraes CL, Reichenheim ME. Magnitude da depressão pós-parto no Brasil: uma revisão sistemática. Revista Brasileira de Saúde Materno Infantil, 2011; 11(4): 369-379.
3. Folino CSG. Encontro entre a psicanálise e a pediatria: impactos da depressão puerperal para o desenvolvimento da relação mãe-bebê e do psiquismo infantil. Tese de Doutorado – Universidade de São Paulo, 2008.
4. Iaconelli V. Depressão pós-parto, psicose pós-parto e tristeza materna. Revista Pediatria Moderna, 2005; 41(4):1-6.
5. Bleichmar HB. Depressão: um estudo psicanalítico. Porto Alegre: Artes Médicas, 1983. p. 16.
6. Campos BC, Rodrigues OMPR. Depressão pós-parto materna: crenças, práticas de cuidado e estimulação de bebês no primeiro ano de vida. 2015 Dez; 46(4). Disponível em: http://pepsic.bvsalud.org/scielo.php?script=sci_arttext&pid=S0103-53712015000400009: p. 483-492.

9

O Papel do Psicólogo no Aleitamento Materno

MARIANA BONSAVER

O aleitamento materno é uma importante estratégia natural para a nutrição do recém-nascido, ajudando também a prevenir doenças e auxiliando no desenvolvimento cognitivo e afetivo da criança. O aleitamento materno também contribui para a recuperação pós-parto da mulher, atuando na involução uterina e diminuindo o risco de hemorragia, por exemplo.[1]

De acordo com a Organização Mundial da Saúde (OMS), são recomendados o aleitamento materno exclusivo até o 6º mês de vida da criança e a manutenção deste juntamente com outras formas de alimentação até os 2 anos de idade.[1]

O ato de amamentar é um processo que envolve questões de ordem fisiológica, psicológica, social, cultural, afetiva e socioeconômica, necessitando de um olhar atento para a sua complexidade. Assim, amamentar vai muito além do que somente nutrir a criança.

Ao engravidar ou, até mesmo, antes, quando a mulher começa a se ver como mãe, expectativas e fantasias são criadas quanto a essa experiência. Como será, se tudo será como esperado, se será fácil ou difícil. A mulher constrói essa imagem por intermédio de suas experiências pessoais, de sua relação com a própria figura materna e da experiência de outras pessoas. Atualmente, com a tecnologia e o acesso à informação, a mulher pode se preparar para esse momento ou idealizá-lo, da gestação ao pós-parto, a partir de tais informações e dos relatos de outras mulheres.

Ao construir o papel materno, seja este no âmbito do pensar ser mãe, seja no próprio período gestacional, a mulher começa, também, a imaginar o bebê. Com isso, tanto o "ser mãe" como o bebê passam a ocupar um lugar de existência e de investimento afetivo, o que é fundamental para o estabelecimento de uma relação, de uma interação e de uma comunicação, o que perdura desde antes da concepção até os primeiros anos de vida da criança.

Assim, a amamentação precisa ser entendida também em seu contexto relacional, em sua importância na construção e no desenvolvimento do vínculo mãe-bebê. A relação com a amamentação, positiva ou negativa, pode repercutir na qualidade do desenvolvimento psíquico infantil e também na construção do papel materno. É necessário compreender o contexto familiar e relacional da mulher, bem como sua história de vida e suas expectativas quanto ao maternar e ao amamentar. A amamentação, então, é formada por significados que vão além do biológico.[2] Ao escolher a forma de alimentar o bebê, a mãe expressa a influência de algumas esferas: da sociedade, de sua história pessoal, da família e de sua personalidade.[3]

Diante dos benefícios do aleitamento materno para o desenvolvimento físico e psíquico da criança, muitas vezes ele é imposto pela sociedade como sendo o ideal e o necessário para a díade mãe-bebê. Porém, o ato de amamentar pode ser compreendido como algo maior do que somente oferecer o seio e o leite materno: é um processo relacional de oferecer atenção, afeto e de codificar as necessidades do bebê. Assim, para a criança não importa o tipo de leite que lhe é ofertado, mas sim o cuidado, o consolo e a supressão de suas necessidades psíquicas e relacionais.

Portanto, a amamentação pode ser vista como uma forma de comunicação psíquica entre a mãe e o bebê, na medida em que envolve troca de afetos, contato pele a pele e acolhimento, o que pode minimizar o trauma e a separação ocasionados pelo parto.[3]

Assim, amamentar abrange a troca de olhares, de toques e de sensações entre a mãe e o bebê, além de oferecer alento e diminuir angústias. Dessa forma, a maneira como a mãe segura a criança e dedica-se a ela neste momento, torna-se mais importante em termos psíquicos do que somente oferecer o leite.[4] Essa troca afetiva impacta o desenvolvimento psíquico da criança, visto que a saúde mental de um indivíduo é diretamente influenciada por um ambiente facilitador proporcionado pela mãe (e pela família), ou seja, por um ambiente acolhedor.[5]

As teorias de desenvolvimento emocional ressaltam o termo "seio bom", que pode ser entendido além de questões relacionadas a um processo de amamentação bem-sucedido em aspectos biológicos, mas sim de uma maternidade/paternidade satisfatória.[5] Assim, ao olhar para a experiência da amamentação, é necessário pensar em sua riqueza ao trazer sentido para a criança e para a mãe, independentemente da forma como aconteça.

Uma vez que amamentar envolve sentimentos contraditórios para a mãe, o fato de não haver uma compreensão de tal processo em sua forma individual e em seus significados, sendo imposto à mulher o ato de amamentar no seio, este pode gerar uma experiência conflituosa e de desprazer, o que pode causar um impacto negativo no desenvolvimento psíquico da criança e na díade mãe-bebê. Além disso, sentimentos como inadequação, culpa e fracasso podem influenciar na construção do papel materno.

As atitudes, as fantasias, os sentimentos e as percepções sobre o processo de amamentação dizem respeito à relação da mulher com si própria e com o bebê. O ato de amamentar gera uma fantasia quanto à capacidade materna, ou seja, dificuldades diante da produção de leite ou da pega do bebê podem gerar angústias, sentimentos de inadequação, de não ser uma boa mãe e de não ser capaz de atender às necessidades do bebê. Dessa forma, o processo de amamentar pode causar ansiedade, por ser uma experiência nova e desconhecida, que envolve uma fantasia de sucesso ou fracasso.[3]

De acordo com Winnicott (1994), a mãe tem plena capacidade de cuidar de seu filho e amá-lo, desde que ela também se sinta amada e cuidada. Portanto, é necessário entender as relações ao longo da vida da mulher, bem como a sua relação como filha, para entender facilidades e dificuldades ao amamentar. Existem dificuldades quanto ao processo de amamentação que podem ser relacionadas aos próprios conflitos internos dessa mãe.

Portanto, é fundamental cuidar da saúde física e emocional dessa mãe no período de lactação, já que há influência de tais fatores numa amamentação satisfatória ou não. Uma boa alimentação, uma boa hidratação e períodos de descanso impactam diretamente a produção de leite, assim como o estado emocional. As emoções afetam diretamente a lactação por meio da redução do fluxo sanguíneo para os seios e também mediante a inibição da secreção de hormônios importantes nesse processo. Assim, o estresse, a ansiedade, o medo e a culpa podem gerar queda na produção de leite.[3] Diante de tal diminuição, a mulher pode sentir mais angústia, sentimento de fracasso e de inadequação, diante da interpretação de que seu leite não está sendo suficiente para seu bebê, o que gera um processo de retroalimentação desses sentimentos.

Como dito ao longo do texto, ser mãe envolve uma gama de sentimentos, inclusive contrastes e ambivalências, bem como idealizações, desejos, expectativas e frustrações, o que faz deste um processo complexo. Dessa forma, amamentar envolve aspectos interpessoais e subjetivos, além de exigir empenho físico e afetivo, necessitando de uma rede de apoio adequada para a compreensão e suporte dessa mãe.[2]

É comum, enquanto movimento social e cultural, que haja um olhar para a mulher que recentemente teve um filho, com cuidado e zelo, mas também com opiniões e críticas. As pessoas, com frequência, relatam suas experiências nos cuidados com o bebê e com a amamentação, dizendo o que acham, julgando que é certo ou errado nesse período, ou ainda a forma como a mãe está cuidando de seu bebê. Dessa forma, abre-se espaço para o sentimento de medo, culpa e fracasso, o que pode comprometer o processo individual da amamentação e interferir na relação mãe-bebê, ao gerar angústia e fantasias de inadequação. Assim, as pessoas que estarão próximas da mulher, nesse período, terão um papel determinante no sucesso ou não da amamentação.[6]

O período pós-parto é um momento delicado na vida da mulher, por ser um período de intensas transformações físicas, emocionais e sociais. É fundamental a criação de uma rede de apoio. Esta deve ser constituída de profissionais da saúde e de pessoas de referência para a mulher (companheiro (a), demais familiares ou outras pessoas significativas).

O apoio pode ser prestado de várias formas, por exemplo, a ajuda nos afazeres domésticos, nos cuidados com os outros filhos, nos cuidados com o bebê, no suporte emocional, no apoio financeiro, nos cuidados com a alimentação da puérpera, entre outros.[6]

O aleitamento materno será bem-sucedido se acontecer com acolhimento, informação adequada e compreensão, de forma a trazer segurança para a mulher. Assim, uma rede de apoio adequada empoderará e valorizará essa mãe em suas escolhas, em suas decisões e na sua capacidade materna. Além disso, uma rede de apoio que forneça compreensão e afetos positivos será fundamental para a proteção da saúde mental dessa mulher, o que também impacta uma relação mãe-bebê satisfatória.[6]

Um profissional da saúde deverá olhar para as particularidades, para o subjetivo e para o contexto da mulher, identificando suas facilidades e dificuldades no processo de amamentar, bem como observar suas fantasias, medos e angústias, levando em consideração os aspectos biopsicossociais desse processo.

No acompanhamento pré-natal, é fundamental incluir a rede de apoio da mulher, de forma a fornecer informações adequadas sobre o processo de amamentação, sobre formas de suporte e sobre a influência de fatores emocionais, para instrumentalizar essas pessoas de referência em relação aos cuidados com a mulher nesse período. É necessário fornecer informações sobre todo o processo de puerpério, não só em relação à amamentação, para que haja uma compreensão adequada sobre a complexidade desse momento.

Assim como cada especialista na área da saúde terá o seu papel na divulgação de informação e na compreensão da amamentação, o psicólogo tem uma função de extrema importância. Como a Psicologia é a ciência da subjetividade, o campo de estudo da Perinatologia é bem vasto para olhar as questões psíquicas e inter-relacionais referentes a esse momento da vida da mulher e dessa nova família.

Sendo a subjetividade construída e entendida por intermédio das experiências do mundo externo e interno do sujeito, de crenças, significados e emoções, ela necessita de um olhar em todos os momentos importantes da vida do indivíduo. Assim, o papel do psicólogo será o de olhar e compreender questões subjetivas envolvidas no ato de amamentar, pois muitas dificuldades podem estar no âmbito do inconsciente.

Como já citado anteriormente, o aleitamento materno vai muito além da perspectiva biológica, sendo compreendido também em seu aspecto psicológico. Portanto, é necessário compreender o mundo interno dessa mãe, suas experiências de vida, sua relação com a figura materna, suas expectativas e fantasias em relação ao seu próprio papel materno, seus afetos e crenças, seu conhecimento sobre o aleitamento materno, sua decisão quanto a amamentar no seio ou não, sua rede de apoio e suas condições sociais.

O psicólogo entenderá junto a essa mulher todos os sentimentos, expectativas e crenças sobre o puerpério e sobre a amamentação, validando a ambivalência de sentimentos envolvidos no processo de se tornar mãe. Assim, o psicólogo poderá atuar de forma a diminuir um possível sofrimento psíquico envolvido nesse processo, buscando estratégias adequadas para ressignificá-lo, fortalecendo a capacidade materna e cuidando para estabelecer uma relação mãe-bebê saudável do ponto de vista psíquico.

BIBLIOGRAFIA

1. Lima MJRT. Aleitamento materno: Estudo de prevalência e duração na área de influência do centro de saúde de Belmonte. Portugal. Dissertação [Mestrado em Medicina]. Faculdade de Ciências da Saúde da Universidade da Beira Interior, 2010.
2. Sampaio MA, Falbo AR, Camarotti MC, Vasconcelos MGL, Echeverria A, Lima G, et al. Psicodinâmica interativa mãe-criança e desmame. Psic Teor Pesq, 2010; 26(4):707-15.
3. Maldonado MTP. Psicologia da gravidez: parto e puerpério. 2ª ed. Petrópolis: Vozes, 1976. 118 p.
4. Ferrari AG, Cherer EQ, Piccinini CA. Aspectos subjetivos da amamentação e desmame: evidências em três casos. Psic Teor Pesq, 2017; 33:1-8.
5. Winnicott DW. Os bebês e suas mães. São Paulo: Martins Fontes; 1994. 98 p.
6. Peres JF, Carvalho ARS, Viera CS, Linares AM, Christoffel MM, Toso BRGO. Qualidade da relação da gestante com as pessoas próximas e o aleitamento materno. Esc Anna Nery, 2021; 25(2):1-7.

10

A Criança "Não Perfeita"

PATRICIA KRIGER

Fibrose Cística, Síndrome de Down, Hidrocefalia, Síndrome de Tay Sachs, Insuficiência Cardíaca Congestiva, Enterocolite Necrosante, Câncer, Síndrome do Miado do Gato. Esses nomes e muitos outros estão afixados em portas que dão passagem para um "Universo Paralelo". Assim falou a mãe de um menino de 3 anos no primeiro encontro com a psicóloga, no qual se deu início ao acompanhamento psicológico de ambos. Esta mãe, junto com seu filho, passou pela porta da Distrofia Muscular de Duchenne. Outra mãe, de uma menina de 5 anos, explicou que, ao passar pela porta da Encefalopatia Crônica não Degenerativa (ECNE), descobriu que existe um buraco sem fundo. Relatos de outras pessoas que conhecem o Universo Paralelo, "que o solo pode ser comparado à areia movediça e que lá existem muitos abismos e muita escuridão". Essas metáforas são usadas por pacientes e familiares na tentativa de se sentirem compreendidos por aqueles que não conhecem o Universo Paralelo, ou seja, o universo da doença, da deficiência, do distúrbio, da síndrome, do transtorno, da patologia, da enfermidade.

Qualquer ser humano, em qualquer fase do desenvolvimento, pode ser obrigado a conhecer o Universo Paralelo, seja através da porta de um diagnóstico ou através da porta que se abre após um acidente. São tantas as portas que levam a esse local, em um primeiro momento inóspito, que não seria possível enumerá-las aqui. Algumas portas são bastante conhecidas, outras são raríssimas; muitas vezes, os nomes afixados a essas portas estão em língua estrangeira ou em siglas.

Alguns seres humanos não são obrigados a passar por elas; eles *escolhem* estar no Universo Paralelo. São os que compõem as equipes de segurança, limpeza, manutenção, administração e voluntariado de um hospital, além de, obviamente os profissionais da área da saúde – psicólogos, nutricionistas, assistentes sociais, fisioterapeutas, fonoaudiólogos, enfermeiros (técnicos e auxiliares também), terapeutas ocupacionais, farmacêuticos e os médicos –, a chamada equipe multiprofissional. Esses profissionais são tão múltiplos quanto os múltiplos universos que podem existir. Esses seres humanos que escolhem transitar pelo Universo Paralelo são aqueles que tentam deixar o solo mais firme, trabalham para aplainar os abismos, insistem em acender luzes e alguns conseguem até colocar trampolins no fundo dos buracos. Pegam pelas mãos aqueles que foram lançados a este lugar, tentando deixar menos assustador o Universo Paralelo. Esforçam-se muito para mostrar que este pode ser um lugar bom e belo. Aquela mãe que passou pela porta da Distrofia Muscular de Duchenne disse que conhecer esse Universo foi a melhor coisa que aconteceu em sua vida.

A pessoa que *escolhe* passar por uma dessas portas e conhecer o Universo Paralelo já deve ter parado para pensar sobre sua escolha. Talvez apenas tenha acreditado em um futuro profissional e em uma boa remuneração, ou ainda que poderia salvar vidas. Será que tem histórico na sua família de pessoas que viveram ou vivem no Universo Paralelo? Foi influenciado/pressionado pela sua família a seguir a profissão de seus pais, que escolheram estar lá? Ou há outra motivação que o levou a um lugar frio, desagradável, adverso, difícil e, ao mesmo tempo, bom e belo?

Se esse profissional foi lançado a esse Universo Paralelo ou escolheu conhecê-lo, deve participar da reflexão sobre a criança que vive lá. A porta para esse lugar diferente pode ter sido aberta ainda durante o período de gestação ou logo após o parto e, assim, a criança nasce no Universo Paralelo. Outra possibilidade ocorre quando a porta se abre em algum momento durante o desenvolvimento infantil. Em todos os casos, a criança passa pela porta sempre acompanhada de outros seres humanos: de seus pais ou de alguém que exerce a função materna e/ou paterna, às vezes acompanhada de seus irmãos e de outros familiares. Essa criança é considerada pela sociedade como uma criança "não perfeita".

Precisamos das metáforas, mas também da linguagem técnica para entender o Universo Paralelo, ou seja, as condições de adoecimento e de deficiência.

O significado de perfeição no dicionário da língua portuguesa Michaelis (1998)[1] está detalhado como "excelência; de teor elevado, supremo; sem defeitos, falhas; o mais elevado grau de exatidão. Justeza; alto nível de virtude, correção moral, perfeição de caráter. Algo ou alguém que não erra, sem defeito". Então, o julgamento se a criança nasce "perfeita" ou "não perfeita" recai sobre suas falhas e defeitos de natureza física e, no curso do seu desenvolvimento, esse mesmo julgamento se estende para os impedimentos de natureza mental, intelectual ou sensorial. Portanto, classificar uma criança como "não perfeita" se dá na comparação com um padrão ideal do humano. A criança é considerada "não perfeita" e é empurrada ao Universo Paralelo, não pela essência do seu corpo, mas pelo olhar do outro que a desqualifica.

Quando a abjeção atinge a cor ou o gênero das pessoas, chamamos de "racismo" e "sexismo". Quando a abjeção recai sobre uma condição de deficiência, chamamos de "capacitismo". A recusa da igualdade àqueles que escapam ao padrão ideal do humano é a essência da discriminação. Não sabemos como descrever a discriminação sofrida pelas pessoas com deficiência, por isso recorremos a um termo composto – "discriminação por motivo de deficiência". Imagine se usarmos expressão parecida para o racismo: "discriminação sofrida por motivo de cor da pele".[2,3] Portanto, brancos, negros, mulheres e homens, crianças deste ou do outro lado da porta, somos todos "não perfeitos".

O conceito em evolução de pessoas com deficiência é: "aquelas que têm impedimentos de longo prazo de natureza física, mental, intelectual ou sensorial, os quais, em interação com diversas barreiras, podem obstruir sua participação plena e efetiva na sociedade em igualdade de condições com as demais pessoas". Se no Universo Paralelo há buracos e abismos, nesse contexto temos barreiras de comunicação e atitudinais. A sensação de estar em um Universo Paralelo é agravada ou atenuada de acordo com os recursos de enfrentamento e de acordo com o meio no qual a pessoa com doença ou deficiência está inserida, sendo essa sensação quase nula quando o entorno for totalmente acessível.

A criança com ou sem doença ou deficiência está inserida, primeiramente, no meio familiar. Ainda antes de seu nascimento concreto, ela existe na mente de seus pais. O lugar da criança na família é determinado pelas expectativas que os progenitores têm sobre ela, portanto a criança chega ao mundo em um lugar já demarcado pelo desejo dos pais.[4] Esse desejo de ser mãe e pai é construído social e culturalmente. Pode-se dizer, então, que o bebê preexiste ao nascimento, ele já existe no imaginário dos pais. Por essa razão, trata-se de um bebê idealizado.[5] Nessa idealização, não há espaço para aventar a possibilidade de o bebê nascer no Universo Paralelo, não há espaço para imaginar um bebê doente. Mesmo os pais que já sabem, durante a gestação, qual porta se abrirá para o outro Universo, apresentam certo atordoamento logo após o nascimento e a necessidade de internação de seus filhos. Muitos pais desejam que tudo que estão passando seja apenas um pesadelo e que acordem com seus bebês com a saúde plena, e não no Universo Paralelo. Então, os pais projetam uma criança em suas mentes e, desde o princípio da gravidez, fantasiam sobre o sexo do bebê, seu desempenho na escola, sua carreira e a orientação sexual que terá. Diante disso, novamente, toda criança é "não perfeita", não há filho que alcance todas as expectativas e os ideais dos pais. Ainda, a realidade do nascimento de uma criança com uma malformação, uma enfermidade, uma deficiência é tão diferente da realidade idealizada pelos pais que, por esse motivo, eles se sentem no Universo Paralelo – um local distante, inimaginável, um universo de equipamentos médicos, máquinas e dispositivos nunca antes vistos, barulhos e palavras nunca antes escutados, cheiros nunca antes percebidos e, ainda, pensamentos e sentimentos nunca antes experimentados. A passagem para esse lugar distante dos sonhos se dá por intermédio de um processo de adaptação, trata-se do processo de luto pelo filho "perfeito".

Vários sentimentos vivenciados pelos pais, lançados ao Universo Paralelo, podem ser descritos como o sentimento de culpa pelo possível sofrimento do filho, a impossibilidade de sentir-se mãe ou pai, a angústia de separação quando o bebê ainda está hospitalizado, a raiva deslocada para a equipe, a cobrança de familiares e da equipe do hospital para que sejam sempre fortes, a solidão e as dúvidas quanto ao diagnóstico e à gravidade da doença.[6] Outras reações emocionais são esperadas de quem passa por alguma dessas portas como medo, fúria e indignação; perturbação, confusão e atordoamento; questionamentos em relação à fé e à religião; tristeza, abandono e mágoa; sentimentos de incerteza e ódio; ansiedade, nojo e inveja, mas também podem se esperar alegria, empatia, compaixão, orgulho e amor.

Ferrari et al. (2010)[7] descrevem alguns momentos vivenciados por pais de bebês que nasceram com alguma anomalia. O choque é a reação esperada no primeiro momento, no qual o nível de angústia é muito exacerbado. Nesse momento, as informações transmitidas pelas equipes podem não ser compreendidas de maneira adequada. Em outro momento, espera-se a negação da realidade. Em um atendimento na Unidade de Tratamento Intensivo Neonatal (UTIN), um médico residente deu a notícia difícil para uma mãe de que sua filha, que nasceu de 29 semanas, apresentava os seguintes diagnósticos: anóxia neonatal grave; encefalopatia multicística; e fratura no úmero. O médico disse ainda que o prognóstico estava fechado. Diante de uma avalanche de informações, espera-se uma avalanche de sentimentos e, então, a mãe perguntou: "Que horas minha filha vai mamar?". O nível de angústia da mãe era tão grande, que a própria equipe de saúde ficou contaminada, não sabendo lidar com ela. O médico, após olhar para a psicóloga, incrédulo com a reação da mãe, confessou seus sentimentos de raiva por ela. Orientado pelo profissional de psicologia sobre a recorrência daquela conduta naquele ambiente em que o médico atuava há pouco tempo, ele pôde identificar suas angústias e, assim, ressignificar seu sentimento de raiva após a pergunta da mãe.

O nascimento da criança prematura ou com malformação é uma experiência psíquica bastante complexa e difícil. Em geral, essas situações de crise estão associadas a um "susto", uma não preparação do aparelho mental para receber a quantidade de emoção mobilizada pelo acontecimento. O psiquismo é "pego de surpresa", no sentido de não haver pensamento ou representação associada ao acontecimento.[8] Em outro momento (e estes momentos não são subsequentes), quando o contato com a realidade do diagnóstico acontece, evidencia-se, muitas vezes, um período de indignação e revolta. Em algum momento, os sentimentos de resignação e aceitação aparecem e a depressão reativa é compreensível e natural dentro desse processo de vivência e de elaboração do luto pelo filho tão diferente do filho idealizado. Com o passar do tempo, a depender de cada sujeito – sua história de vida, sua personalidade, sua rede de apoio –, elaboram-se os eventos traumáticos e o psiquismo reorganiza-se.[9] Assim, alguns pais vão se desligando do seu bebê ideal para aceitar, paulatinamente, o seu bebê real.

Os planos de futuro para essa criança são abandonados e a experiência de parentalidade deve ser ressignificada, mas os pais precisam das equipes para isso, formadas por aqueles que escolhem estar no Universo Paralelo.

Face ao traumatismo causado pelo recebimento de um diagnóstico difícil (trauma ao passar pela porta para o Universo Paralelo), Mathelin

(1999)[10] explica que será necessário que se dê uma simbolização, ou seja, será necessário o trabalho mental dos pais no qual possam imaginar este bebê. Nesse primeiro período de adaptação a essa realidade, cada ser humano reage de maneiras muito singulares. Frente a cada situação, é preciso considerar o potencial psíquico dos genitores e dos demais familiares para lidar com o diagnóstico, ou seja, cada ser humano tem uma série de recursos de enfrentamento e mecanismos para lidar com as condições da vida. Esse processo de luto é um processo de construção de significados e de revisão da identidade. É um processo de descoberta de vulnerabilidades, mas também de descoberta de forças (recursos).

Há pessoas que acionam a fé como recurso de enfrentamento, por exemplo, uma adolescente com 14 anos, diagnosticada com câncer. Ela disse: "Deus dá carga apenas para aqueles que podem carregar, se Ele me escolheu, Ele sabe que dou conta".

Há aqueles que buscam todas as informações possíveis para entrar em contato com a nova e dura realidade, verificam todos os resultados de exames, parâmetros, prescrições médicas e questionam as condutas de cada integrante da equipe. Esse comportamento, muitas vezes, irrompe sentimentos de irritação em alguns profissionais, os quais se sentem avaliados, julgados e ameaçados; porém, esse recurso de enfrentamento faz parte do processo de adaptação ao Universo Paralelo, uma tentativa de retomar algum controle diante de uma vida nova, diante do desconhecido. Durante o acompanhamento psicológico da madrinha de uma menina de 2 anos, com diagnóstico de fibrose cística, ela explicou o diagnóstico, tratamento e prognóstico como se tivesse graduação em medicina e especialização em pediatria e pneumologia pediátrica.

Outro importante recurso de enfrentamento é a busca pela rede de apoio, seja criando, seja aderindo a uma comunidade de pessoas que passaram pela mesma porta, como as associações, Organizações Não Governamentais (ONG) e grupos de apoio específicos de cada condição. A rede de apoio pode ser composta pela família, mas nem sempre é. A família é o primeiro grupo no qual o indivíduo é inserido, é uma unidade social significativa, interdependente, inserida na sociedade mais ampla; assim, ao se abrir a porta para o Universo Paralelo, a criança é lançada para lá junto com sua família que constitui ou não uma rede de apoio, a depender da história de cada familiar, das situações de conflito atravessadas anteriormente; do sistema de crenças, da capacidade de enfrentar situações de mudança, do nível de expectativas, da capacidade de comunicação do grupo familiar, do nível cultural e socioeconômico da família, da capacidade da família de se relacionar com os outros e de buscar ajuda e da possibilidade de que a família esteja enfrentando outra crise simultânea à do nascimento da criança doente.[11]

Fiamenghi (2003),[11] citando Buscaglia (1997), destaca que a presença de uma criança doente/deficiente exige que o sistema se organize para atender as necessidades excepcionais. Esse processo de reorganização familiar pode durar dias, meses ou anos e mudar o estilo de vida da família, seus valores e papéis. Portanto, o impacto não fica limitado ao momento imediato da descoberta do problema (ao passar pela porta), essas famílias podem se sentir fragilizadas ao longo do ciclo familiar e esse processo de adaptação à realidade diferente – seja ela decorrente de distúrbio grave de desenvolvimento, seja da limitação de sentidos ou de deficiência mental do seu filho – pode se estender ao longo de toda a vida.[12] Ainda, segundo Fiamenghi e Messa (2001), a família passa por um processo de superação até que aceite a criança com deficiência e institua um ambiente familiar propício para sua inclusão. É um processo de compreensão, adaptações e convivência com a nova realidade e, assim, alcançar um novo estado de equilíbrio na família com uma criança com uma doença ou deficiência. Cada membro "não perfeito" de cada família "não perfeita" passará pelo processo de se vincular com a criança "não perfeita", a criança real e não ideal.

Diante do exposto, além de se pensar no Universo em que se vive e no Universo Paralelo da doença, da deficiência, do distúrbio, da síndrome, do transtorno, da patologia, da enfermidade, pode-se dizer que, em 2021, há 7.860.849.240 universos/seres humanos. Nesse caso, será que são Universos Paralelos? Por intermédio do conceito de compaixão, mais especificamente, de um de seus componentes – a humanidade compartilhada –, a psicóloga e pesquisadora Kristin (2015)[12] explica que todos os seres humanos (universos) são interdependentes e interligados no sentido de que todo ser humano sofre, é mortal, vulnerável e *imperfeito*. Então todo bebê nasce "não perfeito" (não ideal). Toda criança é "não perfeita".

O profissional de saúde também sofre, é mortal, vulnerável e "não perfeito". Entendendo que todo ser humano tem esses aspectos em comum, em algum nível, a humanidade é compartilhada.

Afirmou o psiquiatra suíço Carl Jung: "Conheça todas as teorias, domine todas as técnicas, mas ao tocar uma alma humana, seja apenas outra alma humana". Portanto, o profissional da área da saúde pode se conectar em sua humanidade compartilhada com os usuários dos serviços de saúde para oferecer o seu melhor – um para o outro.

O trabalho dos profissionais da área da saúde é tecer teias que interconectem os universos/seres humanos, formando redes de apoios e proteção, além de não deixar que nenhum universo/ser humano se sinta à margem (em paralelo). Esses profissionais trabalham em hospitais ou com aqueles que frequentam os hospitais. O substantivo "hospital" significa estabelecimento para internação e tratamento de doentes ou de feridos. O adjetivo "hospitaleiro" qualifica aqueles que agem com hospitalidade, benevolência. O nome tem origem no latim *hospitale,* relativo a hóspede. Os integrantes das equipes de saúde precisam, primeiro, conhecer e cuidar do seu universo e, só então, abrir a porta para que seu paciente se hospede, além de entrar no universo de seu paciente com humildade e ter vontade de lá se hospedar, ou seja, caminhar junto com toda a teoria, técnica e com sua biografia, na "não perfeição", com o objetivo de fazer o cuidado circular. O profissional da psicologia se propõe a conhecer os demais universos, inclusive trabalha na interconexão dos universos mediante os conceitos de transferência e contratransferência. Na área da saúde, é o profissional que está atento para todos os universos interconectados: da pessoa doente, de seus familiares e das equipes de cuidados (tecnicamente, o psicólogo hospitalar cuida deste tripé: pessoa doente, família e equipe). É o profissional que identifica os aspectos mentais e emocionais que possam interferir na adaptação do paciente ao período de hospitalização e na sua recuperação, na inclusão da pessoa com doença ou deficiência no seio familiar e social, contribuindo para a promoção de saúde e de qualidade de vida em todos os âmbitos da vida deste ser humano, de seus familiares e dos profissionais que se encarregam do cuidado.

Observa-se, na organização psíquica, a elaboração do luto pelo filho "não perfeito"; na organização familiar e social, a luta pela inclusão da criança "não perfeita"; na organização institucional da área da saúde, o compartilhar da humanidade "não perfeita".

Observa-se como o nascimento da criança "não perfeita" em uma família "não perfeita", cuidada por profissionais "não perfeitos", impacta a vida de todos os que se interconectam com esta criança.

Observa-se que se faz necessário conhecer e entender o máximo possível o universo da doença, da deficiência, do distúrbio, da síndrome, do transtorno, da patologia, da enfermidade, porém, mais necessário ainda, é conhecer o próprio universo e conectar-se com o universo do ser humano doente, o qual não se resume à sua história de adoecimento.

Conclui-se que o nascimento da criança "não perfeita" é uma vivência que compreende aspectos negativos e também positivos, e que, com a interconexão dos universos envolvidos, há possibilidades de ressignificações para o desenvolvimento, fortalecimento e maturidade da criança e de seus vínculos.

BIBLIOGRAFIA

1. Michaelis. Moderno dicionário da língua portuguesa. Dicionários Michaelis. São Paulo: Melhoramentos, 1998. 2259 p.
2. Diniz D. O que é deficiência. São Paulo: Brasiliense, 2007.
3. Diniz D, Barbosa L. Pessoas com deficiência e direitos humanos no Brasil. In: Venturini G (ed). Direitos humanos: percepções da opinião pública: análises de pesquisa nacional. Secretaria Especial de Direitos Humanos da Presidência da República, Brasília [online], 2010. p. 201-218. Disponível em: http://www.dhnet.org.br/dados/livros/dh/pesquisa_sedh_percepcoes_dh_op.pdf.
4. Moreira MELM, Braga NA, Morch, DS. Quando a vida começa diferente: o bebê e sua família na UTI neonatal. Fiocruz, 2003. 191 p.
5. Ferrari S, Zaher VL, Gonçalves MJ. O nascimento de um bebê prematuro ou deficiente: questões de bioética na comunicação do diagnóstico. Revista de Psicologia USP [online], 2010; 21. Disponível em: https://www.scielo.br/j/pusp/a/DKgfrhyXCZMrCHLQTwFmwhm/?lang=pt&format=pdf.
6. Assis MBAC. Conversa como fonte de saúde. In: Palestra FMUSP. Programa de Tutoria, 2007.
7. Gomes AG, Piccinini CA. Malformação no bebê e maternidade: aspectos teóricos e clínicos. Psicologia Clínica [Internet], 2010; 22(1):15-38. Disponível em: https://www.scielo.br/j/pc/a/Jy6FkYfz6F33SCV4wq8t95t/?format=pdf&lang=pt.
8. Mathelin C. O sorriso da Gioconda: clínica psicanalítica com os bebês prematuros. Companhia de Freud, 1999. 160 p.
9. Fiamenghi Jr GA, Messa AA. Pais, filhos e deficiência: estudos sobre as relações familiares. Psicologia: Ciência e Profissão [online], 2007; 27:236-245. Disponível em: https://www.scielo.br/j/pcp/a/G88Kn76nWhwGZrCddBgkTMF/?format=pdf&lang=pt.
10. Sprovieri MHS. Família e deficiência. In: Assumpção Jr FB, Tardivo LSP (coords). Psicologia do excepcional – Deficiência física, mental e sensorial. São Paulo: Guanabara Koogan, 2008. p.69-79.
11. Kristin N. Self-Compassion: The Proven Power of Being Kind to Yourself. New York: William Morrow, 2015.

11

Cuidados Paliativos em Neonatologia

PATRÍCIA LEBENSOLD MEKLER

ROBERTA GOMES MORETTO POLONIO

Tratando-se de cuidar, as possibilidades sempre existirão, e cuidar é o grande objetivo do profissional que se dedica a trabalhar com o ser humano em suas diferentes fases do ciclo vital. Pensando em neonatologia, algumas especificidades precisam ser levadas em consideração, mas os cuidados são sempre possíveis.

O período neonatal compreende os primeiros 27 dias a partir do nascimento, fase de muita vulnerabilidade para a saúde do bebê por seus riscos biológicos, ambientais, sociais e culturais. Esse período é responsável por 60% a 70% dos óbitos nas últimas décadas.[1]

Os avanços tecnológicos têm possibilitado o aumento da sobrevida de bebês prematuros extremos e/ou com patologias graves, muitas vezes diagnosticadas ainda no período gestacional.

A Unidade de Terapia Intensiva (UTI) é o ambiente em que esses recém-nascidos recebem os cuidados necessários e o local onde as equipes trabalham para evitar a morte dos bebês, o que, em algumas situações, não será possível e, em casos de sobrevida, não se diminuem as sequelas graves.

É preciso respeitar o sujeito em seus benefícios e autonomia ainda que se trate de indivíduos que não podem se expressar, mas que têm, em seus responsáveis legais, o direito e o dever de participar das decisões, lembrando que, em alguns casos, a decisão de limitar cuidados não é de responsabilidade absoluta dos pais, mas sim resulta da coparticipação das equipes multiprofissionais e familiares.[2]

De acordo com o Instituto Nacional do Câncer (INCA), a Organização Mundial de Saúde (OMS) apresentou, inicialmente em 1998, uma definição específica para cuidados paliativos na pediatria, estabelecendo-os como cuidados ativos e totais prestados à criança, no contexto de seu corpo, mente e espírito, bem como o suporte oferecido para toda a sua família. Ainda segundo a OMS, os cuidados devem ser iniciados logo que a doença crônica é diagnosticada, devendo acompanhar o tratamento curativo.[3]

O nascimento de um filho é, em geral, celebrado por toda a família, desde a descoberta da gestação, as projeções para esse filho são feitas a curto e a longo prazo por esses pais. As mudanças biopsicossociais trazem novas expectativas e sonhos tanto para os pais como para todos os familiares desse novo membro da família. Freud, no texto *Sobre o narcisismo, uma introdução*, aborda *"a sua majestade, o bebê"* para explicar o investimento libidinal dos pais nos seus filhos.[4]

Após o nascimento do filho, os pais precisam se desprender do filho sonhado para alcançar o filho real e, nesse contexto, a equipe de cuidados paliativos tem um papel importante para favorecer que os pais possam valorizar cada detalhe da vida. O paliativista, de fato, não trabalha com a morte, e sim com a vida, enquanto ela for possível.

Considera-se difícil falar de morte em um contexto de nascimento, o que é doloroso também para a equipe que tem como premissa salvar vidas, porém é preciso ter como objetivo principal o que diz a famosa frase de Hipócrates: ***Curar*** *quando possível;* ***aliviar*** *quando necessário;* ***consolar*** *sempre.*

Abordagens médicas invasivas ainda fazem parte do cuidado de crianças com doenças progressivas, sem possibilidade de cura ou até próximas ao óbito. Reconhecer o processo de morte é uma das tarefas mais difíceis em medicina e é estar diante da morte do bebê e da morte dos sonhos, planos, expectativa dos pais.

Cada bebê tem a sua história é preciso cuidar bem dela; quando não há cura, os tratamentos invasivos e dolorosos são suspendidos e o cuidado é estendido para a família e o luto.[3]

"Quando seus pais morrem, você perde seu passado;
Quando seus filhos morrem, você perde seu futuro."
(Walsh & McGoldrick, 1998, p. 63)[5]

Cuidado Paliativo – Definição

Com os horrores da Segunda Guerra Mundial, deu-se início à priorização do cuidar dos enfermos levando-se em conta a tentativa de acolher e aliviar o sofrimento. O termo "cuidado" quer dizer "ter preocupação", "respeitar", "considerar"; por si só, ele já nos responde que cuidar se faz sempre possível mesmo quando, para a medicina, não há possibilidades de cura. Portanto, *sempre há o que se fazer.*[2]

O termo "paliativo" deriva de *pallium,* nome dado a uma espécie de manto que protegia reis e autoridades; desse modo, pode-se dizer que corresponde a algo que cobre e protege uma pessoa considerada de grande valor e dignidade. No âmbito médico, trata-se de uma abordagem proativa destinada a reduzir o sofrimento dos pacientes e melhorar sua qualidade de vida.[2]

Segundo o *Manual de Cuidados Paliativos*, do Ministério da Saúde (2020), as doenças ameaçadoras da vida, com ou sem possibilidade de reversão ou cura, necessitam de um olhar amplo e complexo em que o interesse seja pela totalidade da vida do paciente com respeito ao seu sofrimento e ao de seus familiares.[6]

> *O cuidado paliativo é a abordagem que visa a promoção da qualidade de vida de pacientes e seus familiares por meio da avaliação precoce e do controle de sintomas físicos.*[6]

Tratando-se de neonatologia, falar da possibilidade de perda e de morte é muito complexo psiquicamente, pois o natural seria nascer, crescer, envelhecer e morrer.

O contexto de nascimento parece estar cindido do contexto da morte, mas a realidade que se vê não é essa. A morte física acontece no contexto do nascimento, assim como acontece a morte dos sonhos, a morte dos papéis que seriam desempenhados pelos familiares do neonato.

E ainda é um desafio para a equipe assistencial que trabalha com essa demanda, pois existem muitas crenças relacionadas ao morrer e ao que se pode fazer quando a medicina mais nada pode fazer. É nesse contexto que se torna necessário valer-se das possibilidades diante daquilo que parece impossível.

Alguns anos atuando em Unidade de Tratamento Intensivo Neonatal (UTIN), foi possível perceber e entender que tanto a gestação como o nascimento fazem parte de um mundo de fantasias e projeções e não há nada garantido, ainda que o pré-natal esteja ocorrendo da forma adequada e sem nenhuma intercorrência. Os sentimentos oscilam assim como oscilam batimentos cardíacos de um prematuro de 26 semanas, assim como oscila a saturação de um recém-nascido que estava pronto para nascer e tudo corria bem até que haja uma intercorrência no momento do parto e o bebê tenha uma asfixia grave, por exemplo.

E, diante de todas essas vicissitudes, diante do nascer em situações específicas, o trabalho da equipe de cuidados paliativos se faz imprescindível no cuidado com o bebê e com sua família, agregando cuidado, acolhimento e compreensão a todos que participam da vida desse recém-nascido.

"Ao cuidar de uma doença, você pode ganhar ou perder.
Ao cuidar de uma pessoa, você sempre ganha."
(Hunter Doherty. Patch Adams)

Na abordagem de tema tão importante, trazer a prática à teoria pode acrescentar uma premissa – o cuidar do paciente, e não só de sua doença. Nesse contexto, apresenta-se um caso atendido pela equipe de cuidados paliativos de um hospital privado na cidade de São Paulo no ano de 2019.

Relato de caso

*As iniciais do recém-nascido, dos pais e demais participantes do cuidado foram trocadas para evitar quaisquer identificações.

L., a gestante, entra pelo pronto-atendimento do hospital em trabalho de parto, com contrações, mas ainda sem dilatação. A gestação ocorrera de forma tranquila, sem nenhum risco aparente. A., a bebê, foi planejada e muito desejada pela mãe, pelo pai, pelas irmãs (com idades entre 8 e 10 anos), assim como estava sendo esperada pelos familiares maternos, paternos e amigos.

L. preparou-se durante a gestação para um parto normal, humanizado, para que a filha viesse ao mundo em condições planejadas durante toda a gestação.

Após algumas horas de trabalho de parto e com a monitorização adequada para a mãe e para a bebê, notou-se que A. estava em sofrimento fetal, e foi necessária uma cesárea de emergência. Nesse momento, já se apresenta para a mãe uma quebra de expectativas gerando frustração e culpa.

A. nasceu com 3.500 g, asfixia perinatal grave, teve parada cardiorrespiratória por 10 minutos ao nascimento. Foram realizados todos os procedimentos iniciais, ainda em sala de parto, pela equipe de neonatologistas, e a criança foi cuidadosamente encaminhada para a UTIN.

Em casos de asfixia, alguns serviços utilizam o protocolo de hipotermia. A. ficou cerca de 72 horas no protocolo de hipotermia e, após retirado esse cuidado, exames foram realizados para verificar as condições clínicas da bebê.

A partir desse momento, antes mesmo de ter conhecimento do real prognóstico, a equipe de cuidados paliativos do serviço foi solicitada. A médica paliativista e a psicóloga realizaram, inicialmente, uma discussão do caso com a equipe médica neonatologista para conhecer o quadro e a história da criança do ponto de vista clínico.

Após o primeiro contato com a equipe médica, foi marcada com a família uma reunião respeitando o desejo dos familiares em querer conversar sobre o assunto.

L., a mãe, e P., o pai, aceitaram nossa proposta de reunião e foi realizado o primeiro contato para conhecer a família, conhecer a bebê do ponto de vista da família e procurar entender o que os familiares estavam compreendendo sobre o quadro clínico de A.

Os familiares foram receptivos, com uma compreensão adequada sobre o quadro clínico e sobre o papel desempenhado pela equipe de cuidados paliativos, que não se tratava de limitar o cuidado, e sim de cuidar como um todo.

Foram realizadas outras conversas com os pais e, em cada uma, eram abordados aspectos diferentes como desejos, crenças, expectativas, criação de identidade para aquela bebê real que era muito diferente da bebê esperada e desejada.

Os cuidados oferecidos ao casal, que era responsável legal pela criança, contemplavam o alívio da dor, a limitação de cuidados invasivos sem proposta curativa, acolhimento do sofrimento, aproximação física entre mãe e a bebê, assim como entre o pai e a bebê, permitindo que pegassem a filha no colo pelo tempo que desejassem.

Frente à irreversibilidade do quadro e da sua não transitoriedade, optou-se, em conjunto com a família, pela retirada de suporte, para permitir a morte de maneira mais natural e não prolongar o sofrimento de A. Nesse momento, o objetivo principal eram os cuidados em fim de vida. Foi elaborado com os pais um plano terapêutico que incluía a vigilância rigorosa de possíveis sintomas que pudessem surgir (dor ou dispneia). Os pais manifestaram, nesse momento, o desejo de não reanimação.

A UTIN é um ambiente restrito, com regras específicas objetivando o cuidado máximo aos neonatos; por esse motivo, não é permitida a entrada de outros familiares fora dos horários estabelecidos; porém, diante de situações específicas a equipe multidisciplinar e a equipe de cuidados paliativos procuram acolher os desejos dos familiares dentro das possibilidades.

As irmãs de A. foram acompanhadas pela psicóloga para que pudessem conhecer a irmã, pois esse foi um desejo da mãe e também das crianças.

Após alguns dias de hospitalização, enquanto se realizavam todos os exames, foi constatado, em eletroencefalograma, que A. já não apresentava mais função cerebral e as sequelas seriam gravíssimas.

Os pais estiveram presentes todo o tempo e as informações lhes eram transmitidas de forma verdadeira e empática; além disso, eles podiam participar dos cuidados e das decisões.

Realizou-se outra conversa com o casal e, nesse momento, diante do apresentado clinicamente, algumas decisões foram tomadas em conjunto levando-se em conta algumas limitações de cuidado e pensando no bem-estar e na qualidade de vida de A., o que permitia um respeitoso processo de morte.

L. e P. pediram para estar com a filha pelo maior tempo possível, desejo atendido prontamente, e a bebê foi realocada para um leito de isolamento onde poderiam os pais e familiares ter mais privacidade e também para que pudessem vivenciar o momento de dor da perda iminente, o que facilitaria o processo de luto. Foram criadas memórias como fotos, impressão plantar e palmar para guardar como lembrança.

A bebê estava entubada, o que garantia sua "vida", e L. passou todos os dias com a filha nos braços alternando com o pai, mas ela não conseguia ficar longe da filha, o que passou a ser uma preocupação para a equipe, pois L. não estava se alimentando e, então, em decisão conjunta com a equipe multiprofissional, incluindo o serviço de nutrição, flexibilizou-se a entrega de refeição para L. dentro da unidade. Ela ficou muito grata porque ficar longe da filha, até para comer, ainda era um sofrimento devastador.

Até aquele momento, a bebê estava vivendo graças à respiração mecânica e, então, foi preciso conversar com a família sobre a retirada de suporte e permitir que os pais pudessem pensar e conversar sobre o assunto no tempo que achassem necessário. E assim foi feito. Foi esperado o momento adequado para os pais e L. fez outro pedido: gostaria que sua mãe e sua melhor amiga pudessem conhecer A. ainda em vida, porém, ambas estavam fora do país e prontas para vir para o Brasil, e, assim foi concedido esse tempo para que as duas pudessem conhecer A.

As recordações sobre o tratamento empático e sobre o modo respeitoso com que os pais e familiares foram tratados auxiliam na elaboração do luto e podem aliviar a carga emocional dessa experiência.[8]

A. evoluiu com parada cardiorrespiratória, sendo constatado o óbito às 14h30, com 10 dias de vida.

A causa da morte teve como hipótese anóxia perinatal, falência múltipla de órgãos, encefalopatia hipóxico isquêmica severa.

A família teve tempo para se despedir, houve garantia de privacidade e respeito, com suporte e prevenção do luto complicado.

A equipe multidisciplinar da UTIN recebeu suporte, acolhimento e escuta, diante da irreversibilidade do quadro, da equipe de cuidados paliativos, visto que falar de morte é sempre difícil, pois, além de tristeza e angústia, a situação pode trazer lembranças dolorosas e fazer com que o profissional reatualize suas experiências de perda.[7]

BIBLIOGRAFIA

1. Pinheiro JMF, Tinoco LS, Rocha ASS, Rodrigues MP, Lyra CO, Ferreira MAF. Atenção à criança no período neonatal: avaliação do pacto de redução da mortalidade neonatal no Rio Grande do Norte, Brasil. Ciênc. Saúde Coletiva [Internet], 2016 Jan [citado 2021 Abr 29]; 21(1):243-252. Disponível em: http://www.scielo.br/sci elo.php?script=sci_arttext&pid=S1413-81232016000100243&lng=pt. https://doi.org/10.1590/1413-81232015211.09912014.
2. Boldrini E. Introdução. In: Rubio AV, Souza JL. Cuidado Paliativo: Pediátrico e Perinatal. 1ª ed. Rio de Janeiro: Atheneu, 2019. p. 13-15.
3. World Health Organization. Cancer pain relief and palliative care in children. Geneva: WHO, 1998. Acessado em: 29 abril 22. Disponível: http://whqlibdoc.who.int/publications/9241545127.pdf.
4. Freud S (1914). Sobre o narcisismo: uma introdução. In:_____. Edição Standard Brasileira das Obras Psicológicas Completas. 1ª ed. Trad. Jayme Salomão. Rio de Janeiro: Imago, 1974. v. XIV, p. 85-119.
5. Walsh F, McGoldrick M. A perda e a família: uma perspectiva sistêmica. In: Walsh F, McGoldrick M (orgs). Morte na família: sobrevivendo às perdas. Porto Alegre: Artmed, 1998.
6. D'Alessandro MPS, Pires CT, Forte DN et al. Manual de Cuidados Paliativos. São Paulo: Hospital Sírio-Libanês; Ministério da Saúde, 2020. 175p.
7. Madureira D et al.; organização Mutarelli A, Silva GF da. Luto em Pediatria: Reflexões da equipe multidisciplinar do Sabará Hospital Infantil. Barueri: Manole, 2019.

12

O Fazer do Psicólogo no Pronto-Socorro Infantil

VANESSA GONÇALVES VALDOSKI

Este capítulo tem por objetivo apresentar formas de atuação do psicólogo hospitalar e fundamentar suas contribuições e a prática profissional nos prontos-socorros. Isso se torna relevante diante da escassez de referencial teórico voltado para o tema.

O pronto-socorro infantil é o setor de entrada do hospital caracterizado pelo atendimento imediato aos usuários que apresentam enfermidades agudas, caracterizadas não somente por sintomas físicos, mas também por alterações emocionais.[1]

Este espaço, com funcionamento 24 horas, deve oferecer acolhimento, desempenhar uma função social integradora, além de prestar serviços completos, resolutivos no alívio da dor a toda a comunidade.[2]

Podemos notar que se trata de um ambiente estressante, não só para o paciente e familiares, mas também para a equipe, que enfrenta, constantemente, situações inesperadas. Filas de espera; pacientes que chegam em situação de emergência; pacientes sob risco iminente de morte; além da busca por avaliação e pelo cuidado imediato de doenças crônicas, substituindo a espera de atendimento ambulatorial.[1]

É fundamental que os profissionais que atuam nessa área tenham conhecimento técnico-científico,[3] sejam proativos e dinâmicos para contornar as dificuldades, contribuindo para a humanização do atendimento.[4]

Lugar de Humanização

Ao considerar a prática humanizada com a criança, é necessário incluir ações de acolhimento, integralidade, equidade e participação da família. Inclusive em atendimentos breves e urgentes, as ações humanizadas fazem a diferença no cuidado e transformam a visão dos usuários.[5]

O psicólogo hospitalar adotará uma postura criativa e flexível para realizar o atendimento, em meio ao caos, se necessário na presença de outros profissionais, em razão do ambiente que compromete a privacidade por falta de espaço físico.

Esse ambiente é constituído por sala de espera, consultórios, box com leitos, sem privacidade para *setting*, com barulhos e interrupções;[2] dessa forma, a demanda pode ocorrer em um único atendimento, frente a muitas emoções, ansiedade, choro, angústia, preocupação, pessoas apressadas, separação dos familiares e sensação de abandono, fatores esses determinantes de sequelas negativas e dolorosas à criança, na busca do diagnóstico e na incerteza sobre a permanência na instituição.

Nessas circunstâncias, o toque, o olhar e a palavra complementam o cuidado e influenciam na melhora do paciente.

O Adoecimento

O adoecimento é singular e subjetivo, é representado pela dor, pelo sofrimento e pelo temor à morte.

A criança doente vivencia a ruptura da sua rotina, a perda do convívio social e familiar, tendo seu espaço invadido por pessoas desconhecidas.

O psicólogo deve utilizar uma abordagem breve, focal, baseando-se na estratégia principal de amenizar o sofrimento psíquico[1] causado pelo adoecer, para que a criança contemple o espaço e externalize seus sentimentos na urgência de sua subjetividade, no sentido de resgatar as forças internas e fomentar novos recursos para o enfrentamento.

É de extrema relevância proteger a criança – um ser dependente, em condições frágeis – de um atendimento impessoal.

Respeitar a sua dignidade e lutar pelo atendimento humanizado é responsabilidade da equipe de saúde.

O adoecimento infantil é considerado um momento marcante e traumático, pelo surgimento de dor e enfermidade, rotina imposta, situações inusitadas, perda da liberdade, medo do desconhecido e limitação de movimentos, causando sentimentos peculiares e um abalo geral em sua integridade, com risco de comprometimento no desenvolvimento emocional.

O Fazer Psicológico

Há inúmeras possibilidades de atuação do psicólogo hospitalar no pronto-socorro infantil:

a) Elaborar a sala de espera humanizada com músicas, livros de histórias infantis, jogos, figuras coloridas, para acessar o paciente de forma lúdica, de forma a trazer representatividade e identificação por intermédio do brincar, desconstruindo a imagem do ambiente desconhecido, o que possibilita outros acessos além da doença.[6]
b) Realizar atividades terapêuticas como desenho livre, oferecendo a oportunidade de as crianças demonstrarem seus sentimentos e serem ajudadas; com pinturas, recortes e colagens é possível trazer alívio; modelagens podem representar detalhes reais das vivências; propor brincadeiras com o boneco paciente é uma maneira de fazê-lo funcionar como um espelho para que as crianças localizem no corpo do boneco sua doença; utilizar a maleta médica traduz a manipulação dos objetos encontrados no hospital, estetoscópios, gazes, seringas, curativos e remédios, facilitando a conexão com o momento atual; os fantoches são maneiras divertidas de as crianças projetarem nos personagens a situação que elas vivem.[6]

A atividade dirigida e a atividade livre contribuem para o estabelecimento de vínculo com a criança, facilitando a verbalização dos conteúdos emergenciais, a conexão com o momento vivido e a ressignificação para o resgate do ser sadio e suas capacidades adaptativas, renovando o contato com seus sentimentos.[6]

O brincar estimula a expressão da criança e prepara o manejo do psicólogo, que observa, orienta e apoia de forma atenciosa, além de esclarecer as dúvidas e realizar uma intervenção construtiva para que os pacientes compreendam as condutas e colaborem com o cuidado, o que pode favorecer os resultados.

Durante o atendimento, o psicólogo reúne as crianças em grupo e adota uma postura empática, atuando como facilitador da expressão de sentimentos entre os participantes, a fim de aproximá-los para que haja interação, identificação e troca de informações.

Possibilidade de Hospitalização

Pensando nas crianças que estão aguardando leito de enfermaria, é possível realizar a avaliação psicológica por intermédio da solicitação de interconsulta da equipe ou por busca ativa, mediante a complexidade emocional apresentada por pacientes e acompanhantes e identificada pelo profissional.

Devem-se considerar a história do paciente, o estágio do desenvolvimento cognitivo e psicossocial, sua relação com o mundo interno e externo, sua estrutura psicoafetiva, a dinâmica familiar e o processo saúde doença.

As manifestações psíquicas e comportamentais da criança frente ao adoecimento remetem à sensação de impotência, à frustração, ao estresse, às limitações de atividades, à perda da autonomia e à regressão, o que pode interferir no desenvolvimento infantil.[7]

Quando a criança adoece, o seu todo é atingido; ela tem desejos e sentimentos que não devem ser ignorados no processo de hospitalização.

Ao se deparar com a criança durante o adoecimento, o psicólogo está diante de um ser em formação, em um momento atípico de sua existência, sendo inegável uma leitura da linguagem verbal e da não verbal. O profissional deve conduzir sua aproximação de forma sensível, manejando a situação e estabelecendo vínculos.

É importante estar atento ao comportamento passivo e apático da criança; dessa forma, o psicólogo deverá perceber que ela pode estar internalizando sua vivência de maneira negativa, no entanto é esperado que a criança expresse seus sentimentos e sensações, apresentando choro, desespero, irritabilidade, nervosismo e agressividade, tendo em vista o ambiente em que se encontra.

É possível que algumas crianças demonstrem perfil adaptativo, sem queixas, porém, após sua alta, são evidenciadas sequelas emocionais decorrentes das vivências traumáticas do período de adoecimento e de hospitalização.

Valorização da Criança

É comum as crianças perceberem no comportamento dos integrantes da equipe e dos familiares sinais de que estão tentando, de modo velado, falar algo sobre a condição delas. Também costumam temer os procedimentos invasivos cada vez que um profissional de jaleco se aproxima.

O trabalho do psicólogo com crianças requer a utilização de conteúdos lúdicos como mediador de emoções e fantasias. Esse é o momento oportuno para que o profissional identifique e compreenda os sinais de que há conceitos equivocados sobre o adoecimento que precisam ser esclarecidos.

Explicar à criança o que está acontecendo com seu o corpo utilizando uma linguagem simples e acessível, utilizando como modelo o boneco paciente ou a maleta médica como estratégia para realizar a psico-orientação, os exames e a medicação é uma forma de garantir à criança o direito de obter conhecimento e tratamento adequados.[8]

O ato de valorizar a criança, dar-lhe voz, escutá-la, conhecê-la, respeitá-la, permitindo sua participação ativa no processo, estimula sua capacidade de superar e auxilia em sua recuperação.

Cabe também ao psicólogo facilitar a reorganização da dinâmica familiar frente à existência de outros, que desenvolvem sentimentos de culpa e diferenciação; orientar que os pais levem em consideração as peculiaridades de cada faixa etária e objetivem a aproximação entre os irmãos como ação preventiva.[8]

O pronto-socorro infantil é um ambiente de promoção à saúde, de salvar vidas e de restaurar a condição física da criança. Diante disso, o exercício do psicólogo é ouvir, acolher e ser o mediador da comunicação, apresentando dados e fatos, alinhando as orientações, no sentido de evitar reincidências e internações.

É indispensável o cuidado biopsicossocial dirigido aos pacientes, aos familiares e à equipe de saúde nos serviços de urgências e emergências porque dessa forma são amenizadas as tensões próprias desse contexto, criando expectativas positivas e esperança, além de fortalecer a confiabilidade nas relações estabelecidas e restaurar o bem-estar e a promoção à saúde.

O adoecer de uma criança impacta todo o grupo familiar e desorganiza sua estrutura. É esperado que a família reaja de diversas formas, como assumir uma postura superprotetora com a criança; abrigar afetividade ou hostilidade, externando nesse comportamento, possivelmente, a sensação de culpa.

Óbito no Pronto-Socorro

A família pode influenciar o enfrentamento da criança no adoecimento de forma positiva ou negativa, a depender do tipo de vínculo estabelecido – confiança, sinceridade, preocupação excessiva ou insegurança –, em decorrência de ser parte integrante no cuidado.[8]

Nesses casos, o profissional deve estimular o diálogo, permitindo que os familiares exponham seus problemas e anseios, de modo a estabelecer, no atendimento, uma participação efetiva.

Em situações de óbitos no pronto-socorro infantil, presume-se o inesperado, pois as tensões emocionais podem ser agravadas, representando um evento traumático para a família.

A morte precoce de uma criança desperta no adulto a ansiedade diante do fato de que aquela vida foi interrompida, o que causa tristeza, raiva, negação, impotência, sofrimento e consciência da própria finitude.

Os profissionais de saúde enfrentam a morte como um fracasso, em razão da sua formação focada na manutenção da vida, e estão vulneráveis à dor psicológica.

Nesse contexto, o psicólogo hospitalar é instrumentalizado para lidar com as comunicações difíceis e o aporte emocional frente às perdas.

Ressalte-se o importante papel do psicólogo no manejo e no auxílio da elaboração do luto, estando disponível e dando suporte diante do sofrimento que decorre da perda do ente querido.

Ele ajudará a elaborar as memórias construídas nesse processo para o fechamento de ciclos e o fortalecimento dos demais vínculos. Assim como sensibilizar a continuidade e a ampliação do cuidado, encaminhando a família para o acompanhamento psicológico, a fim de prevenir o luto complicado.[3]

Pode-se concluir que o trabalho do psicólogo no pronto-socorro infantil é muito desafiador, pois faz intervenções em contextos de doença e morte, bem como intermedeia processos de dor e superação, possibilitando a construção pessoal e profissional em cada atendimento.

BIBLIOGRAFIA

1. Sassi A, Oliveira S. Os desafios do psicólogo no atendimento a pacientes internados no pronto-socorro. Psi Rev [Internet]. 30 de julho de 2014 [citado 25 de janeiro de 2022]; 23(1):97-107. Disponível em: https://revistas.pucsp.br/index.php/psicorevista/article/view/20216
2. Meira FS, Spadoni JM. A atuação do psicólogo hospitalar como instrumento de humanização no pronto-socorro. Perspectivas em Psicologia, 30 de junho de 2012 [citado 25 de janeiro de 2022]; 16(1). Disponível em: https://seer.ufu.br/index.php/perspectivasempsicologia/article/view/27552
3. Romano BW et al. Manual de psicologia clínica para hospitais. São Paulo: Casa do Psicólogo, 2008. 217 p.

4. Simonetti A. Manual de psicologia hospitalar: o mapa da doença. São Paulo: Casa do Psicólogo, 2004. 200 p.
5. Monteiro AI et al. Humanização do atendimento à criança na atenção básica: visão dos profissionais. Revista da Rede de Enfermagem do Nordeste, Ceará, 2012; 13: 724/4-733, Trimestral [citado 25 de janeiro de 2022]. Disponível em: http://www.periodicos.ufc.br/rene/article/view/4021
6. Chiattone HBC, Angerami-Camon VA, organizador, Meleti MR. A psicologia no hospital: a criança e a hospitalização. 2ª ed. São Paulo: Pioneira Thomson Learning, 2003. 126 p.
7. Nigro M. Hospitalização: o impacto na criança, no adolescente e no psicólogo hospitalar. São Paulo: Casa do Psicólogo, 2004. 123 p.
8. Chiattone HBC, Angerami-Camon, organizador, VA, Sebastiani RW, Fongaro MLH, Santos CT. E a psicologia entrou no hospital: a criança e a morte. 1ª ed. São Paulo: Pioneira Thomson Learning, 2003. 160 p.

13

A Atuação do Psicólogo junto a Crianças Vítimas de Abuso Sexual

ALINE FABRICIO FREIRE

STELLA RAMOS PEREIRA

Toda criança vítima de violência sexual, sobretudo se confirmado o estupro de vulnerável, deve ser, no atendimento, encaminhada para avaliação médica e psicológica em instituições de saúde identificadas como hospitais de referência no cuidado dessas vítimas. Deve-se proceder assim porque existem cuidados de profilaxia que serão eficazes somente se aplicados no período de até 72 horas após o estupro.

Segundo dados da Defensoria Pública no Estado de São Paulo (2020),[1] há aproximadamente 18 hospitais de referência no atendimento das vítimas, e o pronto atendimento é o local em que serão prestados os primeiros cuidados. A respeito de avaliações e laudos que comprovam ou não a consumação do ato de estupro de vulnerável, estes são realizados por peritos designados. Nos hospitais de referência, a criança será avaliada e assistida, receberá os cuidados físicos e psicológicos que a violência sofrida exige.

Nas instituições de referência no atendimento às vítimas, realiza-se, como medida de cuidado e de proteção, a notificação, junto às autoridades competentes, da violência ou do respectivo risco. Além disso, se necessário, procede-se à hospitalização da criança, seja em razão dos danos físicos causados pela violência, seja pelo fato de o agressor ser alguém que resida com a vítima, existindo risco real de reincidência de abuso sexual intrafamiliar. Sequelas físicas e emocionais são determinantes para o acompanhamento posterior das vítimas em ambulatórios ou em unidades de saúde que disponham de psicólogos. Também por meio das instituições de referência, os conselhos tutelares e os fóruns responsáveis realizarão o acompanhamento da criança para a garantia do cumprimento de medidas de proteção à vítima e do direito de acesso ao cuidado físico, social e psicológico.

A chegada da vítima ao serviço de atendimento hospitalar de referência geralmente se dá com o encaminhamento pelos conselhos tutelares de municípios próximos ou localizados no mesmo Estado. Além disso, por meio de orientações recebidas em delegacias legais, se o responsável pela vítima procura o órgão de defesa para fazer a denúncia. Observamos como fator predisponente para a demora da procura pelo serviço de saúde adequado, principalmente em determinadas localidades mais afastadas dos grandes centros urbanos, famílias que vivem em situações precárias e que sofrem pela falta de acesso aos serviços de saúde, mesmo os de atenção básica.

> "Existem várias modalidades de violência contra crianças e adolescentes. Estas violências podem ocorrer fora da família, mas, na grande maioria dos casos, iniciam-se dentro da família. Pode-se encontrar na literatura os termos 'violência familiar', 'violência doméstica' ou 'violência intrafamiliar' – todos se referem às violências contra crianças e adolescentes causadas por membros da sua família. Dentre estas, as mais frequentes, temos as situações de violência psicológica, física, sexual, fatal, bem como negligência e abandono."[2]

Dessa forma, é notório que, nos casos de crianças vítimas de violência sexual, antes do abuso ser deflagrado, é possível que elas tenham sido expostas ao ato de violência repetidas vezes. Situações como essa demonstram que a violência sexual, em suas diferentes modalidades, retrata a dura e assustadora realidade de muitas crianças. Por isso, crimes relacionados à violência contra crianças e adolescentes deveriam ser tratados como um grave e recorrente problema de saúde pública no Brasil.

Caracterização de Abuso Sexual Infantil e sobre os Agressores

No Código Penal Brasileiro,[3] a partir da Lei nº 12.015/2009, consta de seu terceiro capítulo o estupro de vulnerável. Essa Lei deve ser aplicada quando a vítima de violência sexual for uma criança ou adolescente e classifica como estupro de vulnerável, ou abuso sexual infantil, o ato sexual envolvendo menores de 14 anos.

A nomenclatura "vulnerável" é utilizada para classificar alguém que seja incapaz de se defender. No caso da criança e do adolescente, além do ato sexual carnal ou libidinoso, a lei pune quem submete o indivíduo considerado vulnerável a presenciar a prática de ato libidinoso isolado ou em conjunto com outrem. Se o responsável pelo ato obrigar a vítima a despir-se ou se houver contato físico de cunho sexual com o menor de 14 anos, o indivíduo maior de 18 anos será responsabilizado e punido por estupro de vulnerável.

Dessa maneira, a Lei prevê como prática de estupro de vulnerável a realização e a finalização do ato de conjunção carnal, com introdução do pênis na vagina ou outro ato que seja para a obtenção de prazer sexual. Se o menor é exposto ao ato como expectador, o código penal menciona esse ato como crime formal. Ou seja, como previsto no Código Penal, o agente do crime ou abusador deve ser punido perante as leis vigentes no Brasil.

As unidades de saúde que atuam como referência na assistência às vítimas de violência sexual, entre elas as crianças, seguem normas estruturadas por regimento e/ou manual interno elaborado pela própria instituição. Essas normas devem ser estabelecidas respeitando-se o Estatuto da Criança e do Adolescente (ECA),[4] outras instâncias representantes da lei e, ainda, de acordo com as práticas regulamentadas pelos conselhos profissionais que compõem a equipe de assistência às vítimas.

Sobre a caracterização das formas de abuso, este tema tem sido tratado pela sociedade por meio de polêmicas, com diversas discussões e julgamentos. Frequentemente, encontramos vítimas que manifestam sentimento de culpa e de vergonha, mesmo entre as crianças, após ser constatada a violência ou, ainda, diante da suspeita do ato. Existe a cultura que sugere que a vítima deve ser, de alguma forma, responsabilizada pelo ato do agressor e por se manter em silêncio depois de molestada. Classificações como essas enfraquecem a natureza do ato como violência e contribuem para que o silêncio se perpetue diante da ameaça que o julgamento social incute nas vítimas e em seus familiares.[2,6,7]

Esses conceitos inseridos e reproduzidos pela sociedade desqualificam o sofrimento das vítimas e fomentam discursos que responsabilizam, em muitos casos, a própria vítima pela violência sofrida e/ou sua família. Não é incomum, crianças, em especial as meninas, aquelas cujo corpo se desenvolve mais rapidamente do que o de outras, serem inadequadamente culpabilizadas ao usarem roupas que mostrem parte de seus corpos ou apresentarem mudanças físicas associadas à sexualidade. Essas meninas nem sempre demonstram maturidade para compreender o motivo de serem severamente repreendidas pelos adultos que deveriam protegê-las.

Além disso, há diferentes formas de abuso sexual, não apenas a consumação do ato carnal, outros atos também se constituem como violência. Portanto, podem ser classificados como inadequados ou danosos para a saúde emocional e física da criança. A classificação de maus-tratos ou de violência contra vulnerável não trata apenas da violação do corpo e sabemos que, em muitos casos, ocorrem dentro de ambientes privados e familiares, sendo os agressores pessoas conhecidas das vítimas.[2,12]

A violência praticada por um agressor da própria família da vítima tem mais chance de ser velada, podendo se perpetuar por anos. Devido à naturalização de alguns comportamentos ou costumes familiares, nem sempre se reconhecem os limites entre o que é aceitável e o que não é. Em alguns casos, há familiares que compactuam com o abuso sexual ou negam a existência dele, protegendo agressores e culpabilizando as vítimas. Se, para os adultos, a compreensão do ato violento pode trazer dúvidas e sentimentos ambivalentes, o mesmo ocorre com as vítimas crianças e adolescentes.

Existem casos de agressores desconhecidos, sendo estes raramente detectados. A vítima pode apresentar dificuldade em descrever características pessoais e a procedência de seu agressor. Crianças vítimas de abusos são mais facilmente alvos de agressores que se utilizam da sedução, culpa e ameaça como garantia do silêncio delas. Algumas crianças sentem-se ameaçadas também pelo adulto que deveria protegê-las, ao exigir delas respostas mais coerentes na visão do adulto ou detalhes que, para elas, causam confusão e ambivalência.

Há casos em que o agressor é um familiar direto ou de mesma consanguinidade (irmãos, pais, tios, avós, primos) ou pessoa que se relaciona com algum membro da família, seja por amizades, seja por relacionamentos amorosos, da convivência proveniente deste relacionamento (padrasto, madrasta, tios, avós e outros). Existem ainda os *agressores* que são crianças reproduzindo atos de violência, ensinados e sofridos por elas anteriormente. Crianças que reproduzem atos de cunho sexual foram vítimas de um agressor mais velho ou adulto. São crianças assustadas e que temem a punição por um ato que não conseguem distinguir ou interpretar como violência; por isso, o ato reproduzido deve ser escondido. Algumas crianças podem repetir não apenas as ações sofridas, mas o discurso de ameaça que ouviram de seu agressor quando foram também violadas sexualmente.

Devemos considerar que as vítimas-agressores necessitam de cuidado profissional, da mesma forma que a criança denunciada como vítima da ocorrência ou de violência descoberta. Ainda existe um despreparo no manejo de situações como essas. O profissional de saúde, ao se certificar de que existe outra criança necessitando de cuidado e de proteção, deve contatar o conselho tutelar do município e efetuar a denúncia e/ou sinalizar a suspeita. A criança-agressora pode ser uma vítima negligenciada, e seu comportamento, banalizado, já que nem sempre se identifica o sofrimento imediato na criança que reproduz a violência com outra criança.

Trabalho em Equipe na Assistência às Crianças Vítimas de Violência Sexual

O atendimento psicológico inicial da vítima quando trazida ao pronto-atendimento pediátrico é feito pelo profissional acionado, que poderá atender individualmente ou acompanhado por mais profissionais da equipe de saúde. Considerando que as instituições de saúde hospitalar formulam seu próprio manual de normas de atendimento às vítimas de violência, a ordem de acionamento do psicólogo será de acordo com os termos e fluxos de cada instituição.

De acordo com Quevedo e Carvalho (2014),[5] o reconhecimento dos sinais ou das várias formas de violência contra crianças e adolescentes e, ainda, sobre os manejos utilizados em situações como esta, deve fazer parte da rotina dos profissionais da saúde em instituições que recebem essas vítimas e atuam no respectivo cuidado. Esses profissionais desempenham papel fundamental no levantamento da suspeita, na confirmação do diagnóstico, no tratamento das lesões e de possíveis sequelas, além do acompanhamento e desencadeamento das medidas legais de proteção necessárias em cada caso. Há sempre dois ou mais envolvidos no abuso contra a criança ou adolescente: a vítima; o agressor; e outros membros da família ou da comunidade.

Sobre efeitos da violência sexual na infância e adolescência: "esta experiência poderá interferir no seu desenvolvimento, considerando que a criança/adolescente não tem ainda independência emocional e/ou maturidade plena para dar seu consentimento informado, o que nos leva a crer que sua participação foi obtida mediante coerção física ou psicológica, violando os tabus sociais ou os papéis familiares".[2]

Segundo consta do *Manual de Procedimentos Operacionais para o Atendimento das Vítimas de Violência Sexual* (2016),[6] é recomendada a assistência multiprofissional integrativa e capacitada. No hospital, a equipe será composta por médicos, enfermeiros, psicólogos e assistentes sociais. São consideradas premissas básicas para a atenção à violência: o acolhimento, a proteção, a intervenção, a prevenção, o sigilo e a confidencialidade. Deve haver atenção focada nas demandas e necessidades do paciente; o acolhimento e a escuta qualificada; atitude compreensiva e solidária; trato digno, respeitoso, neutro e empático; ouvir atentamente e sem julgamentos. É importante evitar comentários, atitudes, juízos de valor/preconceitos ou ações que causem revitimização, atuando na emergência e no seguimento ambulatorial, sempre com os princípios bioéticos de autonomia, beneficência, não maleficência, justiça e equidade.

O paciente atendido deve ser informado e orientado sobre o que será realizado em cada etapa do atendimento e a importância de todas as condutas adotadas. Não deve ser esquecido que a orientação para a criança deve considerar a fase de desenvolvimento em que ela se encontra e, ainda, sua capacidade de compreensão, além dos recursos emocionais que ela possui e demonstra durante a avaliação psicológica inicial.

Neste contexto, conforme descrito no *Manual de Procedimentos Operacionais para o Atendimento das Vítimas de Violência Sexual* (2016), no *Manual de Atendimento às Crianças e Adolescentes Vítimas de Violência* (2018) e na *Norma Técnica de Atenção Humanizada às Pessoas em Situação de Violência Sexual* (2015), são previstas as seguintes atribuições para equipe multiprofissional no primeiro atendimento:[6,7,8]

- Orientar as vítimas sobre a importância do registro do boletim de ocorrência.
- Reconhecer os sinais de violência não declarada, especialmente da violência doméstica.
- Acolher a pessoa em situação de violência sexual de forma humanizada sem preconceitos ou juízos de valor.
- Garantir a necessária privacidade durante o atendimento, estabelecendo um ambiente seguro de respeito e confiança.
- Manter sigilo sobre as informações prestadas pela vítima ou pelo seu responsável e repassar a outro profissional ou a outro serviço apenas as informações necessárias para garantir o atendimento adequado.
- Escutar atentamente o relato da situação e avaliar a possibilidade de risco de morte ou de repetição da violência sofrida.
- Avaliar e tratar lesões físicas e outras condições médicas de emergência.

- Realizar os exames clínicos e a coleta de material com consentimento informado.
- Respeitar e manter a confidencialidade do caso.
- Solicitar os exames laboratoriais e solicitar autorização do paciente caso seja necessária coleta de eventuais vestígios biológicos.
- Realizar profilaxia das doenças sexualmente transmissíveis (DST), HIV, hepatite B, tétano, com medidas específicas nas primeiras 72 horas após a violência sofrida.
- Realizar a contracepção de emergência (em vítimas do gênero feminino) até 120 horas da violência sexual.
- Realizar ou encaminhar a vítima para acompanhamento psicológico e social.
- Preencher obrigatoriamente os dados contidos na Ficha de Notificação Compulsória de Violência Interpessoal/Autoprovocada, conforme Portaria nº 1.271, de 6 de junho de 2014.
- Todas as informações devem ser cuidadosamente registradas, com descrição detalhada sobre o atendimento, a história clínica, o exame físico completo, incluindo o exame ginecológico, descrição minuciosa das lesões, relatando se são recentes ou não, e sua localização específica, identificação de todos os(as) profissionais que atenderam a vítima.
- Garantir a referência para o seguimento/acompanhamento por intermédio de consultas pré-agendadas no Ambulatório de Violência Sexual.
- No caso de solicitação de interrupção legal da gestação, deve-se encaminhar a paciente imediatamente à Equipe Multiprofissional do Serviço de Violência Sexual para avaliação e procedimentos médicos legais obrigatórios.
- É necessário o registro de todos os dados e informações em prontuário médico, tanto para o acompanhamento da vítima como para prováveis fins legais.

Situações suspeitas ou confirmadas de abuso sexual envolvendo crianças e adolescentes menores de 18 anos devem, obrigatoriamente, ser comunicadas ao Conselho Tutelar, sem prejuízo de outras medidas legais, conforme o artigo 13 do Estatuto da Criança e do Adolescente, Lei nº 8.069.[9] Para finalidade de processo judicial e proteção à vítima, é necessária a comprovação do abuso ou da agressão sexual. Os responsáveis legais devem fazer o boletim de ocorrência em distrito policial, que, por sua vez, solicitará o laudo médico ao Instituto Médico Legal. Lembrando que a vítima e/ou familiar podem optar por não realizar o boletim de ocorrência caso escolham não dar seguimento ao processo judicial.

Sobre a interrupção da gravidez no caso de gestação decorrente de violência sexual, deve-se cumprir a Portaria MS/GM nº 1.508 do Ministério da Saúde, que estabelece os Procedimentos de Justificação e Autorização da Interrupção da Gravidez. Os procedimentos técnicos para o abortamento encontram-se na *Norma Técnica Prevenção e Tratamento dos Agravos Resultantes da Violência Sexual Contra Mulheres e Adolescentes.*[10,11]

A criança e o adolescente vítimas de qualquer forma de violência devem ser encaminhados para tratamento psicológico, visto que essa experiência pode deixar marcas profundas no desenvolvimento de suas estrutura de personalidade, comportamento com o outro e consigo mesmos. É importante ressaltar que, nos casos de violência doméstica, a família, responsáveis e outras crianças da casa devem ser sempre incluídas no tratamento psicoterapêutico para que as questões mantenedoras da violência sejam interrompidas e que se quebre sua perpetuação para gerações posteriores.

Atendimento Psicológico de Crianças Vítimas de Abuso Sexual

Quando psicólogos atuam em equipes de assistência às crianças e aos adolescentes vítimas de abuso sexual, precisam ter em vista que, em muitos casos, existem outras modalidades de violência ocorrendo concomitantemente. Com frequência, verifica-se, na história familiar e relacional dessas vítimas e de seus responsáveis, a existência de situações de violências pregressas à violência sexual denunciada. No acompanhamento das vítimas, verifica-se histórico de violências domésticas (psicológicas e físicas), não obstante outras formas de negligência ou de maus-tratos.[5,12]

Por essa razão, o trabalho do psicólogo deve ser integrado e contínuo, tendo os demais profissionais da equipe como participantes deste cuidado desde a chegada ao pronto-atendimento até o momento da alta ambulatorial. Quando a criança realiza o acompanhamento psicológico no ambulatório relacionado à instituição hospitalar que prestou os cuidados iniciais de saúde, mantém-se o acompanhamento psicológico dos responsáveis ou a realização de encaminhamento para serviço externo diante da impossibilidade de que o mesmo profissional atenda membros da mesma família.

Atua-se na continuidade do cuidado, participando de reuniões em equipe, por meio de discussões e de acompanhamento dos casos, sobretudo pelos assistentes sociais, sendo garantido o acompanhamento psicossocial necessário às vítimas e às suas famílias. Além disso, ocasionalmente, ao psicólogo poderá ser requisitado um relatório sobre o acompanhamento psicológico ambulatorial pelo fórum e Juiz da Vara da Infância e da Adolescência, responsáveis pelo processo judicial da vítima em questão. Esse relatório deve seguir as regras descritas pelo conselho de classe dos psicólogos, tendo em vista o código de ética profissional.[7,8,10]

No decorrer do acompanhamento psicológico, poderão ser solicitadas reuniões com o Conselho Tutelar e/ou conselheiro responsável pelo acompanhamento da criança e de sua família. Considerando que, ao serem constatadas situações ou fatos que demonstrem risco à segurança e à integridade da criança, existe a obrigação de comunicar ao Conselho Tutelar, além dos responsáveis legais e os demais membros da equipe de assistência à vítima.[6]

Sobre os manejos relacionados aos cuidados prestados pelo psicólogo, segundo Gabel (1997),[12] deve-se considerar e avaliar as consequências da revelação do abuso para as vítimas e para suas famílias, considerando o discurso e os comportamentos apresentados, bem como as reações dos adultos responsáveis, principalmente nos casos de violência intrafamiliar. Não obstante, o sofrimento silenciado da criança tem como consequência graves danos à sua saúde mental. Verificam-se constantemente nessas vítimas sentimentos de culpa, vergonha, ambivalência e medo, intensificados pela reação repressiva dos adultos em seu entorno.

Sobre estudos relacionados aos sinais e sintomas apresentados por crianças e adolescentes vítimas de abuso sexual, segundo Quevedo e Carvalho (2014),[5] são observados indicadores psíquicos e físicos, sendo os principais: sintomas ansiosos e depressivo; agressividade e hostilidade sem motivo aparente; dificuldade de concentração e déficit de linguagem/aprendizagem; comportamento sexual precoce ou exacerbado; temor a exames médicos de rotina; alterações no apetite e no sono; consumo de álcool e/ou uso de drogas; interesse por contracepção; automutilação; e tentativa de suicídio. Quanto aos sintomas físicos, estão associadas equimoses e fissuras anais ou genitais, corrimento vaginal inespecífico, infecções urinárias de repetição, sangramento vaginal ou anal (não devido a uma condição médica), dores ao urinar ou ao evacuar, DST, gravidez/aborto.

Para Quevedo e Carvalho (2014)[5], durante o atendimento, é recorrente o psicólogo identificar demanda psiquiátrica e realizar o encaminhamento para avaliação ambulatorial ou intervenção psiquiátrica imediata. Na presença de quadros psiquiátricos, devem ser avaliadas, pelo médico, a necessidade de tratamento medicamentoso e seguimento ambulatorial para o paciente, bem como a necessidade de acompanhamento psicoterápico. Sintomas indicativos de transtorno de estresse pós-traumático (TEPT) são comuns em crianças abusadas sexualmente e podem ter como consequência depressão, distimia, ansiedade e alterações de comportamento. O abuso sexual pode ser fator preditivo de tentativa de suicídio na infância ou, posteriormente, na vida adulta. Índices de comportamentos destrutivos e suicídios são frequentes entre as vítimas de abuso sexual na infância. Também podem ser desenvolvidos, na criança, sentimento de culpa, choro sem motivo aparente, tristeza, prostração, mutismo, sonolência diurna, desconfiança ou medo exagerado de adultos, agressividade, hostilidade, tiques, enurese/encoprese e baixa autoestima.

Ainda sobre a assistência às crianças e aos adolescentes vítimas de abuso sexual e de outras modalidades de violência, reiteramos que cabe ao psicólogo identificar demandas ou sofrimentos emocionais; além disso, os efeitos psicológicos causados pelo evento/trauma. O profissional pode se utilizar de instrumentos técnicos de avaliação (como escalas, entre outros); protocolos para anamnese ou avaliação inicial que descrevam sinais, sintomas e comportamentos apresentados pelas vítimas de abuso sexual; e, ainda, das técnicas e manejos característicos da psicologia hospitalar. Quanto à abordagem clínica utilizada no atendimento de crianças e adolescentes vítimas de violência, podemos citar o uso da psicanálise infantil; da psicoterapia cognitiva comportamental (TCC) e das técnicas utilizadas no tratamento de traumas psicológicos; além da psicoterapia infantil nas abordagens teóricas da existencial-humanista (psicodrama, gestalt-terapia e a fenomenológico-existencial). O psicólogo deve ter em vista que tanto a vítima como seus familiares diretos (responsáveis legais e irmãos) também serão incluídos neste cuidado, principalmente se o abusador pertencer ao núcleo familiar.[5,12]

Considerações Finais

Como foi possível observar, a violência contra crianças e adolescentes permanece um tema atual e pertinente. Sem dúvida, o crescente número de casos registrados nos meios legais e das notificações retrata o sofrimento de tantas vítimas e, consequentemente, de seus familiares. Estudos e pesquisas sobre a experiência de profissionais que integram as equipes de assistência às vítimas são essenciais para a melhoria desse cuidado e para o aprimoramento dos métodos e dos manuais de procedimentos já utilizados.

Algumas crianças só conseguem romper o silêncio diante de seus professores, durante ações de prevenção e orientação nas escolas, pela realização de alguma tarefa escolar com a temática da violência. Exatamente nesses momentos, muitas crianças e adolescentes choram e/ou pedem ajuda. Esse é o princípio de um longo caminho pela descoberta de tantas violências já sofridas. Por isso, a importância em promover políticas e ações preventivas que orientem a população e as comunidades sobre a vulnerabilidade de crianças e de adolescentes expostos diariamente a situações de risco e/ou de violência.[2,12]

Em nossa sociedade, permanecem reações ambíguas por parte de adultos pertencentes ou não ao núcleo familiar da vítima. Isso ocorre apesar das evidências de que qualquer criança que reproduza ato de cunho sexual está, de alguma forma, sofrendo violência. A repetição de fenômenos que naturalizam o comportamento da criança, nessas situações, colaboram para a perpetuação das formas de violência contra vulnerável, também para a impunidade perante a Justiça e para contrariar o Código Penal Brasileiro.[3]

Os profissionais da saúde, pertencentes ao Sistema Único de Saúde (SUS) ou integrantes de equipes que atuam na rede privada, em hospitais e consultórios particulares, sempre serão responsáveis pela identificação, proteção e orientação das vítimas e de seus responsáveis diante de quaisquer indícios e suspeita de violência ou estupro de vulnerável. Ou seja, existe a obrigação de efetuar denúncia quando detectado risco à integridade física e psicológica de pacientes. Não é possível se abster desse importante papel de combate às modalidades de violência e, ainda, de proteção das vítimas silenciadas ou expostas, em grande parte, a atos velados e repetidos de violência por longo tempo.

Proteger crianças e adolescentes e garantir-lhes a segurança é dever de toda a sociedade e não apenas de seus representantes legais ou responsáveis, assim como desenvolver métodos de intervenção e de avaliação dos fenômenos relacionados à experiência de violência ou abusos sofridos por tantas vítimas. Sem dúvida, essa deve ser a resposta dos profissionais de psicologia, como membros da sociedade e pesquisadores. Se atuantes na área da saúde, devem, por intermédio dos registros de sua prática, contribuir para o exercício e o aperfeiçoamento do cuidado, priorizando o que há de verdadeiramente humano no exercício das profissões.

BIBLIOGRAFIA

1. Defensoria Pública do Estado de São Paulo; atualizado em 24 de agosto de 2020. https://www.defensoria.sp.def.br/dpesp/Default.aspx?idPagina=6644. Acesso em 08 de maio de 2021.
2. Ferrari DCA. Violência: família e intervenção. In: Seixas MRD, Dias ML (orgs). A violência doméstica e a cultura da paz. São Paulo: Santos, 2013. p. 89.
3. Brasil. Presidência da República. Código Penal Brasileiro. Lei nº 12.015, de 7 de agosto de 2009. Altera o Título VI da Parte Especial do Decreto-Lei nº 2.848, de 7 de dezembro de 1940 – Código Penal, e o art. 1º da Lei nº 8.072, de 25 de julho de 1990, que dispõe sobre os crimes hediondos, nos termos do inciso XLIII do art. 5º da Constituição Federal.
4. Brasil. Constituição (1988). Constituição da República Federativa do Brasil: promulgada em 5 de outubro de 1988. Organização do texto: Juarez de Oliveira. 4ª ed. São Paulo: Saraiva, 1990.
5. Abdo CHN, Scanavino MT, Gosling F. Riscos associados ao comportamento sexual. In: Quevedo J, Carvalho AF (orgs). Emergências Psiquiátricas. 3ª ed. Porto Alegre: Artmed, 2014.
6. Rosas CF. Manual de Procedimentos Operacionais para o Atendimento das Vítimas de Violência Sexual. 2ª ed. São Paulo, 2016.
7. Waskman RD, Hirschheimer MR, Pfeiffer L. Manual de Atendimento às Crianças e Adolescentes Vítimas de Violência. 2ª ed. Brasília, 2018.
8. Brasil. Ministério da Saúde. Norma Técnica: Atenção humanizada às pessoas em situação de violência sexual com registro de informações e coleta de vestígios. Brasília, 2015.
9. Lei nº 8.069, de 13 de julho de 1990. Estatuto da Criança e do Adolescente. Disponível em: http://www.planalto.gov.br/ccivil03/leis/l8069.htm. Acesso em 20 de abril de 2021.
10. Ministério da Saúde. Linha de Cuidado para a Atenção Integral à Saúde de Crianças, Adolescentes e suas Famílias em Situação de Violências: Orientação para Gestores e Profissionais de Saúde. Brasília: Ministério da Saúde, 2012.
11. Ministério da Saúde. Secretaria de Atenção à Saúde. Departamento de Ações Programáticas e Estratégicas. Prevenção e tratamento dos agravos resultantes da violência sexual contra mulheres e adolescentes: Norma Técnica. 3ª ed, atual. e ampl. Brasília: Ministério da Saúde, 2011.
12. Gabel M. Crianças vítimas de abuso sexual. São Paulo: Summus, 1997.

14

Atuação junto aos Pais de Crianças com Deficiência: (Des)Construções Necessárias

MILENA NAZÁRIO DOS SANTOS

Para que se compreenda a atuação junto aos pais de crianças com deficiência, é preciso conhecer as definições de deficiência, suas classificações, já que são variadas e, conforme sua etiologia e prognóstico, surgem diferentes reações emocionais que exigem adaptação do manejo diante dessas informações.

As deficiências se dividem em: física; mental (classificadas em leve, moderada, severa e profunda); visual (cegueira total ou visão parcial); deficiência auditiva (total ou parcial); há ainda a deficiência múltipla, quando são somadas duas ou mais deficiências. No estatuto da pessoa com deficiência, podemos ainda encontrar:

> Considera-se pessoa com deficiência aquela que tem impedimento de longo prazo de natureza física, mental, intelectual ou sensorial, o qual, em interação com uma ou mais barreiras, pode obstruir sua participação plena e efetiva na sociedade em igualdade de condições com as demais pessoas.[1]

O termo com o qual nos referimos às pessoas com deficiência se transformou ao longo do tempo, muito influenciado pelo contexto sócio-histórico. Diante de uma sociedade cada vez mais conectada, questionando padrões, classificações, foi-se moldando a terminologia a fim de melhor definir sem estigmatizar. Sassaki (2003)[2] aponta que, para além da questão semântica, tais ajustes se dão muito mais em função de valores e conceitos vigentes na sociedade, pois as palavras passam muitas vezes a ter novos significados.

Em período mais recente, já houve evolução de "portador de deficiência" para "pessoa com deficiência", mudança aparentemente simples, mas que indica que ninguém "porta" a deficiência, não é um objeto a ser conduzido; a deficiência não está dissociada da pessoa.

Tais esforços nesta desconstrução se justificam visto que a deficiência, historicamente, é interpretada como um prejuízo ao sujeito; diante disso, há naturalmente uma atribuição de sentimento negativo correlacionado. O fundamento dessa percepção é socialmente construído, pautado em uma sociedade que visa a vantagem, foca no corpo que produz, convive diante de uma lógica binária de melhor e pior, mais forte e mais fraco, normatizando corpos.[3,4]

É a sociedade, na maior parte das vezes, que define a incapacidade, e é o indivíduo que sofrerá as consequências de tal definição.[5] Discussões acerca do capacitismo e inclusão social vêm ao encontro dessa remodelação social, que é lenta, mas progressiva.

Ainda que a Constituição reconheça e garanta leis de igualdade e a não discriminação, inúmeros são os desafios enfrentados pelo deficiente e por seus familiares. Esse tecido social se impõe, em suas barreiras físicas (mais visíveis), mas também no que é silenciado numa sociedade que segrega o que julga ser diferente. A confirmação do diagnóstico recai sobre os pais diante desse contexto cultural e desperta uma série de sentimentos pautados nessas referências iniciais.

O diagnóstico torna-se fonte de conflitos, que aflige não só os pais, mas todo o grupo familiar, que, ao longo da vida da criança vão elaborando o fato de existir na família uma pessoa não saudável.[6]

Há uma ruptura da rotina familiar, novos papéis são estabelecidos, há um deslocamento da atenção para os tratamentos, que, muitas vezes, envolvem fisioterapia, fonoaudiologia, estimulações cognitivas, psicoterapia, entre outros.

A depender do grau de comprometimento e possibilidades de interação de familiares, a vinculação poderá acontecer de forma superprotetora, isolando e impedindo o pleno desenvolvimento que é possível para aquela criança. Ou, ainda, de forma a hiperestimular, o que pode ser resultado do mecanismo de defesa ligado à negação, que busca não reconhecer a deficiência, corrigindo-a.

São as experiências que a criança vive na infância que a ajudarão a construir sua autoimagem e a determinar sua capacidade de sociabilização a partir de seus vínculos, interações estabelecidas e comportamentos familiares que moldarão sua personalidade.[3] Portanto, um trabalho bem executado com os pais tende a repercutir de forma bastante positiva, tanto para eles próprios em suas demandas, como para o paciente, que terá melhores condições de se apropriar de si.

Note-se que já foi listada uma série de demandas psicológicas, sendo estas campo vasto de necessidades do paciente e seus familiares. Idealmente, o trabalho psicológico deve abranger o paciente como um todo, transitar pelo social, pessoal, familiar e tratamentos de saúde. Dentro da realidade da atuação no ambiente hospitalar, o volume de pacientes é grande, portanto, é necessário que o psicólogo adapte sua abordagem para focar em demandas emergentes sinalizadas pela equipe, pelo paciente e familiares, realizar trabalhos em grupo e fazer encaminhamentos para a rede de atenção primária, sempre que possível.

O ambulatório de Medicina Física e Reabilitação da Santa Casa de Misericórdia de São Paulo recebe famílias de diferentes Estados do Brasil e de outras nacionalidades. Elas têm costumes, nível socioeconômico e arranjos sociais diversos. O acolhimento aos pais exige do profissional flexibilidade, leitura do contexto social e cultural familiar, além de manejo em equipe, pois é dessa forma que ele alcançará melhores resultados diante dos objetivos específicos do tratamento do paciente e de seus cuidadores.

A maior frequência dos encaminhamentos médicos da pediatria é por má adesão ao tratamento (seja do familiar/cuidador, seja recusa do próprio paciente), casos de diagnóstico recente, *bullying*, entre outros. Os casos de mais difícil resolução passam, na ampla maioria das vezes, por dificuldades sociais – financeiras e familiares –, o que gera grande impacto no tratamento e no bem-estar do paciente assistido.

Compreender a etapa do tratamento em que o paciente se encontra é fundamental para traçar o plano terapêutico. Entre todas as variáveis que cada caso pode apresentar, pois cada paciente realmente é único, alguns itens serão destacados para melhor compreensão dessas práticas.

a) Deficiência física congênita

Qualquer causa que provoque uma alteração na estrutura, função fisiológica ou anatômica desde o nascimento pode ser definida como deficiência física congênita. Algumas causas são a anoxia perinatal, a prematuridade, infecções maternas durante gestação, uso de drogas, entre outros.[7]

A deficiência pode ser completa ou parcial, podendo acometer seu aspecto físico apenas, mas também o cognitivo, não necessariamente de forma integrada. Tais repercussões afetarão diretamente na forma de interação da criança em desenvolvimento com o meio e na aquisição e no desempenho dos seus marcos do desenvolvimento, na rotina diária, na livre expressão.[8]

Quando a equipe médica realiza esse comunicado, ainda que possa haver bons exames, é impossível traçar com exatidão como a criança se desenvolverá sob uma perspectiva futura mais longa. A impossibilidade de dar informações mais precisas e adequadas pode deixar os pais expostos a informações incorretas, podendo distorcer o diagnóstico.[9]

Percebe-se que esses pais, ao chegarem para o acompanhamento ambulatorial, apresentam alto grau de ansiedade e de expectativas quanto ao futuro do filho; eles oscilam entre momentos de esperança e de otimismo e momentos de desânimo diante das dificuldades diárias, da percepção da continuidade do quadro clínico, sentimentos estes que podem levar a um quadro depressivo. Ainda na publicação de Ferrari e Moreti (2004),[9] as autoras apresentam a transcrição da entrevista realizada com uma mãe, cujo filho tem diagnóstico de paralisia cerebral, que exemplifica bem "eles mesmos falaram no caso que é uma incógnita, que criança é uma caixinha de surpresas" (p. 30).

Diante desse cenário, é preciso um atendimento com olhar voltado ao acolhimento, com foco em diminuir fatores de estresse dos pais. A escuta terapêutica perpassa as questões egoicas dos pais, o luto, as adaptações familiares e suas dificuldades, necessidades cirúrgicas, internações.

A divisão de cuidados com a rede de apoio é fundamental, o que permite a formação de um núcleo de cuidados mais igualitário e possibilita à criança uma vivência mais estimulante, visto que cada cuidador tem seus traços próprios de expressão de afeto.

Direcionar o esclarecimento de dúvidas quanto ao tratamento, fazer os encaminhamentos para a equipe, por exemplo, com foco social, amparando o paciente frente aos seus benefícios e direitos, é também parte da rotina e promove o acolhimento institucional dos pais, fortalecendo vínculo terapêutico com toda a equipe.

Um fato que observo é que enquanto bebês, alguns pacientes vêm para o tratamento no colo dos pais ou em carrinhos de bebê comuns; porém, com o avançar da idade, os pais já não conseguem mais carregar as crianças e os carrinhos se tornam inadequados, sendo necessária a introdução da cadeira de rodas, que favorece a locomoção e deixa a criança em uma postura adequada para seu desenvolvimento físico. Este processo costuma ser para os pais um marco doloroso, confirmatório da deficiência do filho e que exigirá ainda novas adaptações e ruptura com paradigmas pessoais.

b) Diagnóstico degenerativo na infância

As doenças degenerativas mais comumente observadas no ambulatório de reabilitação física são as distrofias musculares e de causas neurodegenerativas. O prognóstico de tais doenças passa a ser o foco do acompanhamento psicológico, visto que o processo reabilitacional não visa a recuperação/habilitação do paciente e o ganho de funções, mas sim promover melhor qualidade de vida e retardo das perdas funcionais previstas no curso da doença.

c) Deficiência adquirida por trauma

Caracteriza-se pela condição incapacitante, física e/ou cognitiva, provocada por acidente, como os acidentes automobilísticos, os domésticos (quedas de altura, queda de móveis sobre a criança, entre outros), que podem ocasionar traumatismo craniano, fraturas, lesões a órgãos, causando limitação temporária ou permanente.

No caso de lesão temporária, observam-se reações emocionais do paciente e de seus familiares mais transitórias, de ordem adaptativa, que, com boa evolução da recuperação motora e da independência funcional, tendem a se dissipar. Nestes casos, o encaminhamento para a Psicologia se faz quando o paciente desenvolve um quadro de cinesiofobia, que é relativamente esperado quando manifestado em grau leve – trata-se de um quadro de medo ou de insegurança de utilizar o membro fraturado, apoiar-se nele ou movimentá-lo, o que dificulta o trabalho de reabilitação.

Já a lesão permanente provoca reações emocionais mais complexas, forma-se um registro de antes e depois do acidente. Há uma ruptura. Os pais podem demorar a elaborar a perda do filho saudável; em alguns casos, hiperfocando no tratamento como forma de recuperar aquele filho de "antes".

Nestes casos, uma intervenção com uso de técnicas da terapia cognitivo-comportamental pode ser útil e é proposto aos pais e ao paciente o estabelecimento de metas de curto e médio prazo, para que possam observar os pequenos ganhos de forma mais positiva, concreta, no quadro clínico e nas possibilidades da criança. Recursos de meditação e técnicas de atenção plena são comprovadamente eficazes no controle da ansiedade e podem atuar de forma positiva na aceitação do quadro clínico do paciente, na aceitação da impossibilidade do retorno do tempo, consequente conexão com o agora – a realidade possível.

d) Deficiência intelectual

A deficiência intelectual pode ou não acompanhar a deficiência física, tem caráter multideterminado, acarreta tanto limitações intelectuais como comportamentos adaptativos.[10]

No relato dos pais, observa-se maior exigência adaptativa, visto que fatores comportamentais e verbais podem afetar diretamente a construção da relação mãe-bebê/criança-sociedade. Os pais descrevem o quanto precisam aprender a prever as necessidades do filho, elaborar e interpretar uma comunicação conforme a capacidade do seu desenvolvimento.

Em um atendimento, a mãe de uma criança de 4 anos certa vez disse "ele fala 'Cacá' pra tudo, mas o jeito que ele diz eu já sei o que quer, quando está com fome me chama bravo assim" (sic). Se está correta a interpretação da mãe ou não, não é objeto da análise, mas sim a capacidade que ela desenvolveu para entender a demanda do filho e suprir os cuidados respectivos.

Os pais, muito comumente, descrevem uma insegurança constante sobre a própria vida, com a crença de que, na possibilidade da morte deste principal cuidador, ninguém mais exercerá os cuidados ou compreenderá a criança da mesma forma. Este é um sentimento relatado com muita angústia pelos pais e precisa de acolhimento.

O estímulo ao convívio social tanto dos pais como da criança é, muitas vezes, pauta do atendimento psicológico, visto que alguns pacientes apresentam comportamentos mais impulsivos e espontâneos (interpretados socialmente como inadequados); outros são mais sensíveis a barulhos e a lugares mais agitados, a família acaba se isolando em seu próprio núcleo, perdendo oportunidades de lazer, sociabilização e crescimento.

e) Adolescente com deficiência

A adolescência, por sua própria característica, amplia a visão social do paciente, tornando o eixo da sua questão emocional a visão do outro sobre si. A exclusão dos pares e os episódios de *bullying* têm como consequência uma piora da autoestima.

O que se observa é que, na realidade, nesta fase do desenvolvimento, o paciente passa também a questionar seu tratamento, aumentando o abandono das terapias e a recusa ao uso de meios auxiliares de locomoção (muletas, andadores, bengalas). Há uma busca para normalização, as partes do corpo que mostram mais a deficiência tendem a ser escondidas e/ou omitidas. A insegurança frente à própria capacidade e à possibilidade de autonomia é um sentimento que transita entre os pais e o próprio paciente.

> "Foi justamente a fala de um adolescente, com diagnóstico de paralisia cerebral, no consultório do ambulatório que despertou minha atenção para a importância do acompanhamento dos pais de crianças com deficiência e que me lançou na compreensão do nosso maior desafio – o de promover a independência funcional e emocional, da melhor forma possível, ao paciente e valorizar sua autonomia para as decisões. Ele disse: 'Eu não quero mais que a minha mãe fale nos lugares sobre a minha deficiência, eu quero chegar lá como eu sou'" (sic).

Aos quinze anos ele consegue agora falar de si e por si. Recusa (como uma súplica) o anúncio antecipado da sua deficiência, afirma com bastante segurança que deste momento em diante ele responderá sobre as causas, consequências e suas necessidades especiais de cuidado. É necessário dar voz ao paciente.

(Re)Construções Necessárias

Em um relato autobiográfico, Marco (2020)[2] faz uma analogia do corpo como uma casa habitada por um morador; sua vivência como pessoa com deficiência deu-lhe, durante muitos anos, a percepção de que ele era um invasor da sua própria casa, já que sua história era narrada por "verbos de outros" (p. 9), construiu uma verdade para si ditada a partir de pessoas que afirmavam saber mais do seu corpo do que ele próprio.

Este é um cuidado fundamental para os psicólogos e demais terapeutas, para que seja possível também sensibilizar os pais e cuidadores de forma geral – o paciente deve, sempre que possa, ser o condutor do seu processo, ele é que deve dizer sobre si, aonde pretende chegar, o que o angustia e quais as intervenções que devem ser feitas.

Os pais da criança pequena devem ser estimulados a valorizar e proporcionar o melhor das características individuais do seu filho. Preparar o ambiente não como forma de blindar as frustrações e dificuldades, mas de forma a adaptar o acesso que lhe permita o máximo de independência funcional e emocional.

Não deve ser esquecida a relação entre a pobreza e a incapacidade, uma vez que 80% dos incapacitados estão dentro dessa faixa social; é preciso que se faça algo de caráter mais amplo para uma sociedade mais justa e igualitária.[11] Ao serem estimuladas escolhas e autonomia, favorecendo uma melhor integração do deficiente e sua família, é preciso envolver também toda a sociedade.

É necessário, na atuação hospitalar e clínica, ter em mente esse eixo, que se torna fundamental – o lugar de autonomia das decisões frente ao próprio tratamento, em como o paciente quer ser cuidado, proporcionando condições para seu amplo desenvolvimento. Levar a pauta para discussão social mais ampla para permitir a inclusão de forma mais efetiva; bandeira, muitas vezes, levantada pelos familiares que se fortalecem nessa luta por mais visibilidade e garantia de direitos.

Os pais, se mais bem recebidos socialmente, amparados pelo respeito às individualidades, certamente construirão para si e para seus descendentes melhores condições de desenvolver uma autoestima fortalecida e de elevar a qualidade de vida. Os reflexos disso certamente irão além do seu núcleo familiar, se estendendo a toda sociedade.

BIBLIOGRAFIA

1. Brasil. Lei nº 13.146, de 6 de julho de 2015. Institui a Lei Brasileira de Inclusão da Pessoa com Deficiência (Estatuto da Pessoa com Deficiência). Brasília: Consulta ao site do Governo Federal [acesso em 25 de abril de 2021]. Disponível em: http://www.planalto.gov.br/ccivil_03/_ato2015-2018/2015/lei/l13146.htm.
2. Sassaki RK. Como chamar as pessoas que tem deficiência? In: Vida Independente: história, movimento, liderança, conceito, filosofia e fundamentos. São Paulo, 2003.
3. Silva AMF. Representações sociais da família sobre a deficiência física e suas implicações no cotidiano. Tese (Mestrado). Florianópolis: Universidade Federal de Santa Catarina, 2011.
4. Marco VD. Capacitismo: o mito da capacidade. 1ª ed. Belo Horizonte: Letramento, 2020.
5. Buscaglia L. Os deficientes e seus pais: um desafio ao aconselhamento. Rio de Janeiro: Record, 2002.
6. Góes FAB. Um encontro inesperado: os pais e seu filho com deficiência mental. Psicol Ciênc Prof, 2006; 26(3):450-461.

7. Macedo PCM. Deficiência física congênita e saúde mental. Rev SBPH, 2008; 11(2): 127-139.
8. Mancini MC, Alves ACM, Schaper C, Figueiredo EM, Sampaio RF, Coelho ZAC, et al. Gravidade da paralisia cerebral e desempenho funcional. Rev Bras Fisioter, 2004; 8(3):253-260.
9. Ferrari JP, Morete MC. Reações dos pais diante do diagnóstico de paralisia cerebral em crianças com até 4 anos. Cad Pós-Grad Distúrb Desenv, 2004; 4(1):25-34.
10. Veltrone AA, Mendes EG. Descrição das propostas do Ministério da Educação na avaliação da deficiência intelectual. Paidéia, 2011; 21(50):413-421.
11. Gasparotto MC, Alpino AMS. Avaliação da acessibilidade domiciliar de crianças com deficiência. Rev Bras Ed Esp, 2012; 18(2):337-354.

15

Ações Psicopedagógicas em Âmbitos de Saúde

SONIA MARIA COLLI DE SOUZA

De acordo com o Código de Ética da Psicopedagogia Brasileira, art. 1º, "Psicopedagogia é um campo de atuação em Educação e Saúde que se ocupa do processo de aprendizagem considerando o sujeito, a família, a escola, a sociedade e o contexto sócio-histórico, utilizando procedimentos próprios e fundamentados em diferentes referenciais teóricos".

Parágrafo 1º "A intervenção psicopedagógica é sempre da ordem do conhecimento, relaciona-se com a aprendizagem, considerando o caráter indissociável entre os processos de aprendizagem e as suas dificuldades".[1]

A Psicopedagogia na Saúde é uma atuação interdisciplinar de conhecimento, ensino e pesquisa, que guarda o contorno clínico pela abordagem individual e pelo método clínico empregado em seu atendimento ao sujeito e, ao mesmo tempo, tem contorno institucional porque se faz em instituições de saúde com organizações próprias e peculiares. A Psicopedagogia brasileira tem aportes teóricos em diversas áreas do conhecimento como na Psicanálise, Epistemologia Genética, Psicologia Sócio-Histórica, Psicogenética, Fenomenologia, Teoria Comportamental Cognitivista. Nesse sentido, vale citar a Psicologia Humanista que procura favorecer a busca pelo sentido de vida, ao atentarmos às necessidades intrínsecas de autorrealização, incentivando o sujeito como protagonista a buscar e encontrar o sentido da sua vida com autodeterminação no desenvolvimento de seu potencial seja ele qual for, de forma lúdica e criativa. A escolha teórica que orienta a modalidade de intervenção psicopedagógica segue critérios do profissional que a desenvolve, sua formação e visão crítica pessoal.

Na década de 1990, tomou força, na Medicina Antroposófica, uma ideia iniciada na década de 1960 – a Salutogênese. A Salutogênese foi proposta por Aaron Antonovsky, sociólogo e médico americano, que descreveu o desenvolvimento da saúde como um processo de descoberta pessoal para a busca e a força que levam pessoas a estarem saudáveis. A partir dessa observação, Antonovsky propõe seu uso nas fontes de saúde como uma mudança de paradigma nas ciências da Saúde, que buscavam principalmente explicações para fatos de doenças nas pessoas e não fatos de saúde. Antonovsky, chamou de "senso de coerência" o fundamento da Salutogênese e, como senso de coerência, afirmou ser este um estado de harmonia e bem-estar consigo mesmo e com o meio. Juntamente com Michaela Glocker, Antonovsky apontou fatos em pesquisas sobre condições que o ser humano pode e precisa desenvolver de aprendizado que o capacitam a desviar ou a não desenvolver situações críticas ou, ainda, a lidar com elas de modo mais adequado, para manter a saúde. Enquanto a Patogênese investiga a doença e sua etiologia, a Salutogênese procura averiguar o que assegura a saúde: "Por meio da aprendizagem, busca o que permite a saúde de cada sujeito, entendendo suas necessidades e particularidades".[2]

A Salutogênese apresenta a possibilidade de que Educação e Saúde busquem o equilíbrio na atuação do homem, tendo-o como sujeito na aquisição da própria saúde. A Salutogênese aponta a promoção da saúde pessoal e social por intermédio de um aprendizado constante em uma educação intraescola e extraescola, promovendo o conhecimento e a responsabilidade do sujeito interno de cada ser humano.

Outro avanço para as reflexões psicopedagógicas em Saúde pode ser visto em Denis Bois[3] que aborda a Somatopsicopedagogia. Para ele, o sofrimento e a dor física são desafios do Eu Sensível e saber lidar com as próprias dores é questão de aprendizagem. Para Bois, os profissionais da Educação e da Saúde são profissionais do cuidado, são os que acompanham o outro no seu processo de aprender a cuidar de si. Assim, pode-se afirmar que a Psicopedagogia na Saúde é uma área transdisciplinar de conhecimentos, ensino e pesquisa com objetivos filosóficos e metodológicos abrangentes.

A Fenomenologia, pelo seu posicionamento frente aos fatos, buscando a volta às coisas mesmas para o reencontro com a verdade dos dados originais da experiência, me parece contemplar a necessidade de que o sujeito se conscientize das próprias experiências de saúde para que amplie a elaboração do seu próprio fato para praticar ações resilientes e, assim, poderá colaborar em seu restabelecimento ou na sua adaptação pessoal.

O mesmo se dá na aprendizagem escolar; é preciso que o sujeito conheça as suas habilidades e as suas dificuldades para que amplie seu olhar sobre o conhecimento e aceite novas experiências ressignificando sua aprendizagem.

Dessa forma, justifica-se a abordagem pessoal que tem norteado alguns trabalhos psicopedagógicos em Saúde realizados em ambulatórios, enfermarias, casa de apoio a transplantados cardíacos e em consultório particular, a crianças e jovens com doenças crônicas e oncológicas em tratamento ou pós-tratamentos médicos e cirúrgicos.

A Psicopedagogia pode e deve acontecer em diferentes âmbitos de saúde como hospitais, ambulatórios, clínicas pediátricas, hebiátricas, casas de apoio a crianças e adolescentes com doenças crônicas e/ou com transplantes, instituições de longa permanência de idosos vinculadas ou não a hospitais e santas casas. Cada um desses espaços terá sua ação delimitada pelas circunstâncias, sujeitos e agentes, sempre buscando fazer a estimulação cognitiva, manutenção da escolaridade, reinserção escolar quando possível, tratamento das dificuldades de aprendizagem decorrentes ou concorrentes dos agravos de saúde, além do favorecimento à adesão responsável do sujeito aos seus tratamentos de saúde e da própria aprendizagem. Quanto à reinserção escolar após cirurgias e tratamentos de saúde que determinaram afastamento escolar, há que se debruçar não só sobre as possíveis defasagens causadas no sujeito, mas também sobre as condições residuais deste, além de sugerir procedimentos escolares e adaptações curriculares.

Os programas psicopedagógicos (desenvolvidos por essa autora) e orientados ou supervisionados até o momento nos espaços já descritos envolveram organização e atividades em brinquedotecas e ludotecas; programas de contação de histórias em enfermarias; programas de arte e expressividade; intervenção avaliativa e tratamento em casa de apoio a crianças e jovens transplantados cardíacos; orientação à família e aos professores para reinserção escolar; avaliações e tratamentos em consultório particular.

A formação dos profissionais de psicopedagogia para atuação em âmbitos de saúde está em construção e reconstrução permanente. Depende inicialmente de sua formação acadêmica em Psicopedagogia, mas exige conhecimentos agregados sobre patologias de cada sujeito atendido e as repercussões de tais patologias na aprendizagem, dos efeitos farmacológicos esperados e indesejáveis, de dinâmicas organizacionais da saúde pública. Fazem-se indispensáveis estágios supervisionados, constante aprimoramento técnico e educacional, tratamento pessoal mediante psicoterapia e trabalho de autoconhecimento.

Atualmente, a atuação profissional psicopedagógica é ainda incipiente, há algumas intervenções pontuais e outras, de caráter voluntário humanitário assistencial em organizações não governamentais (ONG) e organizações da sociedade civil de interesse público (OSCIP) e obras sociais. A atuação psicopedagógica na Saúde se encontra subordinada a indicações de projetos pontuais, quando deveria ser mobilizada para a contratação de profissionais para atuação em equipes ambulatoriais e hospitais infantis, ampliando e especializando o atendimento pedagógico hospitalar à criança e ao adolescente conquistado a partir da aprovação do Estatuto dos Direitos da criança e do Adolescente.

A Psicopedagogia na Saúde ou Hospitalar precisa do apoio dos seus pares profissionais e das áreas de conhecimento como a Medicina, a Psicologia, o Serviço Social, a Enfermagem e a Pedagogia. Que acreditem na sua importância para que possa de fato acontecer.

BIBLIOGRAFIA

1. Código de Ética da Psicopedagogia.
2. Marasca E. Saúde se Aprende, Educação é que Cura – da Pedagogia Waldorf à Salutogenese. São Paulo: Antroposófica, 2009.
3. Bois D. O Eu Renovado: Introdução à Somatopsicopedagogia. São Paulo: Ideias e Letras, 2008.

16

A Relação entre Netos e Avós: O Fenômeno da Avosidade na Pediatria

CAIO HENRIQUE VIANNA BAPTISTA

"... Bracinhos de criança...
O tumulto da presença infantil ao seu redor.
Meu Deus, para onde foram as crianças?
Naqueles adultos cheios de problemas que hoje são os filhos,
Que têm sogro e sogra, cônjuge, emprego, apartamento e prestações,
Você não encontra, de modo algum, suas crianças perdidas...
São homens e mulheres...
Não são mais aqueles que você recorda.
E então, um belo dia, sem que lhe fosse imposta nenhuma das agonias
Da gestação ou do parto,
O doutor lhe coloca nos braços um bebê!
Completamente grátis!
Nisso é que está a maravilha!
Sem dores, sem choro,
Aquela criancinha da qual você morria de saudades,
Símbolo ou penhor da mocidade,
Longe de ser um estranho, é um filho seu que é devolvido!
E o espanto é que todos lhe reconhecem o direito de o amar com
Extravagância! (...)"

(*A Arte de Ser Avó* – Rachel de Queiroz)

A Criança Adoecida, os Avós e as Configurações Familiares

O impacto de se conviver com uma criança adoecida no âmbito familiar ainda é algo a ser trabalhado, não apenas com a criança e com a família em si, mas também com a sociedade em geral.

Uma criança doente mostra a todos que a cercam que a vida apresenta nuances e contradições de difícil elaboração. A doença na infância destrói as estruturas criadas por uma sociedade e por uma cultura – quase universal – de que a criança é símbolo de vitalidade e saúde e, diante disso, a família e a equipe de saúde se veem impelidas a lidar com a adversidade humana do "entrelaçar entre morte e vida, ainda no começo de uma vida".

Quando uma criança nasce, "novas vidas" nascem com ela, nascem pais, avós, tios, padrinhos... As funções familiares "nascem" com o nascimento de uma criança, modificando posturas diante da vida, configurando responsabilidades e impondo lutos a serem elaborados, pois ter filhos (netos, sobrinhos ou afilhados) pressupõe perdas de lugares já ocupados em outros momentos e, nem sempre, pressupõe - como muitos podem imaginar - um suposto "ganho" no âmbito familiar.

Pinto, Ribeiro e Silva (2005),[1] ao falarem sobre a família de crianças hospitalizadas, trazem a questão do impacto emocional dos familiares, ressaltando que o adoecer não é algo restrito às crianças, mas que se estende à família que se vê adoecida e em sofrimento por vivenciar essa hospitalização. A família - os pais, em especial–, pode vivenciar a internação da criança de maneira muito particular a depender do vínculo instituído entre eles. Em grande parte dos casos, o sofrimento emocional dos pais e dos demais familiares pode ser tão intenso a ponto de influenciar ativamente a maneira como a criança enfrentará seu processo de hospitalização[1].

Já no que diz respeito à criança hospitalizada em si, esta, além do fato de ter de conviver com modificações internas e externas constantes - próprias da etapa de vida em questão –, se vê diante de tarefa adicional e particularmente difícil: o adoecer.[2]

A doença para a criança pode antecipar e atualizar a angústia de separação de seus genitores, ameaçar sua integridade egoica e colocá-la, constantemente, diante da experiência de frustração.[2] Neste contexto, a experiência vivenciada pelos familiares pode se amalgamar às experiências da criança durante o período de hospitalização e experimentação do processo de adoecer, fazendo com que as dores emocionais advindas desses processos sejam intensificadas.

Cada injeção, cada acesso periférico, cada pré ou pós-operatório, cada comprimido ou gota de medicação atualiza, nos familiares, dores indescritíveis e marcas difíceis de serem apagadas. Essas marcas emocionais, por sua vez, podem ser transcritas e transmitidas, por meio das relações intergeracionais, nas histórias familiares. Elas tendem a ajudar as famílias a se configurarem, a criarem estratégias de enfrentamento particulares e, por vezes, a restaurarem formas de ajuda mútua entre os membros.

Neste sentido, podemos vislumbrar a inserção da figura dos avós como pontos de apoio para os pais e para as crianças hospitalizadas. Os avós, neste contexto, vêm desempenhando múltiplas funções, principalmente na impossibilidade da presença dos pais ou por conta da experiência acumulada na criação dos filhos. Por esses e outros motivos, vale destacar que o impacto da doença de crianças na vida familiar traz consigo a necessidade de novas configurações dentro dessa estrutura, possibilitando a presença dos avós para o desempenho dos cuidados para com a criança, bem como para o revezamento da figura de cuidador que em muito pode contribuir para uma passagem menos dolorosa pelo processo de adoecimento, tanto por parte da própria criança como por parte dos pais.

Entender a Relação entre Netos e Avós: Contribuição à Equipe de Saúde

Antes mesmo de pensarmos no fenômeno da avosidade, faz-se necessário compreender a questão da transmissão psíquica geracional. Goldfarb e Lopes (2009)[3] lançam luz sobre o fato de que, desde o nascimento, não nos constituímos sozinhos, pois somos permanentemente inseridos em um projeto identificatório que conta com a passagem do tempo e com as informações que recebemos sobre aquilo que somos – ou seremos – a partir das projeções de outrem.

A transmissão psíquica entre gerações acontece com todas as pessoas, pois somos atravessados pelo tempo, pela linguagem, pela cultura e pelas projeções de "Outros", ou seja, conseguimos, ainda que minimamente, responder à pergunta "Quem sou eu?" pelo fato de estarmos expostos a esses fatores. A transmissão psíquica entre gerações ocorre quando o sujeito é informado sobre hábitos, costumes e cultura familiar por meio de histórias que, por sua vez, vão formando o nosso mundo psíquico desde a tenra infância até a velhice.

Mesmo que um sujeito não conviva com múltiplas gerações em seu âmbito familiar, essas histórias tendem a formar um cenário propício para que a subjetividade se construa e edifique-se. Porém, quando da convivência com avós, esse processo de construção da subjetividade pode ser facilitado a depender da qualidade dessa relação e da qualidade da relação desses avós com seus próprios filhos.[3]

Aqui vale destacar o conceito de avosidade para que seja possível compreender como ele se aplica nos diversos contextos e, em especial, na situação da criança que experimenta seu adoecimento no hospital. A avosidade pode ser definida a partir do momento em que uma pessoa se torna pai ou mãe de alguém que se tornou pai ou mãe.[3] Ela não diz respeito apenas ao evento biológico do nascimento de uma criança no núcleo familiar, mas também à construção de novos papéis dentro desse núcleo e ao impacto subjetivo ocorrido com o nascimento ou chegada do neto.

A avosidade, também conhecida como "vovozice", diz respeito à relação estabelecida entre avós e netos. Essa relação pode se dar de diversas maneiras a depender daquilo que a família construiu em relações intergeracionais anteriores, podendo ser altamente significativa em termos emocionais tanto para as crianças como para os próprios avós.[3] A partir da ótica dos avós, a avosidade parece se estabelecer desde o momento em que eles tomam conhecimento da gestação, do nascimento ou da chegada da criança na família. Já a partir da ótica da criança, a avosidade se constitui quando ela reconhece a figura dos avós dentro do contexto familiar, ou seja, quando a criança também começa a diferenciar os papéis existentes na dinâmica da família.

Os lugares ocupados pelos netos e pelos avós têm função estruturante no psiquismo de ambos.[3] A criança, no processo de transmissão psíquica geracional, tem a possibilidade de construir sua identidade apoiando-se em todas as informações repassadas a ela pelos seus avós sobre, por exemplo, histórias da família, sobre hábitos, costumes e cultura intrafamiliar. Essas informações assumem um caráter de construção da subjetividade das crianças e de estabelecimento de crenças de ordem familiar.

Já para os avós, há a possibilidade de "recomeço" quando da presença e convivência com os netos. Neste caso – a depender da qualidade e frequência da relação –, os avós poderão reeditar e/ou reparar as relações que tiveram com seus filhos, entrar em contato com as questões do envelhecimento e da passagem do tempo e, até mesmo, revisitar outras etapas de desenvolvimento no intuito de elaborá-las.

Vale destacar que a relação entre netos e avós também é permeada por questões socialmente construídas e pouco funcionais, sendo estas, por vezes, atreladas à ideia de "afeto", "carinho" e "amor", sentimentos que nem sempre são parte da realidade vivida nas avosidades contemporâneas.

Cardoso (2011),[4] ao falar sobre os avós nas histórias infantis, traz como exemplo a função desempenhada por eles em programas de TV e na literatura infantil, enfatizando o papel de cuidado que estes desempenham e as relações pautadas em carinho, diversão e liberdade. Contudo, os avós, na contemporaneidade, tendem a desenvolver diversas funções no âmbito familiar e para com as crianças que, por vezes, envolvem aspectos relacionados à educação, condutas sociais e morais e, até mesmo, funções de cunho financeiro e de sustento do neto e dos demais familiares.

Diante dessa visão acerca da complexidade existente na relação entre netos e avós, podemos pensar que, no contexto hospitalar, tais demandas precisam ser mais bem investigadas e tratadas.

Em unidades pediátricas, é comum perceber a presença maciça dos pais acompanhando as crianças em seus leitos, bem como situações que envolvem o contato das crianças com a equipe de saúde. Crianças que vivenciam longas internações podem, até mesmo, começar a perceber a equipe de saúde como mais vinculada a elas do que os próprios familiares.

A presença dos avós nesse contexto tende a ser mais frequente em razão de eventos sociais contemporâneos como a diminuição do número de filhos por família, a entrada e a consolidação da mulher no mercado de trabalho e o próprio vínculo desenvolvido entre avós e criança anterior à hospitalização.

Também vale lembrar que as relações entre netos e avós podem ser bastante disfuncionais, tendo em vista que os avós podem ser excessivamente permissivos ou, até mesmo, potenciais geradores de conflitos intrafamiliares por terem a necessidade de assumir papéis que não lhes cabem. Goldfarb e Lopes (2009),[3] neste sentido, destacam que a avosidade pode se manifestar de diversas formas e nem sempre isso terá uma característica positiva ou funcional. Algumas relações constituídas entre netos e avós podem atravessar as relações estabelecidas entre os pais (filhos dos avós) e os netos (filhos dos filhos). A função dos avós reside, também, no fato de não invadir a função de seus filhos enquanto pais em aspectos como a educação do neto e na transmissão de valores que devem ser fundantes na relação pais-e-filhos.

No entanto, a depender de questões excepcionais, alguns avós acabam por desempenhar a função de pais junto aos netos e tal fato pode se dar diante da impossibilidade da atuação dos pais, por exemplo, no caso da morte dos pais da criança. Nessa hipótese, a função dos avós se preserva, porém eles assumem tarefas e ações que deveriam ser realizadas pelos pais falecidos. Em casos como esse, uma avosidade vista como "funcional" é aquela em que os avós preservam suas funções e, na transmissão de informações, preservam a imagem e o histórico dos pais para a criança.

No contexto hospitalar, faz-se de extrema importância a avaliação minuciosa e cuidadosa da relação entre netos e avós. A qualidade do vínculo entre eles, a avaliação dos costumes e de hábitos familiares e a relação entre pais e avós podem ser pontos de atenção para a equipe de saúde, pois, quanto maior a compreensão desses fatores por parte da equipe multidisciplinar, melhores intervenções e ações para com a criança em situação de adoecimento e tratamento.

Reflexão sobre a Prática do Psicólogo frente ao Fenômeno da Avosidade na Pediatria

A psicologia hospitalar com crianças tem avançado de maneira importante nos últimos anos, trazendo contribuições ímpares para o psicólogo que se propõe a trabalhar com esta população.

Sabe-se que o trabalho com crianças em situação de adoecimento e hospitalização deve levar em consideração o papel dos responsáveis (normalmente os pais ou tutores legais), bem como aquele desempenhado pela equipe de saúde.

O psicólogo, ao se deparar com a figura dos avós nas internações de crianças, não deve subestimá-la, pois, por vezes, são os avós quem detém informações importantes sobre a criança, bem como sobre a relação que esta estabelece com o seu mundo, com o tratamento e com o adoecimento.

A avaliação dos avós se faz necessária a fim de se compreender (sob outra ótica que não a dos pais) aquilo que vem sendo vivenciado pela criança desde seu diagnóstico até o momento presente. Os avós podem interferir positiva ou negativamente durante todo o tratamento da criança mesmo que não estejam presentes na cena hospitalar. Crianças que vivenciam a questão do adoecimento no hospital e que convivem com seus avós podem demonstrar reações diferenciadas daquelas que não têm contato com essas figuras. Nessa perspectiva, vale pensar em uma avaliação da criança e dos avós que contemple olhares sobre essa relação e sobre a forma como a criança e seus avós foram impactados pelo processo de adoecimento e hospitalização.

Mrech (1999),[5] quando fala sobre a avaliação da criança por meio do brincar, demonstra a necessidade de compreensão desse processo por parte do psicólogo, pois o brincar traz a possibilidade de dar voz à criança quanto àquilo que pode ser difícil de ser traduzido por meio da fala. O brincar se revela como linguagem e expressão da criança, principalmente em um contexto como o hospitalar. É no brincar que a criança tem a possibilidade de falar não apenas sobre si mesma, mas também sobre a relação que estabelece com a doença, com o ambiente do hospital, com seus pais, com a equipe de saúde e, até mesmo, com seus avós.

Quando a presença dos avós se mostra significativa durante o adoecimento da criança, um olhar mais apurado e cuidadoso por parte do psicólogo e da equipe de saúde se faz necessário. Nesse sentido, pode ser válida a avaliação do papel que esses avós desempenham no mundo psíquico da criança. Quando a relação se mostra próxima e efetiva em casa ou antes do processo de adoecimento, a ausência dos avós pode impactar diretamente a adesão ao tratamento da criança durante a internação.

Porém, vale destacar que os avós também podem ser disfuncionais nesta relação com os netos e afetar negativamente a adesão ao tratamento, necessitando, assim, de orientação direta por parte do psicólogo e da equipe multidisciplinar. É muito comum que as orientações à família sejam dadas aos pais da criança, contudo, se há uma relação efetiva entre netos e avós, vale avaliar a necessidade de orientar diretamente os avós, implicando-os nos cuidados a serem despendidos às crianças em tratamento.

Explicar sobre a gravidade do quadro, orientar quanto às condutas e aos comportamentos comuns da criança em situação de tratamento e validar as orientações dos demais componentes da equipe multidisciplinar são estratégias possíveis de intervenção junto aos avós, além da avaliação e do acompanhamento das demandas adicionais que podem vir a surgir diante da gravidade do quadro das crianças.

O suporte psicológico prestado aos avós também deve levar em consideração o contato que estes têm com a equipe de saúde e com os pais da criança. Ao psicólogo, cabe a avaliação da qualidade das relações estabelecidas entre os avós e os demais envolvidos nos cuidados da criança, pois, no hospital, pode ser comum a sensação de impotência dos avós frente às demandas de saúde do paciente ou, até mesmo, a situação oposta, em que os avós acabam por desenvolver conflitos com a equipe e/ou com os pais acerca dos cuidados despendidos com o paciente.

Na avaliação da criança, um ponto importante e de atenção é o significado que os avós têm para ela. É a partir daquilo que é mencionado pela criança sobre os avós que o psicólogo terá a possibilidade de verificar o impacto positivo ou negativo da presença deles neste contexto. Aqui vale verificar os possíveis ganhos secundários que a criança pode ter com seus avós, bem como a possibilidade de melhor adesão ao tratamento quando eles estão presentes.

Considerações Finais

A ausência de pesquisas sobre a relação entre netos e avós é um ponto de atenção, principalmente em ambientes como as unidades pediátricas e diante das mudanças presentes e constantes nas configurações familiares contemporâneas.

A figura dos avós necessita de maior atenção, não só por parte do psicólogo que se propõe a trabalhar com crianças no ambiente hospitalar, como também por parte da própria equipe multidisciplinar, pois eles podem ser, se bem manejados, grandes aliados no tratamento da criança no hospital, como no tratamento e seguimento ambulatorial após a alta, quando estes se fazem necessários.

Vale destacar, também, que a relação entre netos e avós pode ser potencialmente complexa, necessitando, assim, de discussão constante em visitas e/ou reuniões multidisciplinares.

O alinhamento do discurso junto à equipe, ao psicólogo e à família é fundamental para promover um atendimento de qualidade à criança hospitalizada, bem como amenizar as tensões comuns no contexto em questão. Por isso, a integração adequada e cuidadosa dos avós neste ambiente pode promover uma melhor experiência de hospitalização da criança, bem como diminuir o sofrimento psíquico desta e dos demais envolvidos nos cuidados durante todo o tratamento.

BIBLIOGRAFIA

1. Pinto JP, Ribeiro CA, Silva CV. Procurando manter o equilíbrio para atender suas demandas e cuidar da criança hospitalizada: a experiência da família. Rev Latino-Am de Enfermagem, 2005; 13(6):974-81.
2. Vieira ACOA. Clínica com crianças em instituição hospitalar. Prática interdisciplinar em uropediatria. In: Santos NO, De Lucia MCS (orgs). Psicologia Hospitalar, Neuropsicologia e Interlocuções: avaliação, clínica e pesquisa. 1ª ed. Rio de Janeiro: Roca, 2016.
3. Goldfarb DC, Lopes RGC. Avosidade: A Família e a Transmissão Psíquica entre Gerações. In: Côrte B, Goldfarb DC, Lopes RGC (orgs). Psicogerontologia: Fundamentos e Práticas. Curitiba: Juruá, 2009.
4. Cardoso AR. Avós do Século XXI: Mutações e Rearranjos na Família Contemporânea. Curitiba: Juruá, 2011.
5. Mrech LM. Além do Sentido e do Significado: A concepção psicanalítica da criança e do brincar. In: Mrech LM. Psicanálise e Educação: Novos Operadores da Leitura. São Paulo: Pioneira, 1999.

17

A Criança na Quimioterapia

ELISA MARIA PERINA

PAULA ELIAS ORTOLAN

"Muitas vezes basta ser: colo que acolhe, braço que envolve, palavra que conforta, silêncio que respeita, alegria que contagia, lágrima que corre, olhar que acaricia, desejo que sacia, amor que promove..."

Quando uma Criança Adoece: Cuidar além do Curar

Antes de se pensar na criança diante da quimioterapia, é preciso levar em consideração algumas questões essenciais para o cuidado integral da criança com câncer e o de seus familiares. A primeira pergunta deveria ser: "quem é essa criança?" E, ainda: "como é a dinâmica de funcionamento dessa família?" Isso, na verdade, não é o que acontece. Quase todos os olhares vão para a doença, o corpo desfigurado e mutilado ou para os resquícios de um corpo saudável, que logo mais estará transfigurado pelos corticoides, pelas infindáveis punções venosas, pela queda de cabelo, pelo emagrecimento decorrente de ânsias, vômitos e recusa de alimentos outrora tão apetitosos e, de repente, tão sem cheiro e sem sabor. O prazer da infância dá lugar ao desprazer desse espaço sombrio, ameaçador e, muitas vezes, experienciado como extremamente punitivo. Sentimentos de culpa e de castigo emergem com muita intensidade e as perguntas que não calam as crianças e seus pais: "o que eu fiz para ter essa doença?" "Onde errei?", "Deus, por que me abandonaste?". Tristeza, depressão, lamentações, raiva, irritabilidade, agressividade, melancolia são emoções visivelmente expressas em seus rostos ou atos. A doença se impõe, fragiliza, vulnerabiliza. O medo paralisa as ações e decisões. Necessitam de amparo, proteção e acolhimento para que o estado de torpor dê lugar ao início de elaboração das perdas advindas do adoecer e à compreensão cognitiva e emocional do que terão de enfrentar.

O psico-oncologista e a assistente social têm um papel preponderante ao dar voz a essas crianças e a seus pais, conhecendo sua história, crenças, cultura, valores, religiosidade ou espiritualidade, as inter-relações no contexto familiar e social, formas de enfrentamento diante de situações de crise, grau de tolerância à frustração, mecanismos de defesa utilizados e capacidade de resiliência. Dessa forma, a equipe multiprofissional e interdisciplinar poderá planejar, de acordo com as necessidades físicas, psicossociais e espirituais de cada indivíduo, a assistência que melhor atenda às demandas da criança e do grupo familiar, no sentido de facilitar a adaptação e a aceitação das propostas terapêuticas para a recuperação da saúde.

A vivência do profissional de saúde, principalmente da equipe de enfermagem que é responsável por realizar os procedimentos invasivos nas crianças, também pode ser permeada por estresse, pois as crianças tendem a ser muito reativas com procedimentos que causam dor. Portanto, é importante que esse olhar integral ao manejo do tratamento na quimioterapia seja estendido à equipe de saúde.

Os profissionais de saúde sempre poderão se sentir tocados afetivamente enquanto lidam com crianças com câncer e fazem o manejo de procedimentos invasivos e dolorosos. Jamais será confortável estar tão perto do sofrimento humano, e sentimentos profundos, transcendentais e esmagadores poderão ser despertados. Por isso, é importante delinear um plano de trabalho em equipe, pois esse trabalho envolve nuances para cada criança e sua família. As crianças toleram com coragem seus sintomas e efeitos colaterais decorrentes da quimioterapia. As famílias ajustam suas expectativas, abraçam o presente e abandonam a "tirania" do futuro. E, então, o trabalho da equipe é de competência e compaixão, pois o profissional é a principal ferramenta de trabalho do cuidado humanizado.

Percepções e Vivências da Criança na Quimioterapia

"Se a gente cresce com os golpes duros da vida, também podemos crescer com os toques suaves na alma."

O cuidado integral deve começar desde o primeiro instante que a criança, pais e irmãos entram no ambulatório ou no hospital de Oncologia Pediátrica.

É preciso ressaltar que, na maioria das vezes, as crianças chegam aos centros de referência do tratamento de câncer infantil após um longo percurso em busca de médicos nos postos de saúde ou em clínicas pediátricas. Somente após a suspeita do diagnóstico de câncer é que são direcionadas para os especialistas. Portanto, já chegam muito mobilizadas pela comunicação do possível diagnóstico de câncer, nem sempre feita de maneira habilidosa. Para transmitir uma má notícia, é preciso que o médico estabeleça, antes, uma aliança terapêutica e um vínculo de confiança com a criança e sua família. Deve fornecer explicações minuciosas a respeito da doença e de seu tratamento, responder às suas dúvidas e estar atento à linguagem corporal de cada membro da família para que as informações e os processos adaptativos possam ser assimilados.

A partir da confirmação do diagnóstico do câncer, a criança precisa modificar sua rotina de vida devido ao tratamento, o que terá reflexos no seu ambiente de convivência, nas relações sociais e escolares e na realidade ao seu redor.

Para a maioria das crianças acometidas pelo câncer, os exames diagnósticos e o tratamento incluem procedimentos dolorosos e invasivos. O tratamento para algumas neoplasias consiste predominantemente na quimioterapia, em especial leucemias e linfomas e, na maioria dos outros tipos de câncer, existe uma associação com cirurgia e/ou radioterapia.

A administração da quimioterapia pode ser feita no ambulatório ou na unidade de internação, dependendo do que é preconizado nos protocolos de tratamento para cada uma das neoplasias. No tratamento específico, com quimioterapia, são realizadas punções, manipulação de cateter e aplicação de injeções. A quimioterapia também provoca uma série de reações adversas, tais como náuseas, alopecia, fadiga, alterações no peso e nos padrões de sono, mudanças no paladar e, consequentemente, dificuldades na alimentação. Esses sintomas podem ser evidenciados nos aspectos relacionados à severidade, intensidade, duração ou persistência da doença ou do tratamento e mobilizam intenso sofrimento físico e emocional. As crianças podem desenvolver comportamentos e reações de medo, irritabilidade, raiva, ansiedade e dor associadas à administração da quimioterapia, que pode ser intravenosa, intramuscular, subcutânea ou intratecal.

O manejo dos sintomas decorrentes da doença ou do tratamento constitui um aspecto central do tratamento oncológico pediátrico que, se não for bem cuidado, pode resultar em estresse para a criança, a família e a equipe de saúde. Segundo Selye (1959), o estresse pode ser considerado uma síndrome específica, que pode provocar reações biológicas diante de situações ameaçadoras.[1] Esse conceito foi ampliado por Lazarus & Folkman (1984), que demonstraram que o estressor é avaliado cognitivamente pelo indivíduo como ameaçador e incontrolável, desencadeando um estado psicológico que promove uma experiência estressante com repercussões biológicas e psicológicas.[2] Estudos realizados com crianças portadoras de doenças crônicas expostas a estressores durante a hospitalização identificaram grande impacto e prejuízo no desenvolvimento e na saúde, principalmente se ocorrerem de forma intensa e repetida.[3]

Linhares (2016), a partir de modelos teórico-conceituais sobre o impacto do estresse precoce no desenvolvimento e na saúde da criança, propõe intervenções preventivas para manejo de estresse e/ou dor, no contexto hospitalar e familiar.[3,4] Ressalta a importância de respeitar os direitos das crianças, promover mudanças efetivas na prática clínica, diminuir o impacto emocional das crianças hospitalizadas por meio da redução dos eventos estressores e da possibilidade de neutralizar os efeitos negativos dos riscos do estresse precoce no desenvolvimento e na saúde das crianças.

Os procedimentos dolorosos constituem um dos aspectos mais difíceis do tratamento oncológico pediátrico. O manejo adequado da dor total nos procedimentos invasivos nas crianças diagnosticadas com câncer exerce um papel fundamental para o cuidado integral e com qualidade. Proporcionar alívio durante os procedimentos é uma prioridade para diminuir a vivência da dor aguda da criança. A Organização Mundial da Saúde (OMS) estabeleceu que o manejo da dor da criança deve ser considerado uma prioridade durante o tratamento.[5]

A dor associada aos procedimentos pode ser considerada um fenômeno complexo, pois está presente em diversas fases do tratamento que incluem os exames para a realização e confirmação do diagnóstico; durante o tratamento, principalmente durante os ciclos de quimioterapia e até mesmo após o término do tratamento, com exames de rotina para controle do câncer.

O manejo da dor durante a quimioterapia constitui um trabalho fundamental da equipe de saúde, pois a maioria das crianças com câncer é submetida a essa modalidade de tratamento e, muitas vezes, por longos períodos.

A dor durante os procedimentos que envolvem a quimioterapia pode desencadear sintomas de ansiedade, mudanças de humor, comportamentos de evitação dos procedimentos e de profissionais da saúde, sintomas somáticos e aumento da sensibilidade para a dor. Além disso, os pais ou cuidadores principais da criança também podem vivenciar sintomas de ansiedade e estresse e, consequentemente, aumentar a percepção de dor da criança. A percepção da dor da criança é um conceito que abrange os aspectos físico e psicológico, pois estimula reações sensoriais e emocionais.[6] Portanto, o manejo dos procedimentos que envolvem a quimioterapia deve ser elaborado a partir da abordagem do cuidado integral.

A *American Academy of Pediatrics* e a *American Pain Society* estabeleceram diretrizes sobre a necessidade e a importância de informações claras para a criança e a família com a finalidade de garantir que conheçam o tratamento da criança e preparem-se para lidar com o estresse físico e emocional que poderá emergir durante os procedimentos invasivos, como a quimioterapia.[7] As informações claras e concisas, adequadas à idade e ao estágio do desenvolvimento cognitivo da criança, possibilitam que ela e a família desenvolvam estratégias de enfrentamento para minimizar o estresse e proporcionam conforto. Envolver a criança em todas as fases do tratamento e fornecer informações sobre o que esperar e sobre os procedimentos que serão realizados e permitir que ela faça escolhas quando houver essa possibilidade podem diminuir a ansiedade antecipatória e o medo.

As informações claras sobre o protocolo de tratamento permitem que a criança e a família se preparem para lidar com os procedimentos dolorosos, favorecem a adesão ao tratamento, diminuem a ansiedade e o medo frente ao tratamento desencadeado a partir do diagnóstico.

Becker, Perina, Alves e Brandalise (2013) realizaram um estudo transversal, analítico e descritivo com crianças portadoras de Leucemia Linfóide Aguda (LLA), com o objetivo de compreender as percepções do escolar acerca das vivências trazidas pelo câncer.[8] A amostra consistiu de 14 crianças, em idade escolar, faixa etária entre 6 e 11 anos, em tratamento quimioterápico, na sala de quimioterapia do ambulatório de onco-hematologia de um hospital de referência no tratamento de doenças onco-hematológicas da infância. Foram utilizados como recursos projetivos desenhos livres e entrevistas individuais. Optou-se pela utilização do desenho a fim de permitir a expressão e a manifestação livres de seus conteúdos internos e de seu inconsciente. E, ainda, para que os pacientes projetassem suas angústias e medos, o que possibilita a construção de sentidos, a atribuição de significados e a manifestação de sentimentos atribuídos ao processo da doença. Foi realizada análise temática do ponto de vista psicológico e filosófico e elencadas algumas categorias importantes sobre os processos perceptivos da criança durante a quimioterapia. São elas:

1. *Presença de alguém em quem a criança confia como recurso de fortalecimento e suporte para o enfrentamento da doença*: nos desenhos, a maioria das crianças aparece acompanhada de seus familiares e fazendo atividades cotidianas. A mãe aparece como figura protetora e dá o suporte necessário ao enfrentamento dos procedimentos. As crianças relatam mudanças no comportamento dos pais depois do adoecimento e perceberam que os pais se tornaram mais presentes em suas vidas, menos rigorosos e mais participativos nas brincadeiras.
2. *Graus de tolerância à frustração, a dificuldade em suportar os procedimentos hospitalares*: as causas do sofrimento foram a dor intensa e o longo tempo de duração da quimioterapia. As crianças verbalizam: *"Eu não gosto de ficar internada", "Eu não gosto de levar agulhada", "Eu não gosto de ficar o dia todo aqui", "Eu não gosto de pegar veia, e eu não gosto de fazer quimio"*...
3. *Adoecer e suas perdas: do poder sobre o corpo, da vitalidade e da privacidade*: o corpo é um elemento essencial de construção da identidade e qualquer ameaça, agressão, mutilação ou invasão causa desconforto, estranhamento e prejuízo à autoestima. Normalmente as perdas são representadas nos desenhos e a invasão do corpo pela doença também é projetada. Questionar sobre o desenho abria espaço para as crianças nomearem o que estava se passando com seu corpo e tomarem consciência da realidade. Manifestaram-se os sentimentos de impotência e desamparo frente ao adoecimento e à perda de controle sobre o corpo, comprometendo a autopercepção.
4. *Interrupção da vida, obstáculos à vivência da infância*: o afastamento de seu grupo social, de suas atividades escolares, das brincadeiras com amigos e, muitas vezes, até de sua cidade, foi identificado como um importante elemento que trouxe muitos prejuízos no seu viver, mobilizou intensos sentimentos de solidão e desencadeou reações de luto por todas as perdas advindas do adoecimento e do tratamento.
5. *Negação da doença e valorização da vida fora do hospital*: algumas crianças demonstraram atitudes de introversão, indisponibilidade para falar da doença e dificuldade em expressar angústia, preocupação e sentimentos ruins relacionados à vivência atual. Embora os desenhos

demonstrem elementos de ruptura que evidenciaram a presença de obstáculos à vivência normal da infância, esses sentimentos não puderam ser expressos e reconhecidos, o que dificultou o processo de elaboração.

6. *Desintegração psíquica e emocional diante da ameaça à vida*: em alguns desenhos, cuja figura humana estava incompleta ou faltando partes, objetos inacabados e a presença de figuras ameaçadoras, foi possível identificar fragilidade e caos psíquico.
7. *Percepção relativa da temporalidade: a doença paralisa a vida*: uma criança relatou que, no início do tratamento, o tempo estava parado porque ela estava triste e não tinha vontade de fazer nada. Havia só dor e desespero. Com o passar do tratamento, as visitas ao hospital tornaram-se menos frequentes, possibilitando que ela voltasse a frequentar a escola, a brincar com os amigos e o retorno à normalidade da vida. Pode-se observar que a percepção relativa da temporalidade ocorre principalmente durante os primeiros meses do tratamento e relaciona-se ao medo da morte e da paralisação permanente do funcionamento do corpo e da vida.
8. *Percepção da existência como finita e carpe diem como recurso de enfrentamento*: algumas crianças demonstraram preocupação com a ameaça à vida e com o futuro incerto. Nesse contexto, a ideia de aproveitar o momento sem preocupações futuras aparece como recurso de enfrentamento do período de incertezas. É o que se identifica no discurso de uma criança: "Ah, eu não penso muito no futuro. A gente tem de aproveitar a infância, não ficar pensando no futuro".
9. P*erspectiva da cura e otimismo na fase de manutenção*: as crianças que demonstraram otimismo em relação ao futuro encontravam-se na fase de manutenção, etapa em que a criança se encontra sem sinais da doença e somente necessita de um tempo maior de quimioterapia para concluir as etapas preconizadas pelo protocolo de tratamento. É um período de muita esperança para todos, pais, pacientes e equipe. Começam a vislumbrar o término desta etapa difícil em suas vidas, a recuperação da saúde e a cura em um futuro breve.

Esse estudo ajudou a compreender melhor as percepções do escolar acerca da rotina do cuidado hospitalar, os fatores que interferem de maneira significativa nas vivências da infância, as angústias e medos diante das ameaças de morte e, sobretudo, a importância e a necessidade de apoio familiar em tempo integral como fator de proteção e amparo. Forneceu informações importantes para melhorar a compreensão da equipe quanto aos aspectos emocionais envolvidos no tratamento do câncer na criança e, dessa maneira, aprimorar o cuidado e o relacionamento com o paciente pediátrico e sua família.

O desenvolvimento físico, cognitivo, psicológico e social é um processo que ocorre de maneira integrada e é essencial para a formação da personalidade de maneira harmônica. Por essa razão, o cuidado oferecido por uma equipe interdisciplinar deve ter como princípios norteadores a diminuição de fatores que podem gerar estresse precoce, a manutenção do processo de aprendizagem, a sociabilização e o brincar durante todo o tratamento. Essas medidas podem favorecer a preservação do processo de desenvolvimento global da criança, evitando prejuízos ou comprometimentos psicossociais no futuro. Dessa maneira, após o término do tratamento, a retomada da vida deve pressupor a recuperação da saúde não apenas como uma condição de ausência de doença, mas também como um bem-estar pleno em todas as dimensões do existir, ou seja, física, social, psicológica e espiritual, que se reflete numa boa qualidade de vida.

O Papel do Psico-Oncologista no Cuidado da Criança na Quimioterapia

Entre as muitas reações que as crianças apresentam diante do tratamento quimioterápico, deve-se estar atento ao desencadeamento da ansiedade antecipatória, que reflete o medo de sentir dor antes do início do procedimento ou o medo decorrente de experiências prévias em que sensações de desconforto, mal-estar, vômitos, processos alérgicos e outras manifestações corporais ou psíquicas foram desencadeadas pelo uso de algum medicamento. Certa paciente, ao entrar na sala de quimioterapia, já começava a vomitar antes da administração de determinado medicamento. Ela dizia: "hoje vou tomar 'a vermelhinha' que me dá muita ânsia e vômito e eu queria ir para minha casa", começava a chorar e a ter crise de pânico.

As crianças têm características muito sensoriais, ou seja, respondem com reações externalizadas (físicas e emocionais) à percepção dos estímulos do mundo ao redor. Por isso, é fundamental que a criança seja orientada em relação aos procedimentos que serão realizados para se tranquilizar, adquirir conhecimento do tratamento e, assim, desenvolver uma postura mais ativa e participativa. Existe uma série de materiais psicopedagógicos, livros, jogos, brinquedos e bonecos terapêuticos que facilita a compreensão da criança sobre a doença e os procedimentos necessários para realizar o tratamento.[9] Na relação terapêutica com esses materiais e bonecos(as), a criança coloca-se na dramatização ou na representação como agente ativo na realização dos procedimentos e na administração dos medicamentos, e isso facilita compreender cognitiva e emocionalmente a importância da quimioterapia para a recuperação de sua saúde.[10]

Além das reações emocionais durante o tratamento, o manejo inadequado da dor pode desencadear reações tardias, que incluem aumento da sensibilidade da dor, medos e comportamentos de evitação pela busca de serviços de saúde, principalmente quando essas crianças se tornam indivíduos adultos.

Uma das implicações da psico-oncologia está relacionada ao manejo durante a quimioterapia. Esclarecer uma criança, que ainda se apropria de maneira sutil da realidade após o diagnóstico e o início do tratamento, sobre o que a doença e o tratamento, pode ser um caminho longo que pode ser amenizado com o auxílio de recursos ludoterápicos. A repetição da situação em um jogo simbólico permite à criança elaborar angústias e conflitos e fortalecer a estrutura da personalidade de maneira cognitiva e afetiva. Os recursos e técnicas ludoterápicas permitem que a criança expresse sentimentos e permitem a elaboração de angústias e o desenvolvimento de estratégias de enfrentamento frente ao momento vivenciado.

O apoio psicológico pode ser fundamental para auxiliar a criança e seus pais a elaborarem a necessidade dos procedimentos invasivos e para facilitar na adesão. Essa possibilidade de atendimento psicológico cria um espaço acolhedor, no qual a criança pode desenvolver uma relação que não é permeada pela medicação e é conectada às emoções e reações comportamentais.

A presença do psico-oncologista no ambulatório de quimioterapia é importante para auxiliar as crianças durante esse processo. Além disso, as crianças acometidas pelo câncer têm outras necessidades além do tratamento. Especificamente, podem preferir abordar assuntos desconectados do tratamento, sobre os outros aspectos da sua vida. Além disso, podem se expressar por intermédio de recursos que envolvem escritas, construções de músicas, desenhos e outras formas mais abstratas que revelam a sua subjetividade. Crianças com o desenvolvimento cognitivo mais cientes do tempo cronológico, com mais vivências de vida, precisam lidar com o passado que se entrelaça com esse presente do diagnóstico e do tratamento, que incluem todos os efeitos colaterais decorrentes da quimioterapia e, ao mesmo tempo, conseguir vislumbrar o futuro. Esse futuro pode ter um desfecho saudável, com a cura e a reinserção psicossocial e a necessidade de se desprender da história do câncer. Entretanto, pode também ser um desfecho associado às questões da finitude quando a cura não é mais uma possibilidade.

Assim, é essencial que o psico-oncologista mantenha um olhar sensível para todas as esferas da vida das crianças e que se mantenha aberto para conversar sobre o que o paciente desejar. Muitas conversas que revelam e expressam medos, angústias e elaborações acontecem a partir de temas que não envolvem o câncer diretamente, mas, de alguma maneira, esse assunto está lá, como um pano de fundo que dá um novo significado para a vida.

Esclarecer dúvidas, compreender medos, proporcionar um espaço para conter as angústias e descortinar crenças formadas a partir de estigmas sociais ou de vivências anteriores de câncer ajudam a acalmar e a trazer à tona a confiança de que é possível desenvolver recursos psicológicos frente à necessidade do tratamento quimioterápico.

Com o estímulo e o apoio necessários, as crianças diagnosticadas com câncer são capazes de desenvolver estratégias de enfrentamento para lidar com os procedimentos invasivos. Estratégias lúdicas, como levar um brinquedo favorito para a sessão de quimioterapia, projetar o procedimento no brinquedo e expressar o medo da dor, podem auxiliar no processo de elaboração. Realizar o atendimento psicológico no ambulatório de quimioterapia ou na internação é essencial, pois as crianças têm seus movimentos limitados pela fadiga ou por estarem ligadas à bomba de infusão.

Para criar esse espaço, é importante que a equipe mantenha uma comunicação direta com a criança, a partir de uma linguagem adequada ao seu desenvolvimento cognitivo, com gentileza e paciência durante o procedimento.[10]

A partir de longa experiência no acompanhamento de crianças com câncer e dos estudos realizados, conclui-se que, apesar de todas as ameaças, as crianças conseguem brincar e, dessa maneira, constroem recursos simbólicos para lidar com as adversidades da vida, como doenças, perdas e morte. Descobrem a importância das relações afetivas, da solidariedade e do amor de uns com os outros. Estabelecem uma relação de ajuda e de amizade durante o tempo compartilhado na sala de quimioterapia. Muitas vezes, quando possível, marcam dias comuns para virem à clínica. Constroem-se novos vínculos, no contexto hospitalar, entre pais, crianças e equipe, o que favorece a adaptação e a melhor adesão ao tratamento.

As crianças vivem o momento presente de maneira intensa e exploram o mundo ao seu redor de maneira lúdica e criativa. Tornam-se, assim, pequenos mestres que nos ensinam que a pulsão de vida aliada ao grupo ao qual pertencem, as trocas de conhecimento e afeto, a criatividade e a resiliência que existem dentro de cada um podem ser recursos de enfrentamento importantes para a aceitação inevitável daquilo que não podem mudar.

Muitas vezes, o único caminho para a criança com câncer diante da quimioterapia é dar as mãos ao desconhecido e misterioso mundo do adoecimento e do tratamento e caminharem juntos, se possível, com leveza, rumo às fronteiras da saúde e da doença, para sair dessa experiência acrescida de muitos aprendizados.

A poesia de Tagore, transcrita a seguir, mostra como as crianças encontram recursos de enfrentamento internos e externos, na magia do brincar umas com as outras e, assim, esquecem, temporariamente, as dores e os sofrimentos que habitam o universo.

À Beira Mar

Ravindranath Tagore

"À beira mar de mundos infinitos, se encontram as crianças.

O céu infinito está imóvel sobre suas cabeças e a água inquieta é tumultuosa. À beira mar de mundos infinitos, as crianças se encontram com gritos e danças.

Elas constroem suas casas com areia e brincam com conchas vazias. Com folhas murchas tecem seus barcos e sorridentes flutuam no vasto abismo. Crianças brincam à beira mar de mundos infinitos.

Elas não sabem nadar, elas não sabem lançar redes. Pescadores de pérola mergulham em busca de pérolas, os comerciantes velejam nos seus navios, enquanto as crianças juntam seixos e os espalham novamente. Elas não procuram tesouros escondidos, elas não sabem lançar redes.

O mar sorrindo se levanta em ondas, e pálido brilha o sorriso da praia. Ondas ameaçadoras e mortais cantam baladas sem sentido para as crianças, como uma mãe enquanto balança o berço do seu bebê. O mar brinca com as crianças, e pálido brilha o sorriso da praia.

À beira mar de mundos infinitos, se encontram as crianças. A tempestade vaga no céu sem caminhos, são destruídos navios na água sem rastro, a morte está nos países distantes, e as crianças brincam. À beira mar de mundos infinitos é a grande reunião das crianças".

BIBLIOGRAFIA

1. Selye H. Stress, a tensão da vida. São Paulo: Ibrasa – Instituição Brasileira de Difusão Cultural, 1959.
2. Lazarus RS, Folkman S. Stress, appraisal, and coping. New York: Springer, 1984.
3. Linhares MB, Martins CBS. O processo de autorregulação no desenvolvimento de crianças. Estudos de Psicologia, 2015; 32(2):281-293.
4. Sameroff A. Dynamic developmental systems: Chaos and order. In: Evans GW, Wachs TD. Chaos and its influence on children's development: An ecological perspective. Washington: American Psychological Association, 2010. p. 255-264.
5. Shave K, Ali S, Scott SD, Hartling L. Procedural pain in children: a qualitative study of caregiver experiences and information needs. BMC Pediatrics, 2018; 18(1):324.
6. Wiener L, Canter K, Long K, Psihogios AM, Thompson AL. Pediatric Psychosocial Standards of Care in Action: Research that Bridges the Gap from Need to Implementation. Psychooncology, 2020; 29(12):2033-2040.
7. Linder LA, Al-Qaaydeh S, Donaldson G. Symptom Characteristics Among Hospitalized Children and Adolescents with Cancer. Cancer Nurs, 2018; 41(1):23-32.
8. Becker ALMMM, Perina EM, Alves R, Brandalise SR. O desenho como dispositivo para o estudo das percepções e vivências do escolar com câncer [pôster apresentado no XXIV do Congresso da Sociedade Latino-Americana em Oncologia Pediátrica; 2013 abril 04-06; Colômbia, Bogotá].
9. Centro Infantil Boldrini. Livretos psicoeduacionais. Disponíveis em: boldrini.org.br/educar-para-viver
10. Perina EM, de Laia TF, Ortolan PE. Cuidado ao cuidador: O sofrimento psíquico dos profissionais da saúde que atuam em cuidados paliativos. In: Kurashima AY, de Camargo B, Boldrini E, Aguirre Neto JC. Cuidados Paliativos em Oncologia Pediátrica. São Paulo: Lemar & Goi, 2021. p. 361-380.

18

A Criança com Câncer na Internação: Manejos Possíveis

GIOVANA ZAPAROLI DE OLIVEIRA

Ficou ali sentada, os olhos fechados, e quase acreditou estar no País das Maravilhas, embora soubesse que bastaria abri-los e tudo se transformaria em insípida realidade.

Alice no País das Maravilhas[1]

O trabalho da Psico-Oncologia é um eterno ressignificar de teorias e vivências. É viver, todos os dias, acompanhando de perto as angústias e medos de uma pessoa e família que se encontram, provavelmente, no momento mais frágil e incerto de suas vidas. A angústia de ver vida e morte lado a lado, principalmente quando se trata do adoecimento de crianças.

O diagnóstico de uma neoplasia vem acompanhado de inúmeros medos, inseguranças, ansiedades. Ainda está relacionado à sensação de morte iminente, de forma que, quase de modo unânime, os pacientes sentem que não há muitas possibilidades de cura e de resolução.[2] Na Oncologia Pediátrica, isso vai muito além das fantasias, principalmente pela intensa presença de efeitos colaterais, como a toxicidade das quimioterapias, cirurgias de amputação, entre outros e, também, da realidade que aproxima a morte de várias crianças em situações semelhantes que evoluem negativamente.

Segundo o Instituto Nacional de Câncer,[3] no Brasil, os cânceres infantis ainda são classificados como a principal causa de morte na infância, ainda que 80% das crianças diagnosticadas sejam curadas.

Geralmente, os diagnósticos são referentes a neoplasias das células do sistema sanguíneo e dos tecidos de sustentação e podem ter um difícil diagnóstico, já que muitos dos sintomas se sobrepõem ao desenvolvimento e a possíveis infecções e lesões. Dessa forma, é necessária uma avaliação médica apurada.[4]

A flor que floresce na adversidade é a mais rara e bela de todas. *Mulan*[5]

Quando exposto a situações estressoras, cada indivíduo usará de suas crenças, vivências pessoais, religiões, rede de apoio, habilidades sociais, entre outros, para tentar, da forma possível, retomar a homeostase perdida, dentro de suas condições cognitivas, comportamentais e emocionais.[6]

O adoecimento, por si só, fomenta uma série de mudanças para o indivíduo enfermo e para toda a sua rede de apoio. Por esse motivo, a qualidade da relação entre os familiares, o vínculo, a proximidade e o carinho são de extrema significância para o tratamento e a hospitalização.[7]

Se, para os adultos, esse processo já é estressante, para as crianças, em meio ao desenvolvimento físico, cognitivo, emocional e sociocultural, tais questões devem ser olhadas ainda com mais cuidado já que, quando expostas a estresses importantes, como a hospitalização, essas crianças podem ter prejuízo em aspectos fundamentais da estrutura e funcionamento cerebral, de forma a apresentarem maior vulnerabilidade para problemas psicológicos.[8]

Entre os anos de 1970 e 1999, foi comprovado que, mesmo com as variações culturais entre os países, as crianças que passaram por longas hospitalizações apresentam maior probabilidade de desenvolver problemas comportamentais e emocionais, bem como apresentam resultados menos satisfatórios na escola. Muitas mudanças estruturais e de humanização ocorreram nos hospitais desde essa época, sendo imprescindível a permanência da mãe ou do pai por toda a internação.[9]

Ohana quer dizer família. Família quer dizer nunca abandonar ou esquecer. *Lilo e Stitch*[10]

Quando é pensado o diagnóstico oncológico, é necessário considerar que todo um sistema familiar será afetado e, por essa razão, a maneira pela qual o vínculo afetivo se estabelece, bem como os laços de amor e afeto, é fator que pode reduzir significantemente o medo e propiciar um suporte satisfatório que proporciona, por exemplo, uma hospitalização menos aversiva para as crianças.[11]

Os comportamentos de apego são construídos paulatinamente nas crianças, que o desenvolvem a partir do norteamento que os adultos lhes proporcionarão, seja por orientação, seja por imitação do comportamento das pessoas que são sua base segura.[12] Geralmente, os pais e os cuidadores são reconhecidos pelas crianças como figuras de apego seguro, ou seja, figuras protetivas, e as crianças adquirem uma percepção de mundo e de autoimagem por intermédio da identificação com esses vínculos afetivos.

Muitas mudanças são esperadas no processo de hospitalização, pois uma criança hospitalizada exige que mãe ou pai, ou algum responsável, se desloque para a acompanhar.[13]

Estudos comprovam que quando alguém passa pelo processo de adoecimento haverá, em maior ou menor grau, uma crise nesse núcleo familiar. Cada conjunto de pessoas se organiza a partir de suas estruturas biopsicossocioculturais e espirituais. E, via de regra, a família está presente durante todo o processo de hospitalização e necessita de apoio e cuidado.[14]

Nessas crises familiares, pode-se envolver uma gama de sofrimentos psicológicos e biológicos previstos em diversas teorias, como ansiedade, depressão, comprometimento do sono e da alimentação, uso de cigarros, bebidas alcoólicas e medicamentos, sentimentos de angústia, tristeza, nervosismo, ansiedade e medo de morte.[15,16]

Partindo desse princípio, o profissional da Psico-Oncologia inserido em um hospital geral deve sempre ter um olhar de prioridade frente a esse familiar. A forma pela qual ele lida com tantas emoções e preocupações está totalmente relacionada aos mecanismos de enfrentamento e de defesa que ele tem e pode ser, em muitos momentos, decisivo no tratamento deste paciente oncológico.

Muita atenção é necessária a constâncias, padrões de funcionamento, proporção, sentimentos equivalentes às realidades clínicas, entre outros. Por exemplo, é normal e esperado que a mãe e o pai, logo no momento de diagnóstico, apresentem características de tristeza e de preocupação. Agressividades, insônia, mudanças nos hábitos alimentares, entre outros, também são esperados frente a um caso grave, porém, se isso se tornar extremamente prejudicial à saúde deles, deve-se redobrar a atenção e o cuidado.[17]

Tudo que é pequeno é só uma versão maior do que é grande.
Hora de Aventura[18]

Da mesma forma que os pais têm uma série de mecanismos de enfrentamento e de defesa, não se pode deixar de lembrar que as crianças, desde muito pequenas, são dotadas da capacidade de identificar alguns comportamentos e, inclusive, imitá-los. Não é diferente no processo de adoecimento.[19]

É imprescindível que haja compreensão sobre quais movimentos são familiares e têm a ver com a cultura familiar daquele núcleo e sobre quais comportamentos integram esse processo difícil que é ser criança e precisar se afastar de toda sua rotina para ficar em um lugar desconfortável, sem a presença dos amigos, sem a escola.

A tratativa com as crianças envolve uma série de singularidades, justamente porque elas estão com os sentimentos confusos; provavelmente com medo, muitas vezes com desconfortos físicos, possivelmente regredidas e, além de tudo isso, na grande maioria das vezes, só sabem que têm algo de errado, sem serem informadas sobre o que está acontecendo com elas.[20]

A criança quase sempre sabe que os pais estão preocupados, que, muitas vezes, a equipe fica cochichando, que um monte de gente com roupa branca mexe nela - ora tira sangue, ora dá injeção, e vai embora sem falar nada. Dessa forma, os pequenos desenvolvem ansiedades e preocupações, além de fantasias que podem dificultar a recuperação e gerar grande desconforto.[21]

Por essas razões, não é possível - ou gerará imenso sofrimento - realizar o atendimento de crianças e adolescentes com meias-palavras. Os pais, a equipe e a criança devem saber em que se constitui o trabalho do profissional da Psico-Oncologia e como ele agirá. O sigilo, o contrato terapêutico, o que esse profissional pode vir a falar ou não para os responsáveis, o que ele não omitirá, entre outros, devem estar claros e ser reforçados sempre que necessário.

Deixe que o amor guie suas ações.
Irmão Urso[22]

Muita teoria, estudos, leitura de artigos, supervisão e compreensão da abordagem teórica do profissional da Psico-Oncologia são necessários para o atendimento de crianças com câncer, principalmente pelas singularidades que cada atendimento apresenta.

A compreensão, por parte do paciente e de seus familiares ou responsáveis, dos estágios do desenvolvimento possibilitará a estruturação de um atendimento efetivo, equivalente à fase cognitiva deste paciente. Por exemplo, se ele se encontra no período descrito por Piaget como pré-operacional (3 a 5 anos), é uma criança que já realizou a aquisição da fala, que explica o mundo por intermédio de pensamentos mágicos e fantasiosos, que cria conceitos para explicar as coisas ao seu redor, entre outros. Nesta fase, é possível utilizar de todo o acervo de fantasia e do faz de conta, pois a criança entrará na brincadeira e conseguirá expressar suas emoções.[23]

Todas as atividades propostas devem ser específicas e pensadas para aquele caso, para aquela situação, para aquela criança, com um objetivo determinado. E, para isso, nada melhor do que o amor e a dedicação. Essa subjetividade reforça a importância de cuidar de cada paciente como ser humano, dentro das suas singularidades, e não como o paciente do quarto 1, portador de determinada doença.

Trabalhar com crianças exige certa *expertise* em relação a filmes, desenhos animados e personagens que estejam na moda, e isso significa que o profissional da Psico-Oncologia deve dispor do seu tempo de lazer para se atualizar com a cultura infantil, bem como com a cultura subjetiva de seus pacientes.

A força da alcateia é o lobo, e a força do lobo é a alcateia. Mogli[24]

No primeiro momento, durante a anamnese e a avaliação com os pais, além das perguntas básicas e indispensáveis, como sobre o histórico de vida e de adoecimento, são fundamentais questões emocionais principais e sobre o tratamento, investigar os gostos dessa criança, com o que ela gosta de brincar, quais os filmes favoritos, personagens com os quais ela mais se identifica; de forma que o profissional adquira conhecimentos da vida pessoal deste paciente, o que traz mais material para análise e a aquisição de mais uma forma de comunicação e vinculação com a criança e a família.

Esse é um trabalho sistêmico, sempre pensando na tríade família-paciente-equipe e no qual é indispensável manter relação direta com a equipe médica e a de enfermagem, que têm dados concretos a respeito das principais dificuldades vivenciadas pelo paciente. Tais estratégias podem ajudar, inclusive, no momento de algum exame desconfortável, em que o paciente pode estar ansioso.

Todo o acolhimento, a percepção de questões pessoais, os materiais adquiridos são algumas das possíveis formas que o profissional pode ter para se aproximar dos pacientes, pensando sempre na escuta, no compromisso, na atenção e no respeito em relação à figura do paciente, bem como no fortalecimento do vínculo com ele. Essa conduta propicia uma educação em saúde de qualidade, com a participação e a autonomia dos envolvidos.[25]

Eu não quero sobreviver, eu quero viver. Wall-e[26]

Sabendo que se trata de uma criança fragilizada, o local do Psico-Oncologista frente à hospitalização infantil é de humanização, de forma a facilitar que este paciente possa, dentro do que é possível, ser criança, expressar-se, ter medo e contar com o profissional da psicologia como suporte seguro, que não o abandonará, independentemente do sofrimento.

Neste contexto, seja qual for o quadro clínico desta criança, seja no momento do diagnóstico, seja na terminalidade, a brincadeira deve ser instrumento dos profissionais da psicologia pelo imenso valor desta para a psicoterapia, sobretudo pela imensidão de significados que o brincar com uma criança apresenta.

O brincar tem um lugar importantíssimo frente à hospitalização, pois, além de proporcionar um momento de prazer e de diversão, a atividade impulsiona a criança para o desenvolvimento e permite que ela elabore questões do seu mundo real e fantasioso, estimulando suas relações interpessoais, além de se constituir numa forma de expressar questões que podem estar causando grande sofrimento.[27,28]

Devido à relevância do brincar para o desenvolvimento e para o acesso do mundo interno dos indivíduos, os jogos e a brincadeira passaram a fazer parte dos recursos terapêuticos, de forma a se tratar diretamente de um meio de promoção da saúde mental.[29] A utilização de jogos possibilita o recriar-se, pois se constitui um modo eficiente e completo de comunicação consigo e com o mundo. E é neste processo de trocas que os conhecimentos e crescimentos acontecem.

Pensando nisso, independentemente de qual o manejo escolhido para o atendimento, é fundamental pensar nessa criança com câncer como ser único no mundo e escutar o que ela traz como desejo. Por meio da fantasia, histórias, brincadeiras e jogos deve-se acessar tudo o que ela tem de saúde e de vida, sair da relação infcliz dc sobrevivência e proporcionar-lhe momentos de alegria e vida.

BIBLIOGRAFIA

1. Burton T. Alice no País das Maravilhas. EUA: Walt Disney Pictures, 2010.
2. Fernandes LM de S, Souza AM de. Significados do câncer infantil: a morte se ocupando da vida na infância. Psicol Estud Maringá, 2019; 24:e39521. Available from <http://www.scielo.br/scielo.php?script=sci_arttext&pid=S1413-73722019000100211&lng=en&nrm=iso>.
3. INCA. Câncer Infanto-Juvenil. Instituto Nacional de Câncer. Ministério da Saúde. Rio de Janeiro, Brasil, 2021. Disponível em: https://www.inca.gov.br/tipos-de-cancer/cancer-infantojuvenil
4. American Cancer Society. Finding childhood cancers early. American Cancer Society. Atlanta, Geórgia, 2019. Available from https://www.cancer.org/cancer/cancer-in-children/finding-childhood-cancers-early.html
5. Bancroft T, Cook B. Mulan. EUA: Walt Disney Pictures, 1998.
6. Seidl EMF, Troccoli B, Zannon CML. Análise fatorial de uma medida de estratégias de enfrentamento. Psicologia: Teoria e Pesquisa, 2001.
7. Collet N, Rocha SMM. Participação e autonomia da mãe no cuidado ao filho hospitalizado. Rev Bras Enferm [online] 2003; 56(3):260-264. Disponível em: http://www.scielo.br/scielo.php?script=Sci_arttext&pid=S003471672003000300009&lng=en.
8. Miller GE, Chen E, Parker KJ. Psychological stress in childhood and susceptibility to the chronic diseases of aging: Moving toward a model of behavioral and biological mechanisms. Psychol Bull, 2011.
9. Silva VLS, França GVA, Munhoz TN, Santos IS, et al. Hospitalization in the first years of life and development of psychiatric disorders at age 6 and 11: a birth cohort study in Brazil. Cad Saúde Pública, 2018; 34(5). Available from https://www.scielosp.org/article/csp/2018.v34n5/e00064517/
10. DeBlois D, Sanders C. Lilo & Stitch. EUA: Walt Disney Pictures, 2002.
11. Bowlby J (1968). Apego: a natureza do vínculo. In: Apego e Perda. Vol. 1. São Paulo: Martins Fontes, 2004.
12. Gabatz RIB et al. Teoria do apego, interacionismo simbólico e teoria fundamentada nos dados: articulando referenciais para a pesquisa. Texto Contexto – Enferm, Florianópolis, 2017; 26(4):e1940017. Disponível em: <http://www.scielo.br/scielo.php?script=sci_arttext&pid=s0104-07072017000400324&lng=en&nrm=iso>.
13. Carter B, McGoldrick M. As mudanças no ciclo de vida familiar: uma estrutura para a terapia familiar. 5ª ed. Porto Alegre: Artmed, 2011 [citado em 09 abril 2021] p.373-407.
14. Santos AF, Campos MA, Dias SFP, Cardoso TVM, Oliveira ICS. O cotidiano da mãe com seu filho hospitalizado: uma contribuição para a enfermagem pediátrica. Rev Esc Enferm Anna Nery [Periódico online] 2001; 5(3):325-334. Disponível em: http://bases.bireme.br/cgi-bin/wxislind.exe/iah/online/?IsisScript=iah/iah.xis&src=google&base=BDENF&lang=p&nextAction=lnk&exprSearch=10212&indexSearch=ID

15. Silva M de AS, Collet N, Silva K de L, Moura FM de. Cotidiano da família no enfrentamento da condição crônica na infância. Acta Paulista de Enfermagem [online] 2010 [citado 10 setembro 2016]; 23(3):359-365. Disponível em: http://www.scielo.br/pdf/ape/v23n3/v23n3a08.pdf
16. Freitas KS, Mussi FC, Menezes IG. Desconfortos vividos no cotidiano de familiares de pessoas internadas na UTI. Esc Anna Nery [Online] 2012; 16(4):704-711. Disponível em: http://www.scielo.br/scielo.php?script=sci_arttext&pid=S1414-81452012000400009&lng=en.
17. Gomes GC, Erdmann AL. O cuidado compartilhado entre a família e a enfermagem à criança no hospital: uma perspectiva para a sua humanização. Rev Gaúcha Enferm, [Online] 2005; (1):20-30. Disponível em: www.seer.ufrgs.br/RevistaGauchadeEnfermagem/article/download/4537/2467
18. Leichliter L. Hora de Aventura. EUA: Nicktoons e Cartoon Network, 2010.
19. Bussab VSR. O desenvolvimento de comportamentos pró-sociais na criança: considerações sobre a natureza dos fatores e dos processos envolvidos. Temas Psicol [Internet] 1997; 5(3):19-26. Disponível em: http://pepsic.bvsalud.org/scielo.php?script=sci_arttext&pid=S1413-389X1997000300003&lng=pt.
20. Kubler-Ross, E. O túnel e a luz: reflexões essenciais sobre a vida e a morte. Campinas: Versus, 2003.
21. Aberastury A. A percepção da morte nas crianças (Folberg MN, trad.). In: Aberastury A (org). A percepção da morte na criança e outros escritos. Porto Alegre: Artes Médicas, 1984. p. 128-139. Original publicado em 1978.
22. Walker B, Blaise A. O Irmão Urso. EUA: Walt Disney Pictures, 2003.
23. Piaget J. A Psicologia da Criança. Rio de Janeiro: Bertrand Brasil, 1998.
24. Reitherman W. Mogli: O Menino Lobo. EUA: Walt Disney Pictures, 1968.
25. Alves MB. O vínculo entre a tríade família-equipe-cliente colaborando para diminuir a demanda espontânea. Universidade Federal de Alfenas, Uberaba, Minas Gerais. Trabalho de conclusão de Curso. https://www.nescon.medicina.ufmg.br/biblioteca/imagem/vinculo-entre-triade-equipe-familia-cliente.pdf
26. Stanton A. Wall-e. EUA: Walt Disney Pictures e Pixar, 2008.
27. Vygotsky LS. A formação social da mente. São Paulo: Martins Fontes, 1991.
28. Dohme VD. 32 idéias divertidas que auxiliam o aprendizado. São Paulo: Informal, 1998.
29. Pacheco FP, Garcez EMS. O jogo e o brincar: uma ação estratégica na promoção da saúde mental. Rev Saúde Públ Santa Cat (Florianópolis), 2012; 5(1).

19

Avaliação Pré e Pós-TMO na Infância

MARITA IGLESIAS AQUINO

Transplante de Medula Óssea

O transplante de medula óssea (TMO) visa restabelecer a condição saudável de crianças acometidas por doenças onco-hematológicas de alto risco e hematológicas, sejam elas congênitas ou não. Pode ser usado ainda como terapêutica para algumas doenças oncológicas que demandam altas doses de quimioterápicos na tentativa de sua extirpação.

De forma didática, o processo de transplante de medula óssea é dividido em três principais etapas: fase pré, fase intra e fase pós-transplante. Na **fase pré**, os pacientes estão em acompanhamento ambulatorial. O ambulatório é o lugar no qual costumam ocorrer as diversas avaliações pelas quais devem passar os pacientes antes de darem início de fato ao tratamento.

A **fase intra** é aquela na qual o paciente está internado. Tem duração média de 30 dias, contempla o condicionamento, a infusão da medula saudável, a espera para que esta comece a funcionar e proporcione segurança imunológica para a alta hospitalar do paciente. O condicionamento refere-se a doses altas de quimioterapia (e, por vezes, radioterapia) com o objetivo de extinguir a medula adoecida. Pode ocasionar inúmeros efeitos colaterais: mucosite; náuseas; vômitos; anorexia; fraqueza; alopecia; febre e dor. A extrema imunossupressão em que o paciente é colocado nesta fase exige que esteja em completo isolamento. Após a pega medular, segue-se um período de preparação para a alta, no qual paciente e acompanhante são orientados em relação aos cuidados necessários fora do hospital.

A **etapa pós-transplante** é pautada principalmente pela reabilitação, que deve ocorrer com o paciente já em sua residência, porém com acompanhamento frequente em retornos ambulatoriais. São comuns, nesta fase, reinternações devido a descompensações clínicas ou a acometimento por infecções. A retomada da rotina como antes conhecida leva tempo considerável para acontecer, a depender da recuperação possível de cada indivíduo.[1]

Apesar do incrível potencial curativo do TMO, existem riscos consideráveis relacionados principalmente às infecções e às drogas quimioterápicas utilizadas no tratamento. A partir do restabelecimento da medula, as células delas originárias surgem com uma nova "memória" e, cumprindo sua função de defesa do organismo, podem reconhecer alguns órgãos do indivíduo como estranhos. Esta repercussão é conhecida como "doença do enxerto contra o hospedeiro". De forma mais rara, pode ocorrer ainda a rejeição da medula infundida no paciente. Os riscos descritos assinalam a relevância da preparação do paciente para tal tratamento.[2,3]

A perspectiva dos promissores desfechos associada a possíveis implicações negativas do TMO evidencia aspecto primordial a ser levado em conta na decisão pela execução desta terapêutica: o paradoxo entre o valor da vida e o risco que se corre na tentativa de restabelecê-la em sua normalidade. No caso de pacientes pediátricos, o consentimento da exposição da criança aos riscos do tratamento recai sobre os pais. O sinal da fragilidade do corpo assinalado pelo adoecimento e a emergência de um sofrimento próprio da adversidade a ser enfrentada – o TMO – fazem surgir, no paciente e em seus familiares próximos, o sentimento de impotência diante da incapacidade de evitar que a vida esteja sob o risco de se dissolver.[4]

No TMO realizado com crianças e adolescentes, fica evidente a relevância da escuta, do acolhimento e da orientação dada aos pais. Tendo como premissa o sentido que atribuíram à doença e as incidências desta em suas vidas psíquicas, colocam-se no tratamento com o anseio de contribuir, porém com a dificuldade de elucidar seu papel diante da complexidade de cuidados exigidos por esta terapia. Além disso, a maioria das famílias já percorreu longo caminho de tratamento, tendo experimentado impactos significativos em sua estrutura de vida. As repercussões incidem principalmente na vida profissional dos pais, na rotina permeada todo o tempo pelas demandas do tratamento, na relegação da relação amorosa a segundo plano, nas vivências de culpa quando existem outros filhos que não podem receber a mesma qualidade de atenção e de cuidado, nas mudanças de cidade quando isso é necessário à execução do tratamento etc.

A experiência prévia ao transplante para o próprio paciente também é repleta de marcas. São crianças que, em sua maioria, foram privadas do exercício de sua autonomia ou capacidade de escolha, tiveram restringido seu convívio social, precisaram adaptar-se à modalidade possível do aprendizado escolar, que lidam com marcas corpóreas dos inúmeros procedimentos, que precisaram reconhecer referência em pessoas alheias ao seu círculo próximo de interação e entregarem-se à certeza de que os responsáveis por ela seriam capazes de, mesmo diante da dor e do sofrimento, fazer as escolhas necessárias à recuperação de sua saúde.[5]

Quando é pensado o início do processo de TMO de um paciente pediátrico, o ponto de partida não deve ser tomado como o momento da anunciação deste tratamento ou da apresentação à equipe que realizará tal empenho. Conhecer, valorizar e validar a trajetória percorrida pelo paciente e pela família até aquele estágio é parte fundamental para o estabelecimento de um vínculo de confiança com os profissionais que assumirão os cuidados a partir de então. A estes pacientes serão expostos novos e desafiadores obstáculos que deverão ser transpostos, com a possibilidade ainda de diversas e inéditas repercussões. É fato, portanto, que o cuidado ao longo de todo o processo deverá ser realizado por uma equipe capaz de compreender tais indivíduos em suas totalidades, pois disso dependerá o sucesso da terapêutica.

A Avaliação Psicológica Pré-Transplante de Medula Óssea

A avaliação psicológica pré-transplante realizada com pacientes pediátricos ocorre antes da internação, no contexto ambulatorial. Visa a favorecer inicialmente espaço seguro para que os pais e a criança possam verbalizar seus sentimentos frente ao tratamento que está por vir. Recomenda-se que tal intervenção ocorra após terem recebido da equipe médica e de enfermagem as orientações com relação ao processo de TMO. De posse destas informações, podem localizar melhor aspectos que lhes mobilizem angústia, medo excessivo, dúvidas e fantasias relacionadas à forma como se dará na prática cada etapa do tratamento.

Para além da intenção inicial do psicólogo de acolher sentimentos suscitados na criança e nos pais frente ao transplante, está o entendimento quanto à dinâmica de tal família. Esta compreensão ampliada, e compartilhada com os demais membros da equipe, favorece a construção de um cuidado que contemple necessidades e singularidades deste núcleo, aumentando, assim, as chances de os pais e a criança assumirem posturas colaborativas e terem boa adesão ao tratamento.

Diante das inúmeras demandas de cuidados relacionados ao paciente na fase em que permanece no hospital como também após a alta, parece ser pertinente a identificação, junto à família, da rede de suporte psicossocial com a qual ela conta, auxiliando-a, se assim for necessário, na consideração da forma como se organizar nos diferentes contextos do transplante. Esta ação contribui para a atenuação da sobrecarga de determinados membros familiares que acabam assumindo parte substancial dos cuidados e que, uma vez exauridos em seus recursos, podem oferecer um suporte insuficiente ao paciente no que concerne às suas necessidades físicas ou emocionais.[5]

O psicólogo do TMO tem consolidado entendimento sobre o processo de tratamento e considera minimamente as situações a serem enfrentadas pelos pacientes. Pode ponderar junto do paciente e da família os recursos dos quais já dispuseram em etapas anteriores do tratamento para dar sustentação a possíveis desconfortos do organismo que, por vezes, não são passíveis de controle em sua totalidade mediante suporte medicamentoso. Garantir que os familiares e o paciente entendam que alguns problemas físicos podem ocorrer no transplante possibilita mais clareza sobre a realidade desse processo para todos os implicados.

No que concerne aos aspectos psicoemocionais, esclarecer, neste primeiro contato, as fases do tratamento, que comumente geram mobilização emocional, contribui para a sensação de maior controle dentro de um processo inusitado na vida de tais indivíduos. Ressaltar os recursos técnicos disponíveis (acompanhamento psicológico, suporte religioso, comunicação assertiva com a equipe etc.), que podem ser ativados frente às demandas de suporte que se evidenciem, propicia a minimização de sentimentos de desamparo.

Por meio do resgate da história do adoecimento e do tratamento dirigido à criança e aos pais, é possível identificar a capacidade de compreensão que têm em relação ao que já vivenciaram. Na escuta ativa do psicólogo, clarificam-se aspectos educativos a serem trabalhados pela equipe visando o período pós-alta, em que devem ter autonomia para a execução dos cuidados no contexto domiciliar. Cabe ainda levantar dados sobre hospitalizações anteriores, como se deu o contato com a equipe, se houve dificuldades relacionadas à alimentação, ao sono ou ao isolamento. Esse conhecimento permite a elaboração de planos terapêuticos que visem atenuar efeitos já sabidamente danosos, contribuindo para o enfrentamento e bem-estar do paciente enquanto estiver internado.[6]

Em termos práticos, a avaliação psicológica pré-transplante se dá em dois momentos. Em um primeiro tempo, o psicólogo estará apenas com os pais, reunindo informações que digam respeito aos aspectos aqui já relatados, como também a dados relacionados ao desenvolvimento da criança e a possíveis prejuízos ocasionados neste quesito pela doença/tratamento. Junto deles, considera ações que possam ser desenvolvidas no sentido de contribuir com a adaptação da criança ou do adolescente ao contexto de internação (o que trazer ao hospital, como estruturar seu papel de acompanhante, como se colocar junto à equipe de forma a garantir posicionamentos seguros ante as instabilidades apresentadas pelo paciente etc).[7]

Em um segundo momento, temos a abordagem da criança ou do adolescente, intervenção na qual, por intermédio da abordagem lúdica, busca-se estabelecer vínculo inicial de confiança. Com o uso de linguagem adequada à faixa etária, tenta-se obter informações que se refiram ao sentido dado à doença e ao tratamento. Em seguida, tendo a ótica do infante como ponto de partida, realizam-se orientações com relação ao transplante, auxiliando-o na percepção do que já possui como artifícios para lidar com eventuais adversidades da etapa que está por vir. Este é um momento bastante oportuno para o esclarecimento de dúvidas e a desmistificação de fantasias que se relacionem ao tratamento. Além disso, validar e acolher sentimentos mobilizados por esta etapa informativa fortalece na criança seu senso de competência e de capacidade de superação das dificuldades contempladas no horizonte.[4]

Ao término da avaliação, o psicólogo considerará a necessidade da continuidade (ou não) do acompanhamento do paciente e da família durante a internação. Mesmo nos casos em que isso não se evidencie inicialmente como necessário, parece ser pertinente que, ao longo do processo, sejam feitas abordagens esporádicas. Essa conduta tem por objetivo monitorar a condição psicológica/emocional do paciente/família e da dinâmica estabelecida entre eles ante os ajustes cruciais para lidarem com limitações ocasionadas pelo tratamento. Como o evolutivo do TMO é bastante enérgico, com distintas etapas e demandas inerentes a elas, exige constante reestruturação de ações e papéis dos membros familiares, o que pode ser bem oneroso do ponto de vista psicológico.[8]

Em suma, constata-se que a avaliação psicológica pré-transplante tem caráter exploratório, preventivo e construtivo. Exploratório na reunião de informações que forneçam um "retrato" de quem é aquele paciente e aquela família que se apresentam, com os recursos que possuem e as peculiaridades a serem consideradas. Preventivo no que se constitui em pontos de maior atenção ou aspectos disfuncionais que possam incorrer em dificuldades de adaptação ao tratamento com as limitações e as demandas que trará à tona. Construtivo no que concerne à contribuição para a equipe na formatação do plano terapêutico customizado que objetive o melhor desfecho possível de tratamento e também o desenvolvimento das habilidades necessárias à continuidade do cuidado no contexto domiciliar.

Avaliação Psicológica Pós-Transplante de Medula Óssea

Os primeiros meses que sucedem a alta hospitalar após a pega medular constituem-se enquanto fase delicada dentro do processo de recuperação do paciente transplantado. Este ainda enfrenta uma série de restrições e necessita um tanto de cuidados que denunciam a debilidade de seu organismo tão incidido pelas injúrias do transplante. Frequentemente, por um lado, vê-se o paciente recém-transplantado, ainda durante a internação, ansioso pelo momento de estar de novo em sua residência, próximo às suas referências e podendo vivenciar uma rotina mais pautada por suas escolhas e menos pelas demandas de cuidado do tratamento. Por outro lado, dados a constatação do tênue equilíbrio do corpo e o reconhecimento dos inúmeros suportes ainda necessários nesta etapa, emergem com frequência em tais pacientes e, principalmente nos pais, sentimentos ambivalentes e discursos que denotam insegurança pelo distanciamento da equipe que cuidou da criança de forma tão intensiva na internação.[6]

A etapa da hospitalização coloca em estado de constante alerta tanto o paciente como o familiar que o acompanha. De fato, vivenciam (na experiência inédita, no isolamento prolongado, nas alterações do funcionamento do organismo, nos efeitos colaterais do condicionamento, na impotência frente ao mal-estar que não pode ser evitado, na submissão à rotina hospitalar, na espera abundante de angústia pela pega medular) situações que em muito superam aquilo que poderiam supor a respeito de tal fase.[4]

Na internação, ainda que os pais compreendam a necessidade da entrega do filho aos cuidados técnicos específicos (e possivelmente como recurso para minimizar sentimentos de impotência neste período), parecem precisar se apropriar do que está sendo executado pela equipe a todo instante. Fica evidente, portanto, que há um estresse significativo inerente a tal período, mesmo que este esteja recoberto de todo o investimento e toda a aposta na vida a ser garantida pelo tratamento.[8]

Após a saída do hospital, inaugura-se outra fase ainda de intensivo cuidado, mas que passa a ser empreendido pela família e pelo próprio paciente (quando apresenta condição cognitiva e emocional para tanto). É altamente recomendável que, nas primeiras semanas que se sucedem à alta, uma nova avaliação psicológica seja realizada com os pais e a criança. Essa intervenção visa a elucidar, além dos recursos dos quais estão dispondo para a continuidade do cuidado, possíveis entraves e pontos de aprimoramento a serem discutidos com a equipe e trabalhados com o núcleo familiar.

Nos casos em que o paciente é criança, seus cuidadores assumem tarefas que exigem extrema atenção e dedicação. Apesar do desejo de vivenciarem uma fase mais alentadora e menos tensa, devem manter o foco e desenvolverem habilidades que lhes possibilitem cuidar de questões instrumentais, emocionais e sociais relacionadas ao filho e ao que este necessita para seu pleno restabelecimento. Entre as principais atividades operacionais estão aquisição, organização e administração de medicações; limpeza e desinfecção do ambiente e de materiais e utensílios diversos; higiene da criança, de si próprio e cuidados protetivos quando tem contato com outras pessoas; aquisição, manuseio, preparo, descarte e adequação da quantidade e qualidade dos alimentos e líquidos; precaução com exposição solar; imposição do uso de máscara; manuseio e proteção de cateter central e/ou periférico; manutenção da apresentação pessoal; e prevenção e controle de complicações, ações de manejo imediato diante de intercorrências ou sequelas do tratamento.[7]

Há ainda o foco no restabelecimento ou melhoria da qualidade de vida da família e do paciente. Muitas vezes, o cuidador precisa adquirir novos conhecimentos e habilidades que levem em conta tanto os cuidados necessários à recuperação do paciente como a retomada do rumo de desenvolvimento saudável. Para tanto, deve promover no tempo possível a (re)aquisição de autonomia da criança e viabilizar fomentos que propiciem o contato com outras áreas da vida que não apenas o tratamento.[6]

Sabemos que, no período imediato após a alta, existem requisições emocionais e sociais da criança a serem supridas que demandam sobremaneira seus cuidadores. Elas se referem principalmente ao enfrentamento do isolamento pelo grupo familiar; à adequação da rotina familiar às necessidades de cuidado da criança em recuperação; à busca por suprir as carências emocionais do transplantado; à promoção do autocuidado rumo ao resgate (ou desenvolvimento) da autonomia da criança.[7,9]

Como âmbito principal de atuação do profissional psicólogo, destaca-se a relevância do suporte aos cuidadores e à criança na tentativa de garantir o suprimento dessas necessidades emocionais no período pós-transplante. Isso porque, sabidamente, quando não tratadas, as adversidades psicossociais podem acarretar repercussões bastante danosas à qualidade de vida ao longo do tempo, tanto do paciente como de todo o núcleo familiar. As dificuldades maiores das crianças transplantadas referem-se a preocupações com a autoimagem e o julgamento social; sentimentos de ansiedade, sofrimento e medo da perda de controle e integridade física; dificuldade no aprendizado e afastamento do convívio com os amigos; sentimentos de perda, tristeza, desânimo e frustração decorrentes do isolamento social; prejuízos no desenvolvimento da autoconfiança e autonomia.[3]

A avaliação psicológica nesta etapa, portanto, é parte de um instrumental que visa a ampliar o espectro de conhecimento dos pais/cuidadores a respeito da nova fase que se inaugura, com suas agruras e conquistas. Pretende ainda auxiliá-los na ponderação de parâmetros (que poderão sempre ser discutidos com a equipe nas ocasiões oportunas) em relação ao tempo dos cuidados por eles despendidos: o do rigor excessivo do qual dependerá a plena recuperação da criança e o de estimular aspectos saudáveis que a aproximem da retomada da vida normal. Resgatar recursos observados durante a etapa da internação ou até mesmo estimular a descoberta de outros, os quais não haviam considerado até então, incrementa o senso de confiança e segurança para o exercício do cuidar fora do ambiente hospitalar. O suporte ao familiar é tido como facilitador essencial à superação da criança das dificuldades do tratamento.

Ainda neste contexto de avaliação, no contato com o paciente em questão, é possível identificar sua condição emocional após as vivências tão intensas da internação. Favorecer a conscientização da criança acerca da importância da continuidade do cuidado mesmo após a alta pode contribuir de modo considerável para sua adaptação à nova rotina e à adoção de postura colaborativa. Ponderar o caráter temporário desta condição de maior fragilidade minimiza sentimentos de frustração, bem como abalos significativos à autoestima. Levantar elementos importantes e possíveis de serem mantidos dentro do cotidiano da criança que favoreçam o resgate de sua singularidade ajuda a atenuar a sensação de despersonalização tão comumente acarretada pelo tratamento.

Considerações Finais

A edificação do cuidador no papel que desempenha em todo o processo de tratamento deve fazer parte do plano de ação da equipe do transplante. É essencial a consideração da dimensão humana tanto do paciente como de seus familiares, reconhecendo seus sentimentos, anseios, dificuldades e necessidades. Isso possibilita a apropriação, por parte desta família, da experiência do transplante e sua elaboração. É somente por meio deste esmerado trabalho que se faz possível a atribuição de sentido por aqueles que vivenciaram o transplante e a minimização de seus traumas rumo à retomada da vida normal.

É preciso lembrar que a sobrevivência à doença não deve estar atrelada somente à cura, uma vez que o sucesso do transplante transcende a dimensão biológica e pode ser considerado efetivo em sua plenitude quando permite ao paciente alcançar também a sanidade nas perspectivas social e psicológica.

BIBLIOGRAFIA

1. Batista ALB, Zukauskas MMS, Netto MVRF, Aquino MI. Atuação com pacientes oncológicos. In: Kernkraut AM, Silva ALM, Gibello J (orgs). O psicólogo no hospital: da prática assistencial à gestão de serviço. 1ª ed. São Paulo: Blucher, 2017. p. 265-282.
2. Quais os riscos do transplante de medula óssea para o paciente? Disponível em: https://www.inca.gov.br/perguntas-frequentes/quais-os-riscos-do-transplante-de-medula-ossea-para-o-paciente. Consultado em: 17 de abril de 2021.
3. Dias PAR, Sales TMA, Oliveira CE de, Nascimento E de O, Almada FM do N, Melo HWBO de, Antonieto JVL, Pinto RG, Silva TV da, Weber YB. Influência do transplante de células tronco hematopoiéticas na qualidade de vida de pacientes pediátricos. Revista Eletrônica Acervo Científico, 2020; 14:e4618. https://doi.org/10.25248/reac.e4618.2020

4. Popadiuk C, Mendes C. TMO infantil: fantasias de redenção e cura. In: Quayle J (org). O Adoecer. São Paulo: Editora dos Editores, 2019. p. 227-243.
5. Castro EK de, Piccinini CA. Implicações da doença orgânica crônica na infância para as relações familiares: algumas questões teóricas. Psicol Reflex Crit Porto Alegre, 2002; 15(3):625-635. Available from <http://www.scielo.br/scielo.php?script=sci_arttext&pid=S0102-79722002000300016&lng=en&nrm=iso>. Access on 16 May 2021. https: //doi.org/10.1590/S0102-79722002000300016.
6. Anders JC, Lima RAG de. Crescer como transplantado de medula óssea: repercussões na qualidade de vida de crianças e adolescentes. Rev Latino-Am Enfermagem [Internet], 2004 Dec [cited 2021 May 16]; 12(6): 866-874. Available from: http://www.scielo.br/scielo.php?script=sci_arttext&pid=S0104-11692004000600004&lng=en. http://dx.doi.org/10.1590/S0104-11692004000600004.
7. Gomes IM, Lacerda MR, Hermann AP, Rodrigues JAP, Zatoni DCP, Tonin L. Cuidados realizados pelo familiar cuidador da criança em pós-transplante de células-tronco hematopoiéticas. Rev Latino-Am Enfermagem [Internet], 2019 [cited 2021 May 16]; 27:e3120. Available from: http://www.scielo.br/scielo.php?script=sci_arttext&pid=S0104-11692019000100305&lng=en. Epub Jan 17, 2019. http://dx.doi.org/10.1590/1518-8345.2298-3120.
8. Oliveira JA de, Oliveira-Cardoso EA de, Santos MA dos. O cuidado de crianças e adolescentes após o transplante de medula óssea: vivências de mães. Vínculo, São Paulo, 2020; 17(1):25-51. Disponível em <http://pepsic.bvsalud.org/scielo.php?script=sci_arttext&pid=S1806-24902020000100003&lng=pt&nrm=iso>. acessos em 16 maio 2021. http://dx.doi.org/10.32467/issn.19982-1492v17n1p25-51.
9. Skucek E, Butler S, Gaspar HB, Titman P. Social outcome in children treated by haematopoietic cell transplant for congenital immunodeficiency. Bone Marrow Transplant, 2011; 46(10):1314-20. doi: 10.1038/bmt.2010.318. Epub 2011 Feb 21. PMID: 21339750.

20

Cuidados Paliativos Pediátricos

LÍLIAN RODRIGUES FERREIRA DE SOUZA

O sofrimento humano só é intolerável quando ninguém cuida.
Cicely Saunders

Receber a notícia de que uma criança é portadora de alguma doença grave, sem a possibilidade de cura, seja esta enfermidade diagnosticada logo após seu nascimento, seja em qualquer momento da infância, desestabiliza qualquer núcleo familiar, isso porque os pais investem todo o seu afeto na criança que foi idealizada desde o período gestacional e não consideram a possibilidade de haver um adoecimento ou morte, uma vez que, inconscientemente, para os genitores, cabe à criança concretizar os sonhos que não foram realizados por eles anteriormente.[1]

Porém, contrariando o desejo dos pais, em alguns casos, infelizmente, a criança já nasce com algum comprometimento que não responde a nenhum modelo terapêutico ou, em outros casos, ainda durante a infância, pode ser diagnosticada com uma doença que ameace sua vida ou que esteja fora da possibilidade de cura, necessitando, assim, de cuidados diferenciados que possam proporcionar o melhor controle de sintomas e oferecer qualidade de vida, denominados Cuidados Paliativos (CP).

Embora ainda haja certa resistência em relação a essa modalidade, associando-a com cuidados de fim de vida, os CP não se limitam ao acompanhamento de pacientes diagnosticados com doenças em estágio avançado; muito pelo contrário, visam a proporcionar conforto ao paciente em qualquer estágio da doença.

Mas para que se compreenda melhor essa prática em saúde, é importante falar sobre sua origem. Historicamente, Matsumoto (2012)[2] cita que a prática de CP começou ainda na Idade Média e que, durante as Cruzadas, na Europa, havia os *hospices* ("hospedarias" em português), onde os órfãos, doentes, pobres e famintos eram deixados para receber cuidado e proteção. No século XVII, surgiram diversas instituições de caridade, prática amplamente propagada por organizações religiosas católicas e protestantes.

Oficialmente, na área da saúde, os CP se iniciaram no Reino Unido com a assistente social, enfermeira e médica Dame Cicely Saunders, que propôs uma nova forma de cuidar e fundou, em 1967, o St. Christophers Hospice, em Londres, que oferecia um cuidado integral ao paciente, propondo o controle de sintomas, alívio de dores e de sofrimentos físico e psicológico. Posteriormente, nos anos 1970, essa abordagem foi difundida na América pela psiquiatra Elizabeth Kübler-Ross e, após a fundação de um *hospice*, nos Estados Unidos, os CP começaram a ser disseminados em diversos países.[2,3]

Já nos anos 1980, o Comitê de Câncer da Organização Mundial da Saúde (OMS) começou a definir políticas para promover o alívio da dor e os CP e, finalmente, em 1990, a OMS reconheceu e publicou sua primeira definição de CP, revisada e definida em 2002 como:

> *"Assistência promovida por uma equipe multidisciplinar que objetiva a melhoria da qualidade de vida do paciente e seus familiares, diante de uma doença que ameace a vida, por meio da prevenção e alívio do sofrimento, por meio de identificação precoce, avaliação impecável e tratamento de dor e demais sintomas físicos, sociais, psicológicos e espirituais".*[4]

No Brasil, somente em 1998, por meio da Portaria 3.535,[5] o Ministério da Saúde determinou que Centros de Alta Complexidade para o tratamento oncológico devem contar com profissionais especialistas em Cuidados Paliativos (CP). Posteriormente, em 2001, a criação do Programa Nacional de Humanização da Assistência Hospitalar[6] contribuiu com a implementação de programas e serviços de CP no país.

Em 2002, a Portaria 19[7] do Ministério da Saúde instituiu, no âmbito do Sistema Único de Saúde (SUS), o Programa Nacional de Assistência à Dor e Cuidados Paliativos e, apenas em 2018, a Comissão Intergestores Tripartite do Ministério da Saúde aprovou a Resolução 41[8] que apresentava novas diretrizes para a organização dos CP à luz dos cuidados continuados integrados no âmbito do SUS.

Em nosso país, a história dos cuidados paliativos é recente e ainda tem muito a evoluir. Além das resoluções que norteiam essa prática no

Brasil, em 1997 foi criada a Associação Brasileira de Cuidados Paliativos (ABCP), composta por profissionais engajados para transmitir informações a respeito do tema aos profissionais da saúde e, em 2005, nasceu a Academia Nacional de Cuidados Paliativos (ANCP), outro órgão fundamental para a disseminação de informações de CP no Brasil.

Em pediatria, com suas particularidades, os CP assistem a criança e seus familiares, focando no alívio de sintomas e na qualidade de vida do paciente portador de uma doença grave, muitas vezes crônica e/ou sem cura. O ideal é que o paciente seja inserido em CP assim que receber seu diagnóstico, embora não haja motivos que o impeçam de iniciar o acompanhamento em qualquer estágio da doença. Além disso, é fundamental que o cuidado integral seja oferecido pela equipe de CP junto à especialidade que já acompanha a criança para tratar sua doença de base.

Para a Organização Mundial da Saúde (OMS), cuidados paliativos pediátricos (CPP) são definidos como "cuidados globais e ativos prestados ao corpo, à mente e ao espírito das crianças, envolvendo também o apoio à família, que surgem quando uma doença potencialmente fatal é diagnosticada, e mantêm-se independentemente de a criança receber ou não o tratamento dirigido à doença" (citado por Barbosa, 2019).[9]

Para oferecer esse tipo de cuidado aos pacientes pediátricos, é essencial compreender que, em comparação aos CP de adultos, na pediatria, observam-se algumas particularidades, como: a quantidade de crianças com doenças é menor se comparada à dos adultos; há um grande número de doenças raras e, às vezes, até sem diagnóstico; o tempo de intervenção é relativo; muitas doenças atingem mais de uma criança na mesma família; o papel do representante legal é crucial; há desafios em relação aos fármacos específicos para a faixa etária infantil; além de haver questões relacionadas ao desenvolvimento que podem interferir no tratamento.[10]

Ao integrar uma equipe de CPP, não é raro se deparar com familiares que comparecem ao serviço com mais de um filho com o mesmo tipo de comprometimento, já que muitas doenças são genéticas e, assim, a família toda é assistida e orientada, sendo que os pais são normalmente encaminhados para realizarem acompanhamento com geneticistas.

De acordo com Iglesias et al. (2016),[3] o tratamento dos pacientes em CP pode ser prestado em instituições de qualquer nível de cuidado, centros de saúde comunitários, centros de acolhimento para crianças ou até mesmo em casa e requer um cuidado amplo e interdisciplinar.

Atualmente, há certa escassez de estudos que mostrem os dados estatísticos relacionados aos CPP, mas, de acordo com Barbosa (2019),[9] estima-se que aproximadamente 7 milhões de crianças precisam desse tipo de cuidado, hoje, no mundo, já que, com o avanço da tecnologia na área da saúde, houve uma diminuição no índice de mortalidade e aumento da taxa de sobrevivência de crianças com doenças incuráveis que causam sofrimento ao paciente e seus familiares.

Na prática ambulatorial, é observado o sofrimento dos familiares dos pacientes doentes, que, devido à gravidade do estado de saúde da criança, precisam se reorganizar em diversos aspectos. Para ilustrar, demonstra-se que muitos cuidadores, em sua maioria mães, que antes ajudavam seus parceiros com as questões financeiras da família, mas que, em decorrência da evolução da doença, precisaram parar de trabalhar para cuidar exclusivamente do filho, o que causa um impacto social e psicológico significativo.

É comum também que os familiares compareçam às primeiras consultas com informações equivocadas sobre o conceito de CP, além de apresentarem diversas dúvidas em relação à doença e ao tratamento. Frequentemente, a própria equipe que cuida da doença de base do paciente deixa de encaminhá-lo ou o indica tardiamente para a assistência da equipe de CP. Isso pode ocorrer por falta de conhecimento em relação à inserção do paciente neste tipo de cuidado.

As condições para que um paciente seja incluído em CP são: quando a cura é possível, mas pode falhar (p. ex.: casos de câncer, cardiopatia congênita ou adquirida, anormalidades das vias aéreas, falências de órgãos com indicação para transplante); quando a doença requer um tratamento complexo e prolongado (p. ex.: casos de HIV, fibrose cística, anemia falciforme, epidermólise bolhosa, insuficiência renal crônica); quando o tratamento é paliativo desde o diagnóstico da doença (p. ex.: casos de doença metabólica progressiva, trissomia do cromossomo 13, trissomia do cromossomo 18) ou quando a condição do paciente é incapacitante grave e não progressiva (p. ex.: casos de paralisia cerebral grave, prematuridade extrema, anoxia grave, trauma grave do sistema nervoso central).[11]

Para que haja um cuidado global dirigido aos pacientes com essas enfermidades e aos seus familiares, é preciso que a equipe seja composta por diversos profissionais como médico, enfermeiro, assistente social, psicólogo, nutricionista, terapeuta ocupacional, fisioterapeuta, farmacêutico, fonoaudiólogo, capelão e serviços de apoio, uma vez que o ser humano é composto por aspectos biológicos, psicológicos, sociais e espirituais e que, quando um desses aspectos sofre um impacto, os demais também podem ser afetados.

De acordo com Lopez et al. (2019),[12] na equipe, cada um tem seu papel, e os profissionais precisam dominar seu campo de atuação para que possam unir seus conhecimentos para o bem-estar integral do paciente assistido. As autoras mencionam que o trabalho em equipe é fundamental para a melhoria na comunicação e na coordenação, além de enriquecer a assistência com a diversidade de conhecimentos profissionais.

Sendo assim, é indispensável que o trabalho seja realizado por uma equipe multidisciplinar e que haja a compreensão de que nenhum profissional obterá sucesso cuidando sozinho do paciente, já que este é um ser biopsicossocial e espiritual; por isso, é importante que, durante a formação dos profissionais, seja salientado que nenhuma especialidade é capaz de abranger a complexidade de todos os aspectos do ser humano, mas que cada profissional tem sua importância dentro da equipe, sendo que a soma de todos os conhecimentos poderá proporcionar bons resultados ao paciente e aos seus familiares.[13]

Quando uma criança recebe um diagnóstico de uma doença grave, sentimentos como raiva, medo e culpa são observados durante os atendimentos psicológicos realizados com os familiares do paciente. Daí a importância de proporcionar um espaço onde possam expressar as emoções e trabalhar a elaboração do luto.

Nesse contexto de vulnerabilidade e fragilidade, o atendimento humanizado e empático faz toda a diferença para esses familiares afetados com a notícia de uma enfermidade que pode ser fatal. Quando a informação é dada de maneira direta ou dura, gera sofrimento, sentimentos negativos em relação aos profissionais e incertezas quanto ao tratamento do paciente. Mas quando os profissionais são cuidadosos e adequados ao transmitirem notícias ou informações sobre a criança, reduzem o impacto dessa informação e são percebidos como próximos da família e sensíveis ao seu sofrimento. Essa atitude empática e a boa percepção da família em relação aos profissionais que acompanham o paciente têm efeito sobre a relação profissional-paciente e refletem positivamente na adesão ao tratamento.[14,13]

Mas, em muitos casos, mesmo com todo o cuidado em relação à comunicação, é observado que os familiares apresentam-se resistentes para aderir a certos procedimentos ou mesmo para aceitar alguns atendimentos, como o acompanhamento psicológico, uma vez que pode ser perturbador falar sobre algo tão doloroso como a enfermidade da criança e o luto que insiste em estar presente nesse núcleo familiar. Neste caso, o profissional precisa ter paciência e encontrar formas para conduzir a situação, fazendo-se presente, mas respeitando os limites impostos.

Para Iglesias et al. (2016),[3] o processo de luto se inicia desde o diagnóstico da doença, com as perdas simbólicas ou reais que a enfermidade pode trazer ao paciente e seus familiares. Sendo assim, no decorrer da evolução da doença, a família vive o luto antecipatório que é elaborado aos poucos, trazendo consigo sentimentos ambivalentes que variam entre o medo da perda e a necessidade de cuidar da criança.

Já a criança percebe a iminência da morte demonstrando grande ansiedade e, quando possível, o profissional deve se comunicar de forma verdadeira, seja por meio do brincar, seja por meio da comunicação verbal direta, de acordo com o grau de compreensão desta criança, sem permitir que os familiares e o paciente criem possíveis e vãs esperanças, além de acolher o sofrimento de todos, demonstrando sempre o compromisso com o tratamento do enfermo.[15]

Comunicar diretamente ao paciente infantil a gravidade da doença pode ser difícil, mas o silêncio em relação à enfermidade pode agravar sintomas emocionais como angústia, sensação de abandono e solidão. A comunicação com a criança pode transmitir-lhe segurança, uma vez que ela pode interpretar que não está sozinha e que ninguém desistiu dela.[16]

Por mais que se saiba o quanto é importante comunicar-se de forma direta com o paciente pediátrico sobre a doença e, por vezes, sobre a proximidade de sua morte, isso pode ser desafiador para os profissionais. Sendo assim, é importante que estes compreendam as limitações das condutas profissionais diante da doença do paciente e que tenham percepção de suas próprias limitações para poder transmitir as informações à criança, além de buscar maneiras alternativas para que ocorra a comunicação assertiva com o paciente em pediatria.

Infelizmente, em CPP, muitas vezes o grau de severidade da enfermidade limita a equipe na realização de atendimentos aos familiares, mas sempre que possível, devem-se realizar intervenções com a criança, sendo o brincar uma ferramenta fundamental para o paciente pediátrico. Isso porque a criança se expressa de forma mais natural e ativa por meio do lúdico. Fantasias em relação ao adoecimento, à recidiva e à morte são temas recorrentes que aparecem durante brincadeiras e desenhos e o papel da psicologia é acolher e ajudar o paciente a ressignificar todo conteúdo externalizado.

O brincar tem um papel tão importante que, de acordo com Winnicott (1975),[17] por si só, é terapêutico, já que permite que a criança explore sua capacidade de criação; além disso, é importante para o desenvolvimento saudável da criança, pois, por meio do lúdico, há a expressão e a elaboração dos conflitos, permitindo que a criança seja espontânea, fale sobre seus medos e anseios e tenha maior facilidade em comunicar-se com os profissionais da saúde que a acompanham.

Não é incomum encontrar pacientes mais quietos e reativos aos atendimentos. Na fase mais avançada de algumas doenças, como o câncer, a criança fica com o humor mais lábil, evita contato com alguns profissionais e recusa o atendimento.

Esse comportamento é bem característico dos pacientes que estão com doença em estágio terminal, uma vez que, além de perceber a proximidade de sua morte como algo assustador, também temem a separação de seus pais, familiares e amigos, têm medo de ficar sozinhos, além do sentimento de insegurança frente a situações desconhecidas.[16]

Por isso, Aguiar (2005)[16] afirma que é imprescindível que, ao atender criança com doença em estágio terminal em CPP, seja assegurado que ela sempre estará acompanhada, que suas dores serão controladas pelos profissionais que cuidam de sua saúde, que ela jamais será esquecida ou deixará de ser amada por seus amigos e familiares, que seus momentos para reflexões serão respeitados, que seus pais não estarão sozinhos e serão sempre cuidados; além disso, que ela possa compreender o choro de seus familiares. Isso poderá ajudar a criança a se sentir mais segura frente às ameaças que a cercam.

Ainda em relação ao paciente pediátrico com doença em estágio avançado, a aproximação da morte é algo inegável e, diante disso, a equipe deve sempre ficar atenta aos aspectos bioéticos que envolvem o processo de morrer em CP, para que não haja um prolongamento artificial da vida, já que a ortotanásia, ou seja, morte natural e digna, sem sofrimento, é defendida pela abordagem de CP.

Os princípios da bioética devem ser aplicados pelos profissionais da saúde para preservar a qualidade de vida e assegurar direitos do paciente em fim de vida. Em resumo, o princípio da beneficência visa a maximizar os benefícios, minimizando os danos ao paciente; o princípio da não maleficência visa a minimizar os riscos e/ou danos ao paciente; o princípio da autonomia visa a garantir ao paciente suas tomadas de decisão em relação ao seu tratamento e o princípio de justiça visa a garantir os direitos dos indivíduos.[18]

Diante do paciente pediátrico, o princípio da autonomia sempre gera dúvidas por ser um tema mais complexo, mas Iglesias (2019)[18] cita que o poder de decisão é dado aos responsáveis legais do menor, embora haja a possibilidade de os pais envolverem a criança em tomadas de decisões que impliquem seu estado de saúde, solicitando o assentimento diante de intervenções propostas.

Importante ressaltar que, nas situações em que a criança é envolvida nas decisões da equipe quanto a seu tratamento, é necessário levar em consideração vários fatores como sua idade, nível de compreensão e seu desenvolvimento cognitivo e emocional; além disso, a criança deve ser respeitada e nunca deve ser enganada. Mais uma vez, a comunicação deve ser muito clara e as informações devem ser detalhadas.

As tomadas de decisão compartilhadas entre profissionais e responsáveis pela criança são fundamentais para que as escolhas sejam feitas com mais clareza. Frequentemente, na prática profissional, existem cuidadores resistentes em relação à tomada de certas decisões, ou também são observados cenários em que muitos responsáveis aceitam as decisões junto ao médico e aos demais profissionais da equipe, mas em diversos momentos desistem ou se arrependem. Sentimentos como medo, culpa e esperança são observados nesses familiares, por isso é fundamental que a equipe tenha um cuidado diferenciado com os responsáveis, fazendo-se entender em suas explicações e apresentando-se disponíveis para esclarecer dúvidas e fornecer informações sempre que possível.

No estágio final da doença, os familiares geralmente se apresentam muito fragilizados e, mesmo que haja um atendimento humanizado e diferenciado, o sofrimento é intenso. Nesse contexto, o CP também pontua sobre a importância de a equipe atentar à forma como os familiares lidam com a fé nesse contexto do adoecimento, uma vez que a espiritualidade pode ser um recurso de enfrentamento funcional. Sendo assim, a equipe pode encorajar a família a buscar esse recurso para amenizar um pouco o sofrimento causado pelo processo de adoecimento da criança.[19]

Ainda assim, percebe-se que poucos recursos são capazes de diminuir a dor ocasionada pela perda de uma criança e, na maioria das vezes, somente o tempo poderá ajudar os familiares a superarem um momento tão traumático. A equipe também se sensibiliza com a morte de um paciente e lidar diariamente com temas como luto, adoecimento infantil e CPP requer um preparo técnico contínuo e cuidadoso. Além disso, o autocuidado dos profissionais também é essencial para que possam lidar melhor com as situações intensas inerentes a esta área.

Atuar na área de CP em pediatria pode ser desafiador, uma vez que a abordagem de CPP ainda é algo em crescimento no mundo e sobretudo no Brasil. Infelizmente, ainda há resistência para a inserção de pacientes em CPP e, por isso, faz-se necessário que cada vez mais haja a disseminação de informações sobre o tema para que a prática de CPP seja mais conhecida e corriqueira em diagnóstico de doenças que ameaçam a vida ou que não tenham possibilidade de cura.

BIBLIOGRAFIA

1. Freud S. Sobre o Narcisismo: uma Introdução (1914). In: Edição Standard Brasileira das Obras Psicológicas Completas de Sigmund Freud: A história do movimento psicanalítico, artigos sobre metapsicologia e outros trabalhos (1914-1916). Rio de Janeiro: Imago, 1996, v. XIV. p. 83-119.
2. Matsumoto DY. Cuidados paliativos: conceito, fundamentos e princípios. In: Carvalho RT, Parsons HA. Manual de Cuidado Paliativo (ANCP). 2ª ed. São Paulo: Solo, 2012. p. 23-30.
3. Iglesias SBO, Zollner ACR, Constantino CF. Cuidados paliativos pediátricos. Residência Pediátrica SBP, 2016; 6(supl 1):46-54.
4. World Health Organization (WHO). Knowledge into Action Palliative Care. Cancer Control. In: WHO Guide for effective Programmes [Guia Online]. Geneva. 2007. p. 1-42. Disponível em: https://apps.who.int/iris/bitstream/handle/10665/44024/9241547345_eng.pdf;jsessionid=C3E11870D89E18DAED6CE04DC7C0D0FF?sequence=1.
5. Brasil. Ministério da Saúde. Portaria Nº 3.535, de 02 de setembro de 1998. Brasília (DF), Ministério da Saúde, 1998.
6. Brasil. Ministério da Saúde. Secretaria de Assistência à Saúde. Programa Nacional de Humanização da Assistência Hospitalar. Brasília (DF), Ministério da Saúde, 2001.
7. Brasil. Ministério da Saúde. Portaria Nº 19, de 03 de janeiro de 2002. Brasília (DF), Ministério da Saúde, 2002.
8. Brasil. Ministério da Saúde. Resolução Nº 41, de 31 de outubro de 2018. Brasília (DF), Ministério da Saúde, 2018.
9. Barbosa SMM. Definições e princípios. In: Barbosa SMM, Zoboli I, Iglesias SBO. Cuidados Paliativos na Prática Pediátrica. Rio de Janeiro: Atheneu, 2019. p. 9-15.

10. Ferreira EAL, Barbosa SMM. A prática dos cuidados paliativos pediátricos: aplicação no dia a dia da pediatria. In: Barbosa SMM, Zoboli I, Iglesias SOB. Cuidados Paliativos na Prática Pediátrica. Rio de Janeiro: Atheneu, 2019. p. 71-5.
11. Sociedade Brasileira de Pediatria. Departamento Científico de Medicina da Dor e Cuidados Paliativos. Cuidados Paliativos Pediátricos: o que são e qual sua importância? Cuidando da criança em todos os momentos. 1ª ed. Rio de Janeiro: SBP, 2017. p. 1-7.
12. Lopez LCC, Zoboli I, Barbosa SMM. Trabalho em equipe. In: Barbosa SMM, Zoboli I, Iglesias SBO. Cuidados Paliativos na Prática Pediátrica. Rio de Janeiro: Atheneu, 2019. p. 101-8.
13. Oliveira TCB, Maranhão TLG, Barroso ML. Equipe Multiprofissional de Cuidados Paliativos da Oncologia Pediátrica: Uma Revisão Sistemática. Id on-line Revista Multidisciplinar e de Psicologia, 2017; 11(35):492-530.
14. Afonso SBC, Mitre RMA. Notícias difíceis: Sentidos atribuídos por familiares de crianças com fibrose cística. Ciência e Saúde Coletiva, 2013; 18(9):2605-13.
15. Baldini SM. A transmissão do diagnóstico para a criança e o adolescente. In: Barros VFR. A Saúde Mental na Atenção à Criança e ao Adolescente – Os Desafios da Prática Pediátrica. 1ª ed. São Paulo: Atheneu, 2016. p. 333-38.
16. Aguiar MF. A morte de si mesma: A criança gravemente enferma. In: Mazorra L, Tinoco V (orgs). Luto na infância: intervenções psicológicas em diferentes contextos. Campinas: Livro Pleno, 2005. p. 73-89.
17. Winnicott DW. O brincar. In: Winnicott DW. O brincar e a realidade. 1ª ed. Rio de Janeiro: Imago, 1975. p. 65-87.
18. Iglesias SBO. Aspectos bioéticos e legais. In: Barbosa SMM, Zoboli I, Iglesias SBO. Cuidados Paliativos na Prática Pediátrica. Rio de Janeiro: Atheneu, 2019. p. 17-34.
19. Gaiolla PVV, Campos CVC. Cuidados paliativos e cardiologia pediátrica. In: Barbosa SMM, Zoboli I, Iglesias SBO. Cuidados Paliativos na Prática Pediátrica. Rio de Janeiro: Atheneu, 2019. p. 31-19.

21

Adoecer e Adolescer: Quem é o Adolescente no Hospital?

MILENA DEL SANTO ROSA

Uma parte de mim é todo mundo
Outra parte é ninguém, fundo sem fundo
Uma parte de mim é multidão
Outra parte estranheza e solidão
Uma parte de mim pesa, pondera
Outra parte delira
Uma parte de mim almoça e janta
Outra parte se espanta
Uma parte de mim é permanente
Outra parte se sabe de repente
Uma parte de mim é só vertigem
Outra parte linguagem
Traduzir uma parte na outra parte
Que é uma questão de vida ou morte
Será arte?
(Ferreira Gullar)

Adolescer

(verbo intransitivo) – entrar na fase da adolescência, crescer, desenvolver-se.[1]

A adolescência é um período da vida que pode ser caracterizado por um forte colorido de emoções em que o indivíduo tem medo do futuro, faz tentativa de rompimento com o passado e sente um tremendo tédio no presente. É uma experiência singular e, ao mesmo tempo, tem função formadora para outras etapas do desenvolvimento. É uma espécie de tormenta, permeada por isolamento e silêncio, combate e barulho, uma tempestade em que a única certeza é a dúvida.

Mas, afinal, o que define a adolescência hoje? Podemos pensar num marco temporal ou na idade cronológica do adolescer? Podemos medi-

-la pelo desenvolvimento biológico, cognitivo, maturacional? A marca da adolescência se dá pelo contexto cultural em que o adolescente está inserido? Será parte de algo idealizado que nos acompanha ao longo da vida?

Em termos históricos, a adolescência é um acontecimento recente. Apesar de a juventude já existir, tornar-se adulto era diferente, mais simples e direto. O equivalente à adolescência na sociedade pré-moderna era participar de um ou mais rituais de passagem com tempo e objetivos bem definidos. Atualmente, isso não faz mais sentido. Tornar-se adulto deixou de ser um processo social e externo e passou a ser subjetivo e, portanto, interno. A adolescência pode ser entendida como um período no qual o sujeito tem como tarefa o desligamento da infância e a preparação da vida adulta. Essa forma de categorizar a juventude se iniciou no contexto da Primeira Guerra Mundial, mas se consolidou de forma mais expressiva no Ocidente após a Segunda Guerra, seguindo até os dias atuais e tomando contornos cada vez mais amplos. Podemos, assim, olhar para adolescência como um fenômeno específico dentro de toda a história de desenvolvimento do ser humano e, além disso, procurar compreender sua expressão circunstancial, temporal, geográfica e sócio-histórica.[2,3]

A Organização Mundial da Saúde (OMS) define "adolescência" como a segunda década da vida, que vai dos 10 aos 19 anos, e caracteriza o período como uma transição da infância para a vida adulta. Essa fase é marcada por intensas mudanças físicas, psicológicas e sociais. Visa a preparar a criança para a função biológica da reprodução, promover o desenvolvimento psicológico e consolidar sua integração no ambiente social.[4]

A puberdade também pode ser entendida como um fator que inicia a adolescência. Uma fase facilmente notada, em que o púbere passa por uma transformação substancial do corpo, que, a partir desse amadurecimento biológico, adquire as funções e os atributos do corpo do adulto. A adolescência seria, então, a manifestação de mudanças hormonais derivadas de um processo natural e fisiológico. Pode ser percebida também como a chegada dos desejos (que já estavam lá, mas que agora são reconhecidos pelo próprio adolescente) e, gradativamente, o descobrimento de uma competição possível com os adultos tanto na sedução como no enfrentamento.[5]

Em termos de amadurecimento pessoal, a imaturidade do adolescente é preciosa e parte importante da constituição do pensamento crítico.

Segundo Winnicott[6]: "A imaturidade é um elemento essencial da saúde na adolescência. Há apenas uma cura para a imaturidade: a passagem do tempo e o crescimento da maturidade trazido pelo tempo".

Portanto, a adolescência precisa ser compreendida de forma mais ampla. É um fenômeno psíquico e afetivo, influenciado por questões biológicas, maturacionais e históricas inseridas num contexto cultural e familiar.

Talvez a pergunta não seja somente quando se entra na adolescência, mas como ela acontece e quais os efeitos e conquistas dessa travessia. O adolescente pode se ocupar do lugar do ser original. Ele faz a tentativa de rompimento com sua origem, mas ao mesmo tempo está partindo dela. Nesse contexto, é preciso romper para se apropriar. Ele precisa acreditar que é uma razão em si para viver no mundo que inventou e no qual é original, e não originário. O impasse do adolescente, segundo Corso[2], é o de "como se tornar uma versão original a partir daquilo que nos foi legado; como sair do jugo e influência da família e inserir-se positivamente em sua geração; como iniciar a vida sexual e amorosa e como vencer em um mundo tão difícil de decifrar. Em resumo, para evitar sua história, os adolescentes precisam dar conta da história que os engendrou".

Se a principal empreitada do adolescente é a construção da identidade, por um lado, é necessário que a menina ou o menino possam partir em busca de autonomia, estender sua percepção de mundo, manipular ideias, perceber e buscar se diferenciar dos pais. Por outro lado, a antítese da identidade é a "confusão de identidade" que a adolescência traz consigo. Obviamente uma experiência intensa, normativa, que pode criar uma perturbação central que agrave processos regressivos (patológicos ou não) e são por eles agravados.[7,8]

O adolescer é permeado pela insegurança. "O que os adultos esperam de mim?", questionam. O lugar do adolescente é o lugar e o tempo do nada. Por um lado, ele não é mais a criança amada e, por outro lado, ainda não é reconhecido como adulto. O acontecer adolescente permeia as lacunas, o desconhecido, o vir a ser, quando não há ninguém por perto. Costuma transcorrer nos lugares vazios, de madrugada, na internet, nas horas vagas. Na escola, tudo acontece na entrada e na saída da aula, nos pátios e corredores, assim como os demais eventos marcantes que ocorrem geralmente à noite, quando a casa e a cidade estão desertas, sem a interferência de adultos e crianças.[5,2]

Quando convocados, os adolescentes sentem medo de ser insignificantes e, quanto maior o medo, maiores a onipotência, o teste da realidade e a transgressão. Afirma Dias[9]: "Ele padece do sentimento de irrealidade, e sua principal luta diz respeito a sentir-se real. Existe, nele, uma moralidade rígida, não em termos do que foi socialmente estabelecido como bom e mau – exatamente o que ele despreza e contra o que se rebela –, mas em termos do que é sentido como real e do que é sentido como falso: o adolescente não aceita falsas soluções. O pior de tudo, o insuportável, é a traição a si mesmo".

A adolescência pode ser entendida como um momento de crise e de retomadas, quem a atravessa experimenta angústias mais primitivas do amadurecimento. O adolescente, assim como o bebê, por meio do isolamento, pode estabelecer alguma relação sentida como real. O fenômeno dos grupos adolescentes pode ser entendido como uma coleção de indivíduos isolados que se unem em torno de interesses, causas e projetos em comum, mas que continuam mantendo o seu "si mesmo pessoal" recuado e protegido.[9]

Se por um lado há a necessidade de se proteger; por outro, adolescer é assumir a posição de perda de contorno. É perdendo esse contorno que se abre espaço para novas formas e experimentações. Essa vivência de perda os assolará o resto da vida, mas também por meio dela pode se aventurar a continuar a crescer. É uma fase idealizada, importante, e assume um lugar de ideal social. Pode-se dizer que tenha aparecido na modernidade como um ideal necessário.[5]

Sabemos também que o adolescente vivencia o tempo de forma relativa, em certa medida, assim como todos nós. Cada minuto dessa viagem interessante corresponde a 1 hora, faltar a um evento com os amigos pode ser vivido como um desastre e a falência de todo o investimento social. É um tempo em que cada falha parece ser fatal. Também, é nessa fase que se experimenta uma linguagem própria e muitos afetos, o desentendimento com a "melhor amiga pra sempre", por exemplo, é uma forma de se permitir viver os dramas do necessário rompimento com a mãe, tão importante, mas do qual não se tem consciência nesse momento.[2]

Na adolescência, a vivência com o corpo é contraditória. Com a chegada da puberdade, o corpo se torna saliente e privativo, tudo ao mesmo tempo. Pelos, espinhas, cheiros, sangue, esperma, corrimento, entre outros sinais, se evidenciam, um corpo mutante para um ser que até pouco tempo nem se dava conta de que existia.[2]

E quando esse corpo adoece?

O indivíduo que apresenta doença nesse momento do desenvolvimento tem a experiência dos lutos e das perdas decorrentes do adolescer e, somadas a elas, as do adoecimento, o que pode acarretar uma vivência ainda mais difícil e incisiva. A doença aguda, que tem seu início abrupto pode ocasionar efeitos também de forma rápida. Por outro lado, se o adoecimento for crônico e vier para ficar, suas implicações podem ser agravadas e permanentes.[10]

O adoecimento de um adolescente (assim como em qualquer momento da vida) implica uma interrupção. Esse momento sugere, muitas vezes, uma mudança de rotina e de hábitos, sendo constantemente necessários exames, consultas, internações, procedimentos invasivos, tempo e paciência.

O jovem, que antes estava tentando se separar da família, agora precisa dela para ser cuidado. Se antes ele estava saindo de casa para fazer suas experiências no mundo, agora está com a família no hospital. Se antes ele estava conhecendo as mudanças do seu corpo, agora o entrega para ser cuidado por outras pessoas.

O adolescente compreende cognitivamente o adoecimento de modo diferente da criança; não está mais tão apto à fantasia e ao brincar e sente duramente a realidade do corpo que se impõe. É na realidade concreta do adoecimento que a questão da onipotência é colocada em xeque. Se antes a ideia era "comigo nada acontece", agora a pergunta é "o que está acontecendo comigo?"

Adoecer

(verbo intransitivo) – tornar(-se) doente ou adoentado; debilitar(-se), enfermar.[1]

A OMS, em 1946, definiu saúde como "um completo estado de bem-estar físico, mental e social, e não apenas ausência de doença". Tal definição tem sido questionada e considerada ilusória. Como definir o que é "um completo bem-estar físico"? Será um ideal inatingível?

São muitos os autores que refletem sobre o que significa ser saudável, o que é patológico e do que se trata o processo do adoecer. Ainda hoje, ciências sociais, ciências naturais, psicanálise ou filosofia não encontraram uma definição singular para este fenômeno.

O conceito de saúde está relacionado às questões sociais, econômicas, políticas e culturais. Dependerá da época, dos valores individuais, das concepções científicas, religiosas e filosóficas. Em suma, saúde não representa a mesma coisa para todas as pessoas, assim como doença também não. As definições de ambas podem variar muito.[11]

Tendo em vista que há inúmeras possibilidades fisiológicas e ambientais no processo da vida, buscar uma norma que assegure a existência de saúde ou de doença só reforça um conceito idealizado e inatingível. Em sua obra, Canguilhem[12] contextualiza o desenvolvimento da clínica médica moderna baseada num ideal positivista e construída por meio de um processo de normatização. Em contraponto, ressalta que a doença não pode ser efetivamente uma realidade objetiva – alheia ao processo de vida do sujeito: "A clínica coloca o médico em contato com indivíduos completos e concretos, e não com seus órgãos e funções. A patologia, quer seja anatômica ou fisiológica, analisa para melhor conhecer, mas ela só pode saber que é uma patologia – isto é, estudo do mecanismo da doença – porque recebe da clínica essa noção de doença, cuja origem deve ser buscada na experiência que os homens têm de suas relações de conjunto com o meio".[12]

Faz-se necessária a reflexão sobre o processo do adoecer e sobre a experiência do adoecimento para o sujeito. Segundo Winnicott[13], há uma tendência natural à saúde em cada um de nós e está associada à dimensão do amadurecimento. A saúde está relacionada ao se sentir real, com a garantia desse sentimento, podemos avançar para questões mais objetivas. Nesse sentido, é necessário que se tolere o sintoma, pois a presença deste na criança ou no adolescente pode ser entendida como uma comunicação de suas necessidades, uma saída para alcançar o amadurecimento do desenvolvimento emocional, que, por algum motivo, se paralisou. Contudo, compreende-se o estado de saúde como a capacidade espontânea e natural para a sua restauração. Ter saúde está relacionado com a capacidade do indivíduo de viver criativamente. Sendo assim, o adoecimento passaria a ser compreendido pela perda da criatividade na vida ou pela inibição desta.[13,14]

E ainda, a presença de saúde está relacionada com o cuidar, ou seja, ter saúde é decorrente do processo de amadurecimento e da provisão do ambiente. Para o autor, a origem da palavra "cura" é "cuidado". Ele determina que essa cura não se relaciona só ao uso de medicamentos, mas também a cuidados que favoreçam o amadurecimento do indivíduo, numa relação denominada "cuidado-cura". Para ele, essa é a forma mais eficaz de profissionais da saúde tratarem as enfermidades do paciente, principalmente de crianças e adolescentes.[15]

Mas afinal, quem é o adolescente no hospital?

Para além da pergunta inicial de quem é o adolescente no hospital, talvez a questão seja qual é ou como é a experiência desse adolescente no hospital. Se, por um lado, o adolescente tem questões centrais como aquelas descritas anteriormente; por outro, a vivência de cada um é singular. A experiência de adoecimento e de hospitalização está relacionada às necessidades daquele adolescente, naquele momento maturacional, naquele hospital, com aquela família e com aquela equipe de cuidado.

O hospital é um lugar de ambivalências. Se por uma perspectiva esse dispositivo de saúde se propõe a organizar e promover cuidados (rotina, horário, alimentação, medicação e toda provisão ambiental), por outra perspectiva, também propicia procedimentos invasivos, situações desconfortáveis, imprevistos e constatações contínuas de que de fato se está doente.

É no hospital que o doente entrega seu corpo para ser cuidado por outra pessoa, experimenta sentimento de impotência, medo, insegurança e perda de autonomia. Mudar a posição de indivíduo sadio para enfermo implica sempre repercussões psicológicas tanto para o doente como para a família e todos que o cercam. A forma como cada um reage a essa interrupção está relacionada a inúmeros fatores como a patologia do sujeito, tipo de tratamento, características de sua personalidade, dinâmica familiar, contexto em que está inserido, seus recursos e fragilidades.[16]

O adoecimento, assim como uma crise econômica severa, instabilidade dos pais ou orfandade precoce, pode ser um modo abrupto de tornar-se adulto. A adolescência não é uma etapa necessária, mas sua falta terá consequências do ponto de vista da subjetivação. O que pode acontecer àqueles cuja adolescência foi interrompida ou não vivida é incorrer num ressentimento de que algo muito estimado da vida lhes foi negado. Enquanto, entre aqueles que não frequentaram essa fase, pode ocorrer o oposto: um fascínio por essa etapa.[2]

Winnicott[6] elucida: "Adolescência implica crescimento e crescer demora. Embora o crescimento esteja acontecendo, a responsabilidade precisa ser assumida pelas figuras paternas. Quando estas fogem do seu papel, os adolescentes precisam assumir uma falsa maturidade, perdendo, assim, sua maior vantagem: a liberdade de ter ideias e a de agir impulsivamente".

Por sua vez, o hospital pode servir como o ambiente em que as necessidades básicas podem ser retomadas e vividas. Profissionais de saúde e pais (ou aqueles que assumem esse papel) compõem o ambiente facilitador que se incumbe dos cuidados dirigidos ao adolescente, proporcionando a ele a possibilidade de deixar esse barco à deriva descansar (um pouco) dessa crise.

A partir da rotina hospitalar, é possível dar ritmo, sustentação e acolhimento ao adolescente, para que, dessa forma, ele possa regredir a estágios iniciais e retome o curso de seu amadurecimento pessoal, favorecendo a elaboração imaginativa do corpo e o seu alojamento. Passar pelo adoecimento do corpo, nesse sentido, pode ser uma alternativa à loucura, uma saída pelo corpo de quem há pouco estava à beira do colapso. Nesse sentido, Winnicott[17] esclarece: "Esperamos a independência arrogante se alternar com a regressão à dependência e aguardamos fazendo tempo ao invés de oferecer distrações e curas".

Assim como no mundo lá fora, o adolescente no hospital está **entre**. Entre a infância e a adultez. **Entre** as necessidades de regredir para estágios iniciais do amadurecimento e a busca de autonomia. **Entre** a impotência e onipotência própria da adolescência. **Entre** os aborrecimentos da rotina no hospital e os benefícios provenientes (infelizmente, nem sempre) do pedido implícito de colo aos pais e/ou substitutos. É a figura representada por aquele menino ou menina grande que ora está na ala pediátrica e aquele mesmo menino ou menina (agora aparentemente miúdo ou miúda) que pode também estar na UTI adulto, se assim for necessário. Na prática do dia a dia, cada hospital faz as suas regras e limites cronológicos de quem interna em uma unidade pediátrica ou não, são definições nem sempre tão claras, assim como as demais questões que permeiam essa fase da vida.

O adolescente fica entre se apropriar da doença e a necessidade de ser cuidado. Ademais, o adolescer pode ser entendido como um tipo de adoecimento em que o sujeito vive também e principalmente pelo corpo a crise do amadurecimento e tem a chance de retornar a estágios mais primitivos (muitas vezes, o adolescente precisa dos cuidados do hospital, da atenção dos pais, do monitoramento de aparelhos) para retomar o curso do seu desenvolvimento pessoal e seguir (curados da doença ou apesar de doentes). Diante dos desafios do crescimento de um adolescente, é preciso que um adulto esteja atento e seja capaz de os encarar, mesmo que essa empreitada seja trabalhosa e nem sempre agradável.[5]

A experiência do adoecer do adolescente no hospital é multifatorial e precisa ser encarada de forma ampliada. Debruçar-se sobre esse tema requer olhar atento e dedicado a compreender as características próprias dessa fase, sem perder de vista a singularidade do sujeito. Cabe aos profissionais de saúde, aos pais e a todos aqueles que compõem essa rede de cuidado se inclinarem em direção ao adolescente para entenderem suas necessidades a fim de que a experiência aconteça da melhor forma possível. Cuidar do adolescente também é cuidar da adolescência que resta em nós.

Percebe-se que esse cuidado nem sempre é possível dentro da rotina hospitalar, mas sempre se faz necessário. Essa prática pode favorecer a continuidade de ser do sujeito, favorecer a aprendizagem e a assimilação de formas criativas de se lidar com adversidades da vida e com a difícil tarefa de crescer e de se responsabilizar por si mesmo. ADOLESCER E ADOECER são verbos e por isso sugerem ação, movimento. Eu diria também, coragem, sustentação e acompanhamento nesta travessia. E quem sabe, garantido por um olhar cuidadoso e amoroso dos adultos, o adolescente possa "aproveitar" essa experiência!

BIBLIOGRAFIA

1. Ferreira ABH. Novo Aurélio Século XXI: o dicionário da língua portuguesa. 3ª ed. Rio de Janeiro: Nova Fronteira, 1999.
2. Corso DL, Corso M. Adolescência em cartaz: filmes e psicanálise para entendê-la. Porto Alegre: Artmed, 2018.
3. Aberastury A, Knobel M. Adolescência normal. 10ª ed. Porto Alegre: Artes Médicas, 1992.
4. Brasil, MS. Secretaria de Atenção à Saúde. Área de Saúde do Adolescente e do Jovem. Brasília: Editora do Ministério da Saúde, 2007.

5. Calligaris CA. A Adolescência. São Paulo: Publifolha, 2000.
6. Winnicott DW. O brincar e a realidade. São Paulo: Ubu Editora, 2019.
7. Traverso-Yépez MA, Pinheiro VS. Adolescência, saúde e contexto social: esclarecendo práticas. Revista Psicologia & Sociedade, 2002; 14:133-147.
8. Erikson E. O ciclo da vida completo. Tradução de Maria Adriana Verissimo Veronese. Porto Alegre: Artes Médicas, 1998.
9. Dias EO. A teoria do amadurecimento de D.W. Winnicott. Rio de Janeiro: Imago, 2003.
10. Burd M. O adolescente e a experiência do adoecer: o diabetes mellitus. Revista Adolescência & Saúde, 2006; 3:1.
11. Scliar M. História do conceito de saúde. Physis: Revista de Saúde Coletiva, 2007; 17:29-41.
12. Canguilhem G. O normal e o patológico. Rio de Janeiro: Forense Universitária, 2009.
13. Winnicott DW. O conceito de indivíduo saudável. In: Tudo começa em casa. São Paulo: WMF Martins Fontes, 2005.
14. França RMP, Passos MC, Rocha Z. Os sentidos da saúde na obra de Donald Winnicott. Estudos de Psicanálise, 2014; 42:97-106.
15. Winnicott DW. El Hogar, nuestro punto de partida: ensayos de um psicoanalista. Buenos Aires: Fontes, 2006.
16. Spitz L. As reações psicológicas à doença e ao adoecer. In: Cadernos do IPUB. Saúde Mental no Hospital Geral. Rio de Janeiro: Instituto de Psiquiatria da UFRJ, 1997; 6:85-97.
17. Winnicott DW. O ambiente e os processos de maturação: estudos sobre a teoria do desenvolvimento emocional. Tradução de Irineo Constantino Schuch Ortiz. Porto Alegre: Artmed, 1983.

22

Psicologia, Cirurgia e Repercussões na Adolescência

MONIQUE GIANELLI

A Adolescência

A adolescência é o período da vida que marca a transição entre a infância e a idade adulta. O conceito da Organização Mundial da Saúde (OMS) adotado pelo Ministério da Saúde no Brasil indica a adolescência como a segunda década da vida, na faixa etária de 10 a 19 anos.[1]

Essa é uma etapa evolutiva peculiar, a adolescência compõe grande parte do processo de amadurecimento biopsicossocial do indivíduo, sendo impossível compreender o adolescente ao analisar separadamente os aspectos biológicos, psicológicos, sociais ou culturais, uma vez que são indissociáveis, e somente o conjunto de suas características confere unidade ao fenômeno da adolescência.[2]

Na adolescência, ocorrem mudanças corporais com tal grau de complexidade que interferem diretamente na maneira que o adolescente se vê no mundo. Essas transformações fazem o adolescente passar a habitar um novo corpo, que passivamente assiste a todas estas mudanças, criando-se, assim, um sentimento de impotência frente a esta realidade.[3]

No período da adolescência, o jovem experimenta mudanças tanto fisiológicas como psicológicas. Desta forma, ao mesmo tempo em que ocorrem modificações em seu corpo, também surgem transformações na sua percepção em relação a si próprio e aos outros. O adolescente passa, então, por um período de maior fragilidade egoica. O resultado é uma volta narcísica para o seu mundo interno, com questionamentos sobre os pais, as instituições e a sociedade, provocando, assim, uma série de ansiedades naturais do período, como: ansiedade pela busca de uma identidade; ansiedade pela perda da identidade infantil; ansiedades paranoides devido à luta interna que passa a travar em busca desse novo conhecimento. Concomitantemente, há a formação de novos grupos, mas é também um período de isolamento, em que o jovem busca compreender as mudanças pelas quais está passando.[4]

Na adolescência, o corpo passa a ser um importante elo de identificação para os adolescentes. A preocupação com a beleza é marcante nessa fase, na medida em que propiciará a chance de se destacar no grupo.

O corpo também assume um papel na aceitação ou rejeição por parte da turma. O adolescente começa a perceber que seu corpo não corresponde à idealização que havia feito e, via de regra, é por intermédio da identificação e da comparação com outros adolescentes que ele começa a ter uma ideia de seu corpo real, o que pode determinar ocasionalmente situações de afastamento ou isolamento social.[3]

Diante de tantas transformações, a busca por uma identidade inclui necessariamente a relação com o próprio corpo. Assim, à medida que o corpo do adolescente adquire uma nova configuração, sua imagem corporal pode se modificar.[5,6]

As mudanças corporais características da adolescência levam à necessidade da reconstrução da imagem corporal, ou seja, uma nova representação mental sobre seu corpo. A imagem corporal é uma construção multidimensional que compõe o processo de formação de identidade do adolescente, relacionando, assim, os aspectos físicos, psíquicos e sociais.[7]

Quando esse processo, tão fundamental para a percepção de si e do outro é atravessado por transformações físicas decorrentes do adoecimento, o adolescente vivencia intensa desorganização emocional.

Adoecimento, Hospitalização e Cirurgia na Adolescência

Uma situação de adoecimento nessa fase pode acarretar um rompimento do equilíbrio vital, trazendo alterações profundas. A vivência num ambiente desconhecido, alterações do cotidiano, a privação de contato com as pessoas e locais de referência despertam sentimentos confusos, dolorosos e angustiantes, além de reações de medo e desamparo.[8]

Iamin e Zagonel[9] referem-se ao adoecimento no adolescente como um aprisionamento à rotina, por estar num lugar estranho e sem perspectiva de frequentar os locais habitualmente conhecidos, tendo dificuldades em compreender a complexidade do processo que está passando, não aceitando o adoecer, as manifestações da patologia, a rotina imposta pelo adoecimento e, consequentemente, entrando em turbulência emocional.

A hospitalização durante a adolescência pode se constituir numa situação estressante tanto para o jovem como para a sua família, provocando problemas importantes e complexos que desencadeiam experiências potencialmente traumáticas. Nesse caso, é necessário considerar a internação como um fator desencadeante de emoções e sentimentos dolorosos, constituindo-se, assim, numa situação impactante que provoca diferentes gestos, movimentos e sentimentos contraditórios.

A hospitalização pode trazer tanto sofrimento emocional como físico para o adolescente. Observa-se que, ao ser afastado do seu cotidiano, ou seja, da sua família, da sua escola, dos seus amigos, o adolescente acaba perdendo parte de seus referenciais[10]. Além disso, essa situação promove um confronto com a dor, com a limitação física e com a passividade, o que facilita o surgimento de sentimentos de culpa, punição e medo.[11]

Complementando essa ideia[8], a hospitalização provoca rupturas, perdas e separações, pois o paciente se separa do seu ambiente familiar, da sua rotina e dos seus interesses imediatos. Assim, a perda dessas referências que o definiam, abala o sentimento de identidade do indivíduo, gerando, dessa forma, um processo conhecido como despersonalização, no qual a identidade do paciente é substituída pelo seu diagnóstico.

No processo de hospitalização, são desencadeadas diversas emoções que independem da idade do paciente, pois o ambiente hospitalar demonstra ser repleto de agentes estressores. No entanto, estudos apontam que essa vivência durante o período da adolescência pode ocorrer de forma exacerbada devido aos próprios conflitos dessa etapa da vida, fazendo com que esse adolescente sinta-se ameaçado pelo adoecimento e pela ideia de morte, além de limitá-lo ao convívio dos amigos e familiares.[12]

A hospitalização mobiliza profundamente o adolescente. Essa população tende a ter dificuldades em se isolar, em aguardar passivamente o tempo necessário para a recuperação. Os adolescentes são impacientes, questionadores e revoltam-se com facilidade. Notam-se neles dificuldades em admitir perdas físicas e psicológicas, bem como aceitar proibições. A necessidade de afirmação e independência frente à autoridade entra em choque com a rotina hospitalar em que esses pacientes perdem sua identidade ao ingressar na instituição.[13]

Ao longo deste capítulo, observou-se que a hospitalização em si já é vista como ameaçadora e causadora de ansiedade, levando a manifestações de reações adversas como estresse, medo e desorganização emocional.

Considerando o agravamento da hospitalização ou da enfermidade, a necessidade do adolescente em ser submetido a procedimentos invasivos, como as cirurgias, potencializa essas reações.

Entre os procedimentos invasivos, as experiências cirúrgicas podem ser consideradas fatores de forte impacto por estarem diretamente atreladas ao imprevisível e ao incontrolável, cercadas por fantasias, medos e reações negativas, podendo provocar elevados níveis de estresse.[14,15]

A maneira como o paciente percebe a necessidade cirúrgica, ou seja, o significado que atribui a ela, é mais importante do que a própria cirurgia, do ponto de vista emocional. A partir de sua percepção, surgem os comportamentos de ajuste, os quais têm como objetivo enfrentar o estresse e a ansiedade desencadeados por esse momento.[16]

As orientações ao adolescente sobre o processo cirúrgico se fazem necessárias a fim de esclarecer a ele o que será feito durante o procedimento e o que ele poderá experimentar depois, como dor, sensações estranhas e expectativas. O paciente tem necessidade de saber e entender o que acontece e o que acontecerá com ele. Apesar de ser muito comum o paciente experimentar o sentimento de ansiedade, esta pode ser considerada uma ansiedade funcional, por possibilitar a reflexão, debate e busca de conhecimento. Nota-se, ainda, que existe um nível de ansiedade considerado saudável e positivo. São reações próprias da personalidade do indivíduo, sendo parte do funcionamento natural de cada um. Esse tipo de ansiedade faz o indivíduo buscar reflexões, movimentar a vida, deixar o paciente atento. Isso pode ser entendido como algo saudável e positivo.[17]

A falta de informação técnica expressa pelo adolescente acerca de sua condição de saúde não deve ser responsável pela sua desinformação, ou seja, as dúvidas e incompreensões expostas pelos adolescentes devem ser acolhidas e sanadas e as informações devem ser oferecidas a partir de sua demanda, sendo utilizadas como ferramentas para posicionamento ativo do adolescente como protagonista dentro do seu processo de hospitalização.[18]

Apesar de as reações de medo e estresse serem esperadas, quando ocorrem de forma exacerbada podem interferir de forma direta ou indiretamente no curso da doença e da própria cirurgia. Estudos demonstram que quanto maior o nível de estresse de um paciente antes da cirurgia, maior pode ser a demora do processo de cicatrização, há aumento da debilidade do sistema imunológico e o paciente pode mostrar-se pouco colaborativo com os procedimentos médicos.[19]

A literatura já salientou que o envolvimento dos familiares é bastante importante na redução da ansiedade que adolescentes e crianças sentem antes da cirurgia, bem como em sua preparação para tal procedimento.

Quanto à informação, os adolescentes apresentam o desejo de serem sujeitos ativos no ambiente hospitalar, dessa maneira o paciente tem o direito de conhecer seu diagnóstico, prognóstico e tratamento. Portanto, é obrigação dos profissionais da instituição fornecer as informações de maneira clara e objetiva. Ainda quanto à informação, é preciso pensar nas formas de comunicação, pois o familiar (no caso de adolescentes, na grande maioria, será o responsável que receberá as notícias) pode não compreender o que lhe for informado. Para que as informações tenham clareza, é necessário que o profissional utilize todos os meios disponíveis, além da fala e do uso de discurso técnico. É necessário que haja um diálogo aberto para a resolução de dúvidas e para esclarecimentos, mesmo que seja necessário elaborar de forma didática desenhos e esquemas para facilitar o entendimento por parte do paciente e do familiar.[20]

A Atuação do Psicólogo junto ao Adolescente Hospitalizado

A preparação psicológica para procedimentos médicos deve incluir dois aspectos fundamentais: as informações sobre a experiência a ser vivida e o ensino de estratégias efetivas de enfrentamento. O objetivo das informações é promover a possibilidade de manejar os eventos, antecipando-os e compreendendo seus objetivos, significado e propósito, além de alinhar junto ao paciente o que não ficou claro.

É possível ponderar sobre a relevância da psicologia neste cenário considerando sua atuação no processo de saúde-doença vivenciado pelo paciente, assistindo não somente o adolescente, mas também sua família e equipe, oferecendo suporte psicológico para minimizar o sofrimento ao qual os envolvidos estão submetidos em razão da doença.

Nigro[8] enfatiza a importância da assistência psicológica como a possibilidade de compreensão das experiências vividas nesse contexto, auxiliando o paciente adolescente a ressignificar seu adoecimento e hospitalização ofertando escuta qualificada, assistência e possibilidades de enfrentamento do momento vivenciado na internação, além de preparo para a cirurgia e possibilidades de construção de comportamentos colaborativos com o tratamento/recuperação.

Dessa forma, a atuação do psicólogo dentro de um hospital pode ser ilimitada quando são priorizados o conforto e o acolhimento do paciente diante de uma situação estressora. O fazer psicológico é uma ferramenta para capacitar esse paciente a lidar com suas próprias questões que, na maioria das vezes, vão muito além do adoecimento.

Assim, esse capítulo teve como objetivo esboçar a importância da atuação do psicólogo junto ao paciente adolescente para acompanhar suas questões emocionais frente aos processos cirúrgicos e hospitalizações.

BIBLIOGRAFIA

1. Brasil, MS. Secretaria de atenção à saúde. Área de saúde do adolescente e do jovem. Brasilia: Editora do Ministério da Saúde, 2007. Disponível em: http://bvsms.saude.gov.br/bvs/publicacoes/saude_adolescente_competencias_habilidades.pdf
2. Ajuriaguerra J. Manual de Psiquiatria Infantil. São Paulo: Masson do Brasil, 1983.
3. Outeiral JO. Distúrbios psicossomáticos na adolescência. In: Outeiral J (org). Clínica Psicanalítica de Crianças e Adolescentes – Desenvolvimento, Psicopatologia e Tratamento. Rio de Janeiro: Revinter, 1998. p. 243-253.
4. Kessler F, Von Diemen L, Seganfredo AC, Brandão I, Saibro P, Scheidt B, Grillo R, Ramos SP. Psicodinâmica do adolescente envolvido com drogas. Rev Psiquiatr, Rio Grande do Sul, 2003; 25(Supl 1). Disponível em: https://doi.org/10.1590/S0101-81082003000400005
5. Leviski DL. Desenvolvimento psicossocial do adolescente. In: Outeiral J (org). Clínica Psicanalítica de Crianças e Adolescentes – Desenvolvimento, Psicopatologia e Tratamento. Rio de Janeiro: Revinter, 1998. p. 87-109.
6. Ferriani MG, Dias TS, Silva CZ, Martins CS. Auto-imagem de adolescentes atendidos em um programa multidisciplinar de assistência ao adolescente. Rev Bras Saúde Mater Infant, Recife, 2005; 5(1). Disponível em: https://doi.org/10.1590/S1519-38292005000100004
7. Fróis E, Moreira J, Stengel M. Mídias e a imagem corporal na adolescência: o corpo em discussão. Psicol Estud, 2011; 16:71-77. Disponível em: http://doi.org/ 10.1590/S1413-73722011000100009
8. Nigro M. Hospitalização: o impacto na criança, no adolescente e no psicólogo hospitalar. São Paulo: Casa do Psicólogo, 2004. 123 p.
9. Iamin SRS, Zagonel IPS. Estratégias de enfrentamento (coping) do adolescente com câncer. Psicol Argum, 2011; 29(67):427-435. Disponível em: https://periodicos.pucpr.br/index.php/psicologiaargumento/article/view/20155
10. Aragão RM, Azevedo MRZS. O brincar no hospital: Análise de estratégias e recursos lúdicos utilizados com crianças. Estudos de Psicologia, Campinas, 2001; 18(3):33-42. Disponível em: https://doi.org/10.1590/S0103-166X2001000300003
11. Gomes R, Mitre RMA. A promoção do brincar no contexto da hospitalização infantil como ação de saúde. Ciência e Saúde Coletiva, Rio de Janeiro, 2004; 9(1). Disponível em: https://www.scielosp.org/article/csc/2004.v9n1/147-154/

12. Guzman CR, Cano MAT. O adolescente e a hospitalização. Rev Eletron Enf, 2000; 2(2). Disponível em: https://doi.org/10.5216/ree.v2i2.690.
13. Volpini FS. O adolescente frente ao câncer: Hospitalização e processos psicológicos. Porto Alegre: UFRS, 2007. Disponível em http://www.lume.ufrgs.br/bitstream/handle/10183/12300/000605100.pdf?sequence=1.
14. Moro ET, Módolo NSP. Ansiedade, a criança e os pais. Revista Brasileira de Anestesiologia, 2004; 54(5):728-738. Disponível em: http://dx.doi.org/10.1590/S0034-709 42004000500015
15. Carvalho LS, Silva CA, Santos ACO, Camargo, CL. A criança lidando com estressores pré-cirurgicos: estudo exploratório. Online Brazilian Journal of Nursing, 2006; 5(3). Disponível em: http://dx.doi.org/10.5935/1676-4285.2006508
16. Peniche ACG, Jouclas VMG, Chaves EC. A influência da ansiedade na resposta do paciente período pós-operatório. Rev Esc Enf USP, 1999; 33(4):391-403. Disponível em: https://doi.org/10.1590/S0080-62341999000400011
17. Juan K de. O impacto da cirurgia e os aspectos psicológicos do paciente: uma revisão. Psicol Hosp, São Paulo, 2007; 5(1). Disponível em: http://pepsic.bvsalud.org/scielo.php?pid=S167774092007000100004&script=sci_abstract
18. Ângelo M, Cunha MLR, Moreira PL, Gomes S. Adolescentes com câncer: necessidades de informação. Rev Bras Enf Ped, 2011; 11(2):93-100. Disponível em: http://www.sobep.org.br/revista/images/stories/pdf-revista/vol11-n2/v.11_n.2-art.adolescentes-com-cancer.pdf
19. Sebastiani RW, Maia, EMC. Contribuições da psicologia da saúde hospitalar na atenção ao paciente cirúrgico. Acta Cirúrgica Brasileira, 2005; 20(1):50-55. Disponível em: http://dx.doi.org/101590/S0102-86502005000700010.
20. Honick M, Silva RR. O adolescente e o processo de hospitalização: percepção, privação e elaboração. Psicologia Hospitalar, 2009; 7(1):44-67. Disponível em: http://pepsic.bvsalud.org/scielo.php?script=sci_arttext&pid=S1677-74092009000100004

23

Gravidez, Adolescência e Hospitalização

ADRIANA APARECIDA FREGONESE

A maternidade compõe a história temporal e atemporal de cada gestante com inúmeras particularidades. Cada relato de paciente convoca vários saberes, e a compreensão demanda aspectos distintos e, ao mesmo tempo, integrados. É necessário analisá-los em um universo de variáveis. Torna-se uma vivência individual e ao mesmo tempo grupal/familiar, com o desenvolvimento de novos papéis.

A maternidade na adolescência traz consigo uma tarefa emocional permeada por uma série de expectativas e responsabilidades para a adolescente. A adolescência e a gestação são períodos de desenvolvimento marcados por transformações biológicas, emocionais e cognitivas. A maneira como a jovem assume o papel materno pode se configurar em dificuldades reais de ajustamento. A maternidade pode ser o meio de busca da identidade como mulher, no entanto, pode representar um aumento da dependência em relação a figuras parentais e um impedimento a outras escolhas como profissão e inserção no mercado de trabalho. A ideia de construção de relacionamento afetivo e de formação de família converge para a sensação de gratificação pela gravidez, que, por sua vez, corrobora a percepção de produtividade, de aceitação e de reconhecimento social. Nem sempre esse cenário predomina, o relacionamento afetivo não se constrói ou não é suporte para as necessidades do ciclo gravídico-puerperal. Nesse momento, as referências parentais, muitas vezes, são a única fonte de continência para a jovem que se encontra desprovida de recursos psicológicos para manejar as demandas com o futuro bebê, ela precisa desenvolver habilidades e assumir responsabilidades relacionadas ao filho e a si mesma, sua posição no contexto familiar precisa ser redimensionada. As famílias também desenvolvem expectativas em relação à adolescente e ao seu papel materno. Este se torna impositivo com a chegada do bebê; preparada ou não para esta realidade, a jovem é cobrada por seu desempenho.[1-5]

Toda gestação traz em si um desafio emocional adaptativo. Para que o processo se desenvolva de forma saudável, é necessário que a mulher realize a ligação afetiva com o feto e encontre gratificações no processo gestacional.[6-8] Para a gestante adolescente, as dificuldades de ajustamento podem ser inúmeras, desde as econômicas, sociais e familiares até as psicológicas. Do ponto de vista psicológico, o fator de risco que impera é a vivência simultânea de dois momentos de crise evolutiva importantes do desenvolvimento – o ser mãe e o ser adolescente. Fato que pode representar um quadro de risco para o desenvolvimento físico, afetivo e cognitivo do bebê, considerando-se as inseguranças, a falta de habilidades e o desconhecimento sobre as necessidades do filho. A rede de apoio e/ou as figuras parentais são fundamentais para a construção do papel materno e superação das dificuldades. Nesse caso, é pertinente ponderar a necessidade de intervenções preventivas, com caráter psicoeducativo ou terapêutico com as famílias das adolescentes.[9,1-5]

A gravidez na adolescência é apontada como problema de saúde pública; no Brasil, a cada hora nascem 48 bebês de mães adolescentes. Além do ciclo vicioso de pobreza e baixa escolaridade, a gravidez nesse grupo pode estar associada a problemas de saúde, emocionais e sociais. É o retrato de uma demanda de saúde pública que exige investimento em políticas públicas que possam contemplar o cuidado preventivo e interventivo em todas as instâncias.[3,10]

A identificação de fator de risco, denominada "gravidez de alto risco", intensifica as dificuldades de adaptação e acrescenta inúmeras outras emoções ao quadro. Frente ao fator de risco, surge o medo em relação ao filho e a si própria. Como consequência, altera-se o nível de satisfação e de envolvimento com os cuidados médicos, aflorando atitudes negativas, ansiedade elevada, comportamentos regressivos, hostilidade, exigências, controles excessivos, desinteresse ou passividade frente ao tratamento. A ansiedade gera problemas relacionados à evolução clínica da gravidez e parto. Quando não controlada, também dificulta o ajustamento emocional e propicia efeitos indesejáveis na dupla mãe e bebê, que repercutem no desenvolvimento emocional e cognitivo da futura criança.[6,7]

As evoluções tecnológicas e científicas das ciências médicas diminuíram a mortalidade materna e perinatal, no entanto a morbidade para os aspectos psicológicos aumentou muito. As internações sucessivas, por vezes prolongadas, o repouso no leito e os controles rígidos com dieta e cuidados físicos levam à melhora do quadro clínico materno e fetal, mas podem alterar drasticamente o equilíbrio emocional, as relações interpessoais e a dinâmica familiar. Vivenciar a gestação ao mesmo tempo em que necessita de hospitalização pode promover, na adolescente, emoções como censura a si mesma, punição, sentimentos de falha e incapacidade para desenvolver o papel de mãe. Negar a realidade também é um recurso emocional frequentemente utilizado pelas pacientes, sobretudo porque o feto corre risco de não sobreviver. Da mesma forma, o sentimento de culpa é frequente e decorre da crença de que a própria gestante é responsável pela situação de risco. A gestante com baixa autoestima pode se sentir incompetente e incapaz de manter o desenvolvimento saudável da gravidez[6,7].

Considerando-se toda a intensidade emocional que permeia o processo gestacional, qualquer fator de risco diagnosticado pode se configurar como um evento estressor. Na análise dos aspectos emocionais envolvidos na assistência à gestante hospitalizada, outros fatores também são considerados como agentes estressores, como a hospitalização e a relação com a equipe de saúde. As pacientes podem exibir sinais clássicos de reação de luto que resulta da "morte" da gravidez idealizada e livre de intercorrências. A hospitalização é a concretização de que "algo saiu dos padrões", é a constatação da realidade muito diferente da idealizada. Nesse contexto, encontra-se a equipe de saúde que necessita amparar a paciente em todos os sentidos, muitas vezes falta habilidade aos profissionais para manejar as reações de agressividade e de hostilidade que podem ser projetados na equipe, e o tempo escasso pode ser um fator crucial na qualidade da assistência *versus* as necessidades da adolescente. Há que se considerar também o manejo com a gravidade de cada paciente, os desfechos favoráveis ou desfavoráveis dos casos, tomada de decisões e comunicação de notícias difíceis[6,7,11].

Em geral, as reações emocionais frente ao diagnóstico de alto risco e hospitalização podem ser transitórias, decorrentes do processo de adaptação. No entanto, o não ajustamento mobiliza mecanismos de defesa como a negação, a regressão e a racionalização que podem dificultar a adesão ao tratamento e a piora do nível de estresse. Diante do contexto de desequilíbrio psicológico, entram em cena com maior intensidade os sintomas ansiosos e ou depressivos. A ansiedade é um sinal de alerta frente à sensação de perigo e caracteriza-se pela apreensão negativa em relação ao futuro, podendo se intensificar no desenrolar de exames e diagnósticos[6,7,12].

Historicamente, a saúde mental da gestante não costumava ser assistida com muita atenção pelos profissionais da saúde, certamente devido à crença popular de a gravidez ser um período de bem-estar e de tranquilidade para as mulheres e de baixo risco para doenças psiquiátricas. No entanto, dados epidemiológicos apontam que a prevalência de transtornos de humor e ansiosos são maiores no período gestacional em relação ao período pós-parto; com isso, a gravidez não protege as mulheres do adoecimento mental. A jovem grávida pode experimentar ampla variedade de emoções que incluem introversão, passividade, mudanças bruscas de humor, inquietação, irritabilidade e preocupação. Em geral, esses sintomas são transitórios na medida em que a gestação avança; no entanto, a ansiedade não controlada pode levar a desajustamento emocional na gravidez e na relação mãe e filho, com efeitos indesejáveis no desenvolvimento emocional e cognitivo da criança.[6,13,12]

Frente ao desequilíbrio psicológico e fisiológico, destaca-se também a depressão, que se caracteriza por uma multiplicidade de sintomas afetivos (tristeza, choro fácil, apatia, irritabilidade e desesperança); instintivos e neurovegetativos (fadiga, desânimo, insônia ou hipersonia, perda ou aumento de apetite, diminuição da libido e da resposta sexual e perda de prazer); ideativos (pessimismo, ideia de culpa, ideia de morte e ideação suicida); cognitivos (déficit de atenção, concentração e memória) e a autovaloração (baixa autoestima, sentimento de insuficiência e autodepreciação). As pessoas depressivas têm visões pessimistas do futuro, manifestam maior submissão e uma predominância de sentimentos de culpa, inutilidade e derrota, com alteração global das atividades e ideação de atos autolesivos ou de suicídio. Sintomas psicóticos, ideias delirantes de culpa e ideação paranoide podem estar presentes.[12]

A hospitalização de adolescentes gestantes repercute em seu entorno, quando a jovem traz consigo a vivência de luto, pode ser difícil para a equipe de saúde identificar e diferenciar os sintomas de ansiedade e depressão. O início da depressão durante a gravidez não é habitualmente identificado devido à sobreposição de sintomas gestacionais. São comuns sintomas de fadiga, alterações do sono, de peso e da libido, tanto na depressão como na gestação. A depressão pós-parto pode ser a continuação de uma doença com início na gestação, no entanto grande número de estudos aborda a depressão no puerpério e poucos trabalhos estudam a depressão durante a gestação. Associada à dificuldade de identificação de sintomas, as mulheres apresentam tendência a não aderirem ao tratamento. Quando a mãe não é tratada, pode acarretar prejuízo ao desenvolvimento fetal, pois se a mulher apresenta diminuição de apetite, consequentemente o ganho de peso pode ficar abaixo do esperado, acarretando, entre outros problemas, que o bebê nasça com baixo peso. Quando a gestante necessita de hospitalizações frequentes, muitas vezes as alterações fisiológicas se intensificam, comprometendo o nível de satisfação frente à gestação de modo a aflorar atitudes negativas e diminuir a vinculação com o feto. Tudo isso interfere na evolução da gestação que, do ponto de vista psicológico, corre o risco de não se desenvolver de modo favorável.[12-16]

É de extrema importância a atenção integrada à saúde física e mental da adolescente para que a assistência aconteça preventivamente, auxiliando-a na adaptação ao contexto e identificando sinais e fatores de risco para o agravamento do quadro como a sintomatologia depressiva ou transtornos ansiosos.

BIBLIOGRAFIA

1. Levandowski DC, Piccinini CA, Lopes RCS. Maternidade adolescente. Estudos de Psicologia (Campinas), 2008; 25:251-263.
2. Dias ACG, Teixeira MAP. Gravidez na adolescência: um olhar sobre um fenômeno complexo. Paidéia (Ribeirão Preto) [online], 2010; 20(45):123-131. [Acessado 7 Junho 2021]. Disponível em: <https://doi.org/10.1590/S0103-863X2010000100015>. Epub 27 Abr 2010. ISSN 1982-4327. https://doi.org/10.1590/S0103-863X2010000100015.
3. Brasil, Ministério da Saúde. Secretaria de Atenção à Saúde. Departamento de Atenção Básica. Saúde sexual e saúde reprodutiva / Ministério da Saúde, Secretaria de Atenção à Saúde, Departamento de Atenção Básica. 1ª ed. Brasília: Ministério da Saúde, 2013. 300 p. (Cadernos de Atenção Básica, nº 26).
4. Hsu LPR, Fregonese AA. Gestantes adolescentes e suas relações interpessoais com familiares e companheiros. In: Aldrighi JM, Campaner AB (orgs). Ginecologia e Obstetrícia da Infância à Adolescência. São Paulo: Atheneu, 2016.
5. Maués SRS, Santos AS, Leal SRE. Suporte familiar e transtornos mentais comuns em adolescentes grávidas. Psicologia Argumento, 2017; [S.l.] 29(64). ISSN 1980-5942. Disponível em: <https://periodicos.pucpr.br/index.php/psicologiaargumento/article/view/20305/19577>. Acesso em: 07 jun. 2021.
6. Tedesco JJA. Aspectos emocionais da gravidez de alto risco. In: Zugaib M, Tedesco JA, Quayle J. Obstetrícia e Psicossomática. São Paulo: Atheneu, 1997.
7. Quayle J. Óbito fetal e anomalias: repercussões emocionais maternas. In: Zugaib M, Tedesco JA, Quayle J. Obstetrícia e Psicossomática. São Paulo: Atheneu, 1997.
8. Maldonado MT. Psicologia da Gravidez: Parto e Puerpério. 2ª ed. Petrópolis: Vozes, 2000.

9. Brigas M, Paquette D. Estudo pessoa-processo-contexto da qualidade das interações entre mãe-adolescente e seu bebê. Ciência em Saúde Coletiva, 2007; 12:1167-1174.
10. Santos BR, Magalhães DR, Mora GG, Cunha A. Fundo das Nações Unidas para Infância - UNICEF e Fundo de População das Nações Unidas - UNFPA. Gravidez na Adolescência no Brasil - Vozes de Meninas e de Especialistas. Brasília: INDICA, 2017. 108 p. ISBN: 978-85-62539-48-0.
11. Silva MRC, Vieira BDG, Alves VH, Rodrigues DP, Vargas GS, Sá AMP. A percepção de gestantes de alto risco acerca do processo de hospitalização. Rev Enferm UERJ, 2013; 21(2 n.esp):792-797.
12. Botega NJ, Silva JLP, Nomura ML. Gravidez e puerpério. In: Botega JN (org). Prática Psiquiátrica no Hospital Geral: Interconsulta e Emergência. 4ª ed. Porto Alegre: Artmed, 2017.
13. Pereira PK et al. Complicações obstétricas, eventos estressantes, violência e depressão durante a gravidez em adolescentes atendidas em unidade básica de saúde. Archives of Clinical Psychiatry (São Paulo) [online], 2010; 37(5):216-222. [Acessado 7 Junho 2021]. Disponível em: <https://doi.org/10.1590/S0101-60832010000500006>. Epub 01 Out 2010. ISSN 1806-938X. https://doi.org/10.1590/S0101-60832010000500006
14. Faisal-Cury A, Menezes P, Araya R, Zugaib M. Common mental disorders during pregnancy: prevalence and associated factors among low-income women in São Paulo, Brazil: Depression and anxiety during pregnancy. Arch womens Ment Health, 2009; 12:335-43.
15. Lancaster CA, Gold KJ, Flynn HA, Yoo H, Marcus SM, Davis MM. Risk factors for depressive symptoms during pregnancy: A systematic review. Am J Obstet Gynecol, 2010; 202:5-14.
16. Almeida MS, Nunes MA, Camey S, Pinheiro AP, Schmidt MI. Transtornos mentais em uma amostra de gestantes da rede de atenção básica de saúde no Sul do Brasil. Cad Saúde Pública, 2012; 28(2):385-94.

24

O Impacto da Descoberta do HIV na Adolescência

EDUARDO ARAÚJO DE OLIVEIRA

Desde 1980, a epidemia do HIV está na sociedade e tem atingido diversas populações. No seu início, de forma precipitada e errônea, a doença fora identificada somente nos "grupos de risco" (homossexuais, hemofílicos, heroinômanos, haitianos e *hookers* – termo em inglês para profissionais do sexo). No decorrer dos anos, a expressão "grupo de risco" deixa de ser utilizada em virtude das respostas oriundas de quem faz parte da comunidade (dadas as repercussões discriminatórias e estigmatizantes na esfera pública e privada), descoberta das formas de transmissão e perfil dos novos casos de infecção: mulheres; idosos; crianças e adolescentes.[1,2] O HIV ultrapassa as fronteiras construídas pelas políticas públicas e passa a ser compreendido como um fenômeno amplo e não restrito a determinados segmentos sociais.

Atualmente, a infecção se mantém concentrada em determinadas populações vulneráveis por falta de conhecimento, dificuldade de acesso aos serviços de saúde e a métodos de prevenção. As mesmas características em relação aos adultos mais atingidos pela epidemia são reconhecidas em adolescentes infectados pelo vírus.[2]

No mundo, a estimativa é de que 4 milhões de jovens entre 15 e 24 anos vivam com HIV e que 29% destes tenham idade entre 15 e 19 anos.[2,4,5] Os dados se tornam mais alarmantes em virtude de o início precoce da vida sexual (entre os 14 e 15 anos de idade) não resultar na busca por testes de HIV quando comparados com adultos.[6] No Brasil, de acordo com o Boletim Epidemiológico Nacional de HIV/AIDS, nos últimos dez anos, entre 2009 e 2019, o valor da taxa de detecção de AIDS na população de 15 a 19 anos é de 64,9%, o que demonstra uma dificuldade das políticas públicas na contenção de novos casos, principalmente, em indivíduos jovens.[2]

O diálogo sobre o tratamento do HIV e demais infecções sexualmente transmissíveis (IST), com adolescentes, deve levar em consideração os aspectos socioculturais, biológicos, psicológicos e emocionais que contribuem para a construção da subjetividade e para o processo de autocuidado.[7,8] Segundo a Organização Mundial da Saúde (OMS), a adolescência se estende dos 15 aos 19 anos e é o período do desenvolvimento humano em que ocorrem as descobertas de novas experiências (contato com substâncias psicoativas e início da vida sexual) que podem, na medida da ausência de métodos preventivos, colocar o sujeito em risco quanto às IST.[4] A não utilização de estratégias protetivas associada ao uso de substâncias psicoativas pode acrescer as vulnerabilidades e resultar na infecção do vírus. Uma pesquisa realizada entre 2009 e 2016, a respeito do comportamento de adolescentes brasileiros HSH (homens que fazem sexo com homens), destacou o aumento de consumo de drogas ilícitas (de 40,5% para 49,3%) e sexo anal desprotegido (33,6% para 41,8%).[3]

Essa vulnerabilidade vivida pelos adolescentes e as repercussões psicológicas com a descoberta do HIV podem ser diversas (culpa, tristeza e medo) e impactam cognitiva e emocionalmente a vida desse público.[9] Antes da realização do teste, o aconselhamento – processo de escuta ativa e centrada no indivíduo – se destaca como processo que também pode ser realizado pelo psicólogo e tem papel importante para o compartilhamento de informações sobre prevenção combinada (o conceito surge em 2009 e é uma estratégia que faz uso de abordagens biomédica, comportamental e estrutural, que são aplicadas nos níveis individual, relacional, comunitário e social, a fim de diminuir novas infecções por HIV).[10] Comunicar notícias difíceis, como diagnóstico positivo para HIV, pode acarretar, no paciente, negação e raiva e, nos emissários da informação, desconforto, desorientação e receio das possíveis reações do paciente.[9]

A comunicação sobre o diagnóstico de HIV não é tarefa fácil, entretanto é de extrema importância o profissional de saúde ter ciência da sua responsabilidade ao compartilhar a informação. Diante do contexto apresentado sobre vulnerabilidades, risco e revelação diagnóstica, como o psicólogo pode auxiliar nesse processo único e marcado por atravessamentos emocionais?

Assistência Psicológica na Revelação Diagnóstica

Além do acompanhamento psicológico de pessoas vivendo com HIV (PVHIV), quando inserido no processo de revelação diagnóstica, o psicólogo tem também, nesse momento, um papel fundamental. O profissional está apto para acolher as angústias, temores e fantasias manifestadas quanto à realização da testagem; compreender o sentido atribuído ao HIV e às implicações no cotidiano do paciente; e orientar a respeito da prevenção combinada às IST, destacando as possibilidades atuais do cuidado quanto às PVHIV.[11]

O processo de revelação diagnóstica do HIV não é tarefa fácil para o profissional de saúde, as incertezas quanto às manifestações físicas e emocionais do paciente podem gerar insegurança e temor em relação ao compartilhamento da informação.[12] A construção de uma estratégia de comunicação deve ser pautada na individualidade e na subjetividade do paciente e, por isso, a importância da participação da equipe que acompanha o adolescente, pois os múltiplos saberes e a proximidade do caso são essenciais para a criação do melhor planejamento para a revelação.

A dinâmica escolhida pelos profissionais de saúde para revelação diagnóstica deve ser cautelosa em virtude de o processo estar implicado na construção relacional entre o paciente e seu diagnóstico. Discursos constituídos de culpabilização e sedimentados na ideia de ausência de cuidado e "merecimento do vírus" podem gerar sequelas emocionais que contribuem para o desencadeamento de tristeza, medo e isolamento social.[11]

A partir desse contexto, o protocolo S.P.I.K.E.S (sigla em inglês que será explicada a seguir) pode ser uma estratégia importante para os profissionais de saúde na construção do cuidado e da revelação diagnóstica. O protocolo foi construído por médicos estadunidenses, em 1970, com o intuito de ajudar os profissionais no compartilhamento da informação diagnóstica, suporte emocional e implicação no tratamento, sobretudo dos pacientes acometidos por câncer. Atualmente, o instrumento pode servir para outras patologias e deve ser adaptado a depender do contexto em que o profissional está inserido (ambulatório, enfermaria ou unidade de terapia intensiva – UTI) em virtude de os níveis de complexidade clínica interferirem na assimilação da informação pelo paciente. A atuação do psicólogo não deve ser restrita ao protocolo, mas identificar quais etapas são passíveis de realização e de qual forma, sem a obrigatoriedade do cumprimento de todas as etapas.

As etapas desse protocolo são divididas por "S - *setting up the interview:* construção da entrevista; P - *perception:* percepção do paciente; *I - invitation:* obtendo o convite do paciente; *K - Knowledge:* transmitindo informações; *E - Emotions:* expressão das emoções; e *S - Strategy and Summary:* resumindo e organizando estratégias".

Construção da entrevista *(S - setting up the interview)*: as informações acessadas pelo psicólogo (referentes ao conhecimento do paciente sobre a infecção), no contato anterior à testagem, podem conter reflexões do paciente frente à possibilidade de ter HIV e auxiliar na construção do processo de revelação. Vale destacar que nem sempre esse contato prévio é possível e, por isso, o profissional deve adaptar a sua atuação a partir do seu contexto laboral. Os significantes atribuídos à infecção podem ser colhidos e manejados nessa etapa, dado que nem todas as circunstâncias de trabalho permitem contatos posteriores com o paciente.

Percepção do paciente *(P - perception)*: a revelação tem caráter individual e repercussões subjetivas. Medo, tristeza, indignação, solidão são possibilidades aparentes, entretanto as especificidades de cada adolescente contribuem para sua percepção do diagnóstico: *Como é saber sobre esse diagnóstico? O que está passando pela sua cabeça?* As perguntas têm caráter ilustrativo e cada profissional deve construí-las a partir do contexto. Esse momento não se restringe à "segunda fase", mas é um processo que permeia a revelação e a vivência com HIV. O profissional deve estar atento aos casos em que a pessoa demonstra sentido negativo (medo, nojo, irresponsabilidade) a longo prazo, pois isso, a depender da situação, pode contribuir para a dificuldade de início do tratamento e adesão a este.

Obtendo o convite do paciente *(I - invitation)*: o emissor da informação precisa estar atento aos sinais verbais (*Não quero ouvir mais sobre isso!*) e não verbais (silêncio). Nos sinais não verbais cabe perguntar, em vez de interpretar as manifestações de silêncio, choro ou outro aspecto (*O que faz você chorar? Quer me contar o que está passando pela sua cabeça?*). A comunicação precisa ser nítida e o profissional deve construir um ambiente acolhedor para que o adolescente consiga esclarecer dúvidas e expressar emoções e percepções.

Transmitindo informações *(K - knowledge)*: no campo hospitalar, muitas vezes, o diagnóstico já foi informado pelo médico, e o psicólogo tem atuação em etapas posteriores do cuidado. Porém, em outros contextos de atuação, o psicólogo pode ser responsável pela revelação do diagnóstico ao paciente. A escuta clínica do psicólogo garante que ele permeie os campos nos quais outros profissionais não adentram e essa é uma das suas contribuições para a equipe multiprofissional. Apurar essa técnica para transcender as dúvidas do paciente pode auxiliar a equipe a ter acesso a informações, por exemplo, quanto às incertezas de início do tratamento ou às fantasias de uma possível cura imediata. Nessa situação, o psicólogo deve permitir que esse paciente detalhe o significante "cura" para pensar em possibilidades de intervenção (*O que é essa cura? Como ela aconteceria?*).

Expressão das emoções *(E – emotions)*: *A culpa é minha! Eu mereço isso? Minha vida acabou?! O que faço daqui para frente? (sic)*. A descoberta da infecção pode suscitar diversas manifestações no paciente. O contexto se torna ainda mais delicado, pois pode ser permeado pela dúvida: *Devo revelar para os meus pais?* (o psicólogo deve explorar o que motiva o paciente a revelar sua sorologia e manejar a situação a partir do contexto compartilhado). Além disso, o profissional tem atuação fundamental na expressão emocional (medo, raiva, tristeza e outras) e na verbalização desses conteúdos internos ocasionados pelo diagnóstico, dado que o inconsciente se torna consciente e o sujeito pode se implicar/se perceber naquilo que manifesta.[13]

Resumindo e organizando estratégias *(S – strategy and summary)*: a construção do plano de tratamento pode ter envolvimento do paciente e isso pode gerar repercussões positivas, como a melhor compreensão sobre o HIV, vínculo com a equipe de saúde e proximidade com o novo *status* sorológico. A etapa permite ao psicólogo compreender o que o adolescente tem entendido e pensar com ele em possibilidades dessa inserção no seu próprio processo de cuidado. O psicólogo pode auxiliar no início e na permanência do tratamento, compreendendo como essa nova dinâmica repercute na subjetividade do paciente.

Ao se pensar na revelação do HIV para adolescentes acometidos pela infecção por transmissão vertical (da mãe para o bebê), alguns aspectos devem ser considerados, uma vez que esses jovens já nasceram com o vírus. Dada a complexidade desse contexto, o processo de revelação pode ser mobilizado tanto por questionamentos do próprio paciente *(Por que devo tomar essas medicações? Eu estou doente?)*, como por parte dos cuidadores/familiares que desejam, mas não sabem como realizar esse momento. Nesse caso, o psicólogo tem duas funções importantes: assistir o cuidador/familiar; acolher o adolescente. Em relação ao cuidador, compreender as motivações para contar e pensar com ele a construção desse processo (por exemplo, se estarão somente o cuidador e o adolescente no momento da revelação ou se a equipe de saúde deve participar). Não há necessidade compulsória de a equipe participar desse processo caso a família ou os cuidadores não tenham interesse, mas o acolhimento das angústias é tarefa essencial. Quanto aos adolescentes, o atendimento pode ter como norteador compreender o que ele acredita serem esses medicamentos, o que tem contribuído para achar que a família esconde algo e permitir que fale a respeito da sua percepção quanto à ausência de informações.

As consequências da revelação são diversas, inclusive quando há planejamento, cautela e dedicação dos profissionais. O psicólogo e a equipe devem atuar na humanização, na individualização desse processo e no cuidado das repercussões psíquicas/clínicas oriundas desse novo contexto.

Descoberta do Diagnóstico e Desdobramentos Psicológicos nos Adolescentes

A adolescência é um período atravessado por diversas demandas, como a iniciação sexual, relacionamentos com figuras parentais e decisões laborais. É nesse momento em que os ciclos de amizades são construídos, em que a descoberta do HIV pode ser barreira para que essas relações se iniciem e sejam mantidas. A constituição do adolescente, de forma subjetiva, ocorre em conjunto com o seu desenvolvimento que está interligado com o funcionamento psíquico no processo evolutivo. No adolescente, as mudanças na vida psíquica, a relação com o próprio corpo, as dificuldades na criação de laços e a concretização das escolhas devem ser levadas em consideração ao se pensar na sua implicação no tratamento e na autopercepção sobre si e sobre seu *status* sorológico positivo. Ao atribuir sentido negativo ao HIV, as relações são prejudicadas ao passo que o adolescente se sente ou é identificado como "diferente" e, por isso, muitas vezes, opta por não falar a respeito do diagnóstico. O psicólogo deve considerar como a construção e a constituição do sujeito se apresentam para manejar o caso e as consequências no aparelho psíquico do paciente.

O ciclo social é priorizado pelos adolescentes, conhecer pessoas para explorar novas experiências é essencial para esse momento do desenvolvimento. As descobertas podem incluir a ingestão de substâncias psicoativas e vivências no campo sexual, em que esses dois aspectos podem ter por objetivo a criação de vínculos e pertencimento a grupos dos quais desejam fazer parte. O HIV é uma infecção carregada de estigmas e que, em função disso, pode proporcionar experiências (na realidade ou fantasia) de descrédito na vida. Em adolescentes, o descrédito social se manifesta na dificuldade de pertencimento e de aceitação pelo grupo de amigos e pode resultar na fragilização do ego, ocasionando tristeza profunda e isolamento social.

O estigma e a discriminação são fatores que contribuem para sentimento de culpa, vazio, solidão e operam para que os adolescentes mantenham segredo a respeito da sua sorologia. O processo de revelação pode ser atravessado por diversas questões, como insegurança, preocupação e temor. A angústia de revelação pode estar associada à fantasia de desamparo em razão dessa "marca" circunscrita na sua vida, que, apesar de ninguém ver, caso não compartilhe, está clara para si e pode gerar sofrimento nos níveis pessoal e social.

É importante destacar que, nesse cenário, há duas possibilidades: pessoas infectadas por via vertical e pessoas infectadas por via horizontal. Em relação aos adolescentes infectados por transmissão vertical, seus cuidadores ou familiares já sabem sobre o HIV, mas, ainda assim, precisam lidar com essa construção para a revelação do fato. Nesse campo, os sujeitos podem se identificar como alguém que recebeu uma "herança maldita" ou como alguém para quem não houve "poder de escolha" e isso pode gerar desdobramentos específicos para essa demanda, por exemplo, distanciamento dos familiares. O segundo contexto é dos adolescentes infectados por transmissão horizontal (vírus geralmente contraído a partir de relações sexuais). Eles, muitas vezes, veem a necessidade de contar para seus pais, amigos e pares afetivo-sexuais. O psicólogo deve trabalhar a partir das motivações para contar sobre o diagnóstico, o que, na concepção desse jovem, este deseja revelar sobre si ao dizer sobre viver com o vírus.

HIV é uma sigla que nomeia um vírus e não pode ser tomada como característica que define alguém; desse modo, a escuta clínica do psicólogo pode ser compreender a respeito do que está por trás do desejo de revelar: busca de suporte emocional? Acolhimento de familiares, amigos, pares afetivos? Não ter mais de carregar o sofrimento sozinho? São possibilidades que podem emergir e serão desveladas a partir da escuta qualificada para o paciente se implicar e identificar o porquê de fazer a revelação. Além de destacar que não há obrigatoriedade no compartilhamento do diagnóstico, o psicólogo deve, ao identificar que o adolescente está com a decisão concretizada, construir, junto ao paciente, possibilidades e maneiras de realizar o compartilhamento. O desejo pela não revelação também deve ser analisado, pois é comum o jovem não querer dizer sobre a sua condição para evitar constrangimento social e desvalorização da sua trajetória[14]. Aos adolescentes com carga viral detectável, que podem transmitir o vírus para as pessoas com quem se relacionam sexualmente e optam por não contar, em virtude do medo da rejeição, o trabalho do psicólogo é refletir, junto ao paciente, sobre as consequências dessa escolha e a forma como pode afetar a própria vida e de outrem. Tendo o adolescente decidido contar ao(à) parceiro(a) sobre o HIV, é importante o profissional destacar as novas modalidades de prevenção para casais sorodiferentes, como a profilaxia Pré-exposição (PrEP), que consiste no uso preventivo de medicamentos antirretrovirais anterior à exposição sexual e que previnem contra o HIV, e indetectável igual intransmissível (I=I). Em virtude do tratamento antirretroviral, a pessoa com HIV se torna indetectável, o que consiste na diminuição da quantidade do vírus no organismo e garante que o HIV não seja transmitido, pela via sexual, para outras pessoas.

A implicação no tratamento é outro campo onde deve haver cuidado e cautela. Os adolescentes costumam viver a *fantasia da invulnerabilidade que* é desvelada na dificuldade de adesão ao tratamento[15]. A dinâmica de seguir o esquema terapêutico pode ser custosa para alguns sujeitos, pois há necessidade de comparecimento ao serviço de saúde, exames laboratoriais, uso diário da medicação e, caso não haja manifestação sintomática da infecção, isso pode ser relacionado com a ideia de "cura mágica" que está vinculada com a concepção de indestrutibilidade. As atitudes contestadoras *(Esse diagnóstico está certo? Como você pode saber sobre tudo isso? Eu não acredito nesse tratamento. Não vou tomar remédio algum!)* são formas de os pacientes manifestarem sua autonomia e demarcarem os seus desejos em um momento de extrema fragilidade, cabendo ao psicólogo estar atento em permitir que o adolescente expresse essa característica, mas de forma a contribuir com o cuidado. A importância de acolher as dificuldades e dar atenção a esses processos individuais são essenciais para uma boa adesão. É importante informar esse adolescente sobre seu engajamento no tratamento, visto que é necessário que "deseje" ser cuidado para que consiga se manter em uso adequado da medicação e respeitando os processos clínicos.

Considerações Finais

A descoberta do HIV acarreta sentimentos diversos na vida do adolescente. Dúvidas surgem ao longo desse processo e precisam ser acolhidas para auxiliá-lo nessa nova dinâmica de vida. A tomada diária dos comprimidos é o lembrete da sua condição diagnóstica e, por isso, a busca pelo fortalecimento para que esse processo não se torne doloroso e, consequentemente, tome o lugar de possibilidade de vida.

Ao longo deste capítulo, foram apresentadas as atuações do psicólogo junto a adolescentes, tanto no campo da prevenção como na assistência dos que vivem com HIV. Apesar das questões sociais que atravessam a vivência com o vírus, o processo pode ser suavizado quando há uma equipe acolhedora e um contexto social que promova o bem-estar desses adolescentes.

BIBLIOGRAFIA

1. Santos AF de M, Assis M de. Vulnerabilidade das idosas ao HIV/AIDS: despertar das políticas públicas e profissionais de saúde no contexto da atenção integral: revisão de literatura. Rev Bras Geriatr e Gerontol, 2011;14(1):147-57.
2. Brasil, MS. Boletim Epidemiológico HIV/Aids|2020. Secr Vigilância em Saúde. 2020;1:68.
3. Guimarães MDC, Kendall C, Magno L, Rocha GMH, Knauth DR, Leal AF, et al. Comparing HIV risk-related behaviors between 2 RDS national samples of MSM in Brazil, 2009 and 2016. Med (United States), 2018;97(1S):S62-8.
4. Torrone EA, Bertolli J, Li J, Sweeney P, Jeffries WL, Ham DC, et al. Increased HIV and primary and secondary syphilis diagnoses among young men-United States, 2004-2008. J Acquir Immune Defic Syndr, 2011;58(3):328-35.
5. UNAIDS. The Gap Report. 2014.
6. Ramirez-Avila L, Nixon K, Noubary F, Giddy J, Losina E, Walensky RP, et al. Routine HIV testing in adolescents and young adults presenting to an outpatient clinic in Durban, South Africa. PLoS One, 2012;7(9):5-9.
7. Bock AMB. A adolescência como construção social: estudo sobre livros destinados a pais e educadores. Psicol Esc Educ, 2007;11(1):63-76.
8. Yusuf H, Fields E, Arrington-Sanders R, Griffith D, Agwu AL. HIV Preexposure prophylaxis among adolescents in the US: A review. JAMA Pediatr, 2020;174(11): 1102-8.

9. Lobo ÂS, Leal MAF. Comunicação de más notícias: a revelação do diagnóstico de HIV/Aids e seus impactos psicológicos. Ciaiq2019, 2019;2(2014):549-58.
10. Previati SM, Vieira DM, Barbieri M. A importância do aconselhamento no exame rápido de HIV em gestantes durante o pré-natal. J Heal Biol Sci, 2018;7(1):75.
11. Kahhale EP, Seidl EMF, Martins RB, Pereira R, Gravinis T, Sposito SE. Referências Técnicas Para Atuação de Psicólogas(os) nos Programas de IST/HIV/Aids. 2019; 1-118. Available from: https://site.cfp.org.br/wp-content/uploads/2019/07/REFERÊNCIA-TÉCNICA-IST-HIV-AIDS-Versão-Consulta-Pública.pdf
12. Geovanini F, Braz M. Conflitos éticos na comunicação de más notícias em oncologia. Rev Bioética, 2013;21(3):455-462.
13. Kehl MR. Sobre a ética em psicanálise. São Paulo: Companhia das Letras, 2002.
14. Costa CB da, Macedo SM, Coelho M de MF, Miranda KCL. Relações e subjetividades do viver com HIV/aids: relatos de um grupo de adolescentes. Nursing (São Paulo), 2012; 589-93.
15. Castelli M. Contar ou não contar, eis a questão: um olhar psicanalítico sobre a experiência da revelação diagnóstica de HIV, em jovens infectados por transmissão vertical. Rev Soc Bras Psicol Hosp, 2016;19(3):24-43.
16. Brasil. Ministério da Saúde. Prevenção Combinada do HIV. Secretaria Vigilância em Saúde do Ministério da Saúde. 2017;1:28.

25

Psico-Oncologia e Adolescência

FABIANA MARTHES MOLLI CARON

A adolescência é definida como um período biopsicossocial que compreende a segunda década da vida, ou seja, dos 10 aos 19 anos.[1] Esse também é o critério adotado pelo Ministério da Saúde do Brasil e pelo Instituto Brasileiro de Geografia e Estatística (IBGE).[2] Para o Estatuto da Criança e do Adolescente (ECA), o período vai dos 12 aos 18 anos.[3] Em geral, a adolescência inicia-se com as mudanças corporais da puberdade e termina com a inserção social, profissional e econômica na sociedade adulta.[4]

A adolescência também pode ser entendida como o segundo grande salto para a vida: o salto em direção a si mesmo, como ser individual.[5] Esses autores distinguem puberdade de adolescência. Puberdade refere-se aos fenômenos fisiológicos, que compreendem as mudanças corporais e hormonais, enquanto adolescência diz respeito aos componentes psicossociais desse mesmo processo. Outros autores também fazem essa diferenciação: consideram que, na puberdade, está mais acentuada a maturação física e que a idade real de início pode variar muito, sendo para as meninas em torno dos 10 anos e para os meninos, 12 anos.[6] O ritmo em que ocorrem as mudanças da puberdade também é diferente para as meninas e para os meninos, havendo uma variabilidade dentro do mesmo grupo sexual.[7] A adolescência, cujo início coincide com a puberdade, é influenciada pelas manifestações desta.

Ou seja, a adolescência é um período único, distinto e extremamente complexo do nosso ciclo vital, invadido por perdas e ganhos, desafios, inseguranças, medos, alegrias e tristezas. Adoecer gravemente, como por um câncer, dentro deste período de tantas transformações, tanto físicas como psíquicas, torna essa fase ainda mais difícil e desafiadora.

O Câncer Durante a Adolescência

O câncer infanto-juvenil é considerado raro comparado ao câncer que se desenvolve em adultos. Apesar disso, o câncer infantil ainda apresenta alto índice de incidência e alta mortalidade, sendo a principal causa de morte de crianças com menos de 15 anos de idade, atingindo 10 em cada 1 milhão de crianças/adolescentes por ano em todo o mundo.[8]

O câncer desafia o senso de autoestima do adolescente, levando a sentimentos de perda de controle em um momento da vida em que a autoimagem é fundamental para o desenvolvimento normal. Períodos de hospitalização e a própria doença podem contribuir para aumento da dependência dos pais, que naturalmente se sentem protetores e querem assumir o cuidado. O contato entre os iguais diminuirá em um momento em que isso é crucial para a aceitação em seus grupos. Efeitos do tratamento, queda de cabelo, perda de peso, quimioterapia, ganho de peso com esteroides, cicatrizes de cirurgia e efeitos e distúrbios de crescimento da radioterapia influenciarão a identidade e autoestima do adolescente.[9]

A doença e o tratamento alteram de forma muito impactante o estilo de vida dos adolescentes. A educação pode ser interrompida; os planos ocupacionais futuros podem ser alterados; os eventos sociais, não permitidos; e o campo amoroso, totalmente prejudicado. Ou seja, muitas vezes, o impacto emocional causado pelo adoecer de câncer na adolescência pode ocasionar muito mais sofrimento do que o próprio tratamento em si, e em virtude da complexidade de fatores apresentados na adolescência se faz tão necessária a presença de um psico-oncologista dentro da equipe multidisciplinar que acompanhará esse processo.

Cognitivamente, o adolescente pode compreender a morte e suas características; contudo, emocionalmente não considera a própria morte uma possibilidade próxima, uma vez que está no auge da vida, voltado para a construção do mundo, não tendo, portanto, muito espaço para se pensar nessas questões.[10] Para esses sujeitos, é muito difícil lidar com a morte simbólica, as perdas do corpo infantil, das transformações psíquicas e da identidade de seus pais.[11] Entretanto, quando se refere ao adolescente portador de câncer, tal quadro se agrava. Além da morte simbólica, o paciente tem de lidar com a ameaça concreta de sua finitude.[12]

Para os adolescentes, a imagem corporal é de grande importância, porém, com a doença, essa imagem pode ser afetada, assim como sua sexualidade. O sujeito não se vê como antes, pode se considerar como sendo a própria doença ou estar possuído por ela, demonstrando angústia frente a todas as perdas que viverá durante o tratamento. Um estudo com jovens entre 13 e 23 anos de idade identificou a autoimagem negativa como precursora de depressão, ansiedade, comportamentos obsessivo-compulsivos, hostilidade e ideias paranoides.[13] Nas interações sociais, os adolescentes apresentam problemas específicos em relação às mudanças na aparência física, vergonha do corpo, medo de ser ridicularizado e hostilizado por colegas e o desconforto em falar da doença para professores e companheiros.[14]

Psico-Oncologia na Adolescência

A psico-oncologia na adolescência colabora no cuidado integral, baseado na comunicação aberta e honesta, e realiza intervenções específicas em diferentes níveis: prevenção; suporte emocional para o paciente e sua família durante o tratamento; e psicoterapia breve. São delineadas as necessidades e as formas de estabelecer uma relação terapêutica direta com o adolescente desde o diagnóstico, para que o psico-oncologista possa realizar diversas intervenções e estabelecer um vínculo afetivo consistente. Uma dessas intervenções é a psicoeducação que se mostra como uma importante ferramenta de intervenção nesse contexto, já que o câncer infanto-juvenil evoca um alto nível de ansiedade, incerteza e estresse nos pacientes e suas famílias.

Nesse sentido, acredita-se que fornecer explicações corretas em linguagem consonante à idade e ao nível cognitivo do paciente propicia o entendimento da doença de forma mais realista e adequada e menos causadora de ansiedade e fantasias. A realização de intervenção psicoeducativa se faz necessária, uma vez que possibilita a compreensão dos pacientes acerca dos procedimentos, da hospitalização e do tratamento, contribuindo para o fortalecimento de estratégias de enfrentamento e de autonomia e, assim, minimizando o sofrimento durante esse período.

A psicoeducação corrobora os pressupostos do Sistema Único de Saúde (SUS) quando afirma que tanto o paciente como o acompanhante têm o direito à informação acerca do adoecimento, do tratamento, assim como da hospitalização e de seus processos, respeitando-se o nível cognitivo e escolar do adolescente e acompanhante. Além disso, pode ajudar no ajustamento emocional, na criação de estratégias de enfrentamento, na colaboração com o tratamento e na adesão a ele e, principalmente, na melhoria da qualidade de vida do paciente e acompanhante, tornando-os mais protagonistas.[15]

Na psicoeducação e nos momentos de intervenção lúdica, como jogos, por exemplo, a escuta mostra-se como uma ferramenta, por excelência, da atuação do psicólogo e, no contexto hospitalar, visa, entre outros pontos, à diminuição dos sintomas que se manifestam no processo de hospitalização, possibilitando que os pacientes manifestem e elaborem seus sentimentos relativos ao processo de adoecimento e de tratamento.[16]

Outras intervenções incluem a preparação psicológica, que tem como objetivo principal aliviar as reações emocionais advindas da situação de internação hospitalar e facilitar a adaptação a este contexto do tratamento. Tratando-se de preparação psicológica aplicada a adolescentes internados por câncer, devem conter os seguintes aspectos:

- As intervenções devem ser realizadas não apenas com o adolescente, mas também com seus pais;
- Devem ser realizadas prioritariamente nos momentos iniciais da internação, caracterizando seu caráter preventivo;
- Devem, na medida do possível, combinar diferentes métodos de intervenção, com avaliações periódicas e sistemáticas de seus efeitos;
- Devem envolver preferencialmente toda a equipe multiprofissional;
- Devem ser adaptadas à realidade da unidade hospitalar e às necessidades desses adolescentes, a partir da avaliação psicossocial prévia.[17]

Estratégias comportamentais também podem contribuir para a compreensão da influência de variáveis de natureza psicológica sobre o manejo de procedimentos invasivos em oncologia infanto-juvenil. Existem circunstâncias em que é indicada a necessidade de suporte psicológico, de acordo com a literatura especializada em psico-oncologia e a maioria se fundamenta na identificação de aspectos psicossociais do paciente e de seu familiar.

A assistência psicológica ao adolescente com câncer e a seu familiar envolve a compreensão da interação entre diversos fatores, como:[18]

1. diferentes contextos de desenvolvimento de uma criança;
2. aspectos socioeconômicos e culturais do paciente e dos familiares;
3. capacidade de enfrentamento de situações estressantes;
4. nível de coesão e facilidade de comunicação entre os membros família;
5. história pessoal e familiar do adolescente.

A atuação do psicólogo na psico-oncologia da infância e adolescência é mais focado em apoio, aconselhamento e reabilitação, seja de forma individual, seja de forma grupal, facilitando a transmissão diagnóstica, a aceitação dos tratamentos, o alívio dos efeitos colaterais, a busca por uma maior qualidade de vida e, quando se trata de pacientes em cuidados paliativos, a tentativa de melhor qualidade de morte e do morrer. Esses sofrimentos perpassam também os familiares, incluindo-os no suporte psicológico, trabalhando seus medos e angústias, sua sobrecarga de funções e seu despreparo frente às perdas.[19]

Todo o trabalho da Psicologia realizado com o adolescente na oncologia visa à elaboração dos lutos e dos efeitos traumáticos que essa experiência poderá proporcionar e fazer dela uma vivência positiva, na medida em que possibilitará a aquisição de recursos saudáveis para lidar com as situações difíceis apresentadas durante o tratamento. Além disso, o psicólogo também ajudará a impedir que a relação deste adolescente com o ambiente hospitalar seja negativa e acabe provocando problemas, já que, independentemente de o adolescente ter outras doenças ou não, uma vez acometido pelo câncer e mesmo curado clinicamente, o contato com o ambiente hospitalar ou algo que remeta a ele, ainda que por intermédio de um consultório médico, será inevitável durante sua vida.

Considerações Finais

Foi possível perceber que o trabalho da psico-oncologia com adolescentes tem, além das questões intrínsecas ao trabalho em hospital, questões próprias do trabalho com a adolescência que exigem, por exemplo, um conhecimento a respeito das várias fases do desenvolvimento infantil, pois cada faixa etária apresenta características diferentes e que demandam intervenções distintas por parte do psicólogo. Além disso, o conhecimento de oncologia também se torna imprescindível, pois não é só do psíquico que deve tratar a Psicologia, assim como não é só do biológico que deve tratar a Medicina. Toda a equipe deve ter um conhecimento e uma visão global da doença e do sujeito doente.

O suporte psicológico oferecido ao adolescente com câncer possibilita o enfrentamento da doença, além de permitir que, no futuro, sua saúde mental, social e comportamental não seja comprometida, além de promover a melhor qualidade de vida do paciente em sofrimento. Com a família, o trabalho do psicólogo também é necessário, pois os cuidadores também se encontram em sofrimento e necessitam desse suporte para abrandá-lo e, assim, obter fortalecimento emocional tanto no contexto hospitalar como no âmbito sociofamiliar.

Assim sendo, é importante destacar a necessidade da especialização do psicólogo em Psico-oncologia da infância e adolescência para que o trabalho nesse ramo específico de atuação possa ser mais bem-sucedido e não se torne uma adaptação de atividades realizadas em consultórios particulares ou em outros tipos de serviço de saúde que diferem das especificidades da oncologia infanto-juvenil.

BIBLIOGRAFIA

1. Organização Mundial da Saúde (1965). Problemas de la salud de la adolescencia. Informe de un comité de expertos de la O.M.S (Informe técnico nº 308). Genebra.
2. Brasil/IBGE. População jovem no Brasil. Rio de Janeiro: IBGE, 1999.
3. https://www.gov.br/mdh/pt-br/centrais-de-conteudo/crianca-e-adolescente/estatuto-da-crianca-e-do-adolescente-versao-2019.pdf
4. Formigli VLA, Costa MCO, Porto LA. Evaluation of a comprehensive adolescent health care service. Cadernos de Saúde Pública, 2000; 16:831-841.
5. Kalina E, Laufer H. Aos pais de adolescentes. Rio de Janeiro: Cobra Morato, 1974.
6. Melvin L, Wolkmar FR. Aspectos clínicos do desenvolvimento na infância e adolescência. 3ª ed. Porto Alegre: Artes Médicas, 1993.
7. Bee H. A criança em desenvolvimento. 9ª ed. Porto Alegre: Artmed, 2003.
8. Brasil. Instituto Nacional de Câncer (INCA). Coordenação de Prevenção e Vigilância de Câncer. Câncer na criança e no adolescente no Brasil. Dados dos registros de base populacional e de mortalidade. Rio de Janeiro: Instituto Nacional de Câncer, 2008.
9. Lewis IJ. British Medical Bulletin, Issue 4, 1996; 52:887-897. https://doi.org/10.1093/oxfordjournals.bmb.a011589
10. Kovács MJ. Morte e desenvolvimento humano. São Paulo: Casa do Psicólogo, 1992.
11. Monteiro KCC, Lage AMV. A depressão na adolescência. Psicologia em Estudo, 2007; 12(2):257-265.
12. Bigheti A, Valle ERM. Compreendendo as vivências de adolescentes com câncer: análise fenomenológica do TAT. In: Carvalho VA, Franco MHP, Kovács MJ, Liberato RP, Macieira RC, Veit MT, Gomes MJB, Barros LHC (orgs). Temas em Psico-Oncologia. São Paulo: Summus, 2008. p. 218-232.
13. Varni JW, Katz ER, Clegrove R, Dolgin M. Perceived stress and adjustment of long-term survivors of childhood cancer. Journal of Psychosocial Oncology, 1994; 12(3):1-16.
14. Sexson SB, Madan-Swain A. School reentry for the child with chronic illness. Journal of Learning Disabilities, 1993; 26(2):115-125.
15. Souza L, Figueiredo AL, Junior JCD, Argimon IIL. O uso da psicoeducação no tratamento do transtorno bipolar. Revista Brasileira de Terapia Comportamental Cognitiva, 2009; 11(1):15-24.

16. Barreto JBM, Deon TMP, Gregoleti V. Percepção de familiares dos pacientes oncológicos que frequentam o Hospital Universitário Santa Terezinha de Joaçaba-SC sobre a psico-oncologia. Unesco & Ciência, 2012; 3(1):75-84.
17. Doca FNP, Costa Jr AL. Preparação psicológica para admissão hospitalar de crianças: uma breve revisão. Paidéia (Ribeirão Preto), 2007; 17:167-179. Disponível em: http://www.scielo.br/pdf/paideia/v17n37/a02v1 7n37
18. Costa Jr ÁL. O desenvolvimento da psico-oncologia: implicações para a pesquisa e intervenção profissional em saúde. Psicol Cienc Prof (Brasília), 2001; 21(2):3643. Disponívelem:<http://www.scielo.br/scielo.php?script=sci_arttext&pid=S1414-98932001000200005>
19. Gurgel LA, Lage AMV. Cuidados paliativos em oncologia pediátrica: uma perspectiva de atuação psicológica. Rev SBPH [online], 2013; 16(1):141-149. ISSN 1516-0858.

26

A Vida Interrompida: A Morte do Adolescente no Hospital

ANDREIA MUTARELLI

A pessoa que se depara com uma doença que ameaça a vida passa por uma ruptura no seu modo de olhar para si e para o mundo. Nesta situação, ela experiencia a perda de seu mundo presumido, definido por Parkes[1] como o único mundo conhecido. É o modo como se compreende que o mundo e o comportamento funcionam e organizam-se. O mundo presumido se ancora no que é familiar, em relação ao trabalho, ao corpo e à mente. Ele é composto pela "interpretação do passado, as expectativas do futuro, planos e preconceitos",[1,2] constituindo, então, o modo como são concebidos valores, história pessoal e crenças.

Quando se aborda o adolescente vivendo tal ameaça, faz-se necessário pensar no momento de vida em que ele se encontra. No processo de transição da infância para a adolescência acontecem muitas mudanças no mundo presumido de uma pessoa. A adolescência é marcada por diversas modificações tanto corporais como psíquicas que são vividas como mortes simbólicas. Estas incluem a busca por autonomia, a abdicação da dependência emocional dos genitores, assim como a perda da intensa proteção familiar. Nesta etapa, há também a expressão da sexualidade, o que acarreta a reorganização dos papéis sociais e familiares. Situações estas que demandam a construção de recursos internos e próprios para lidar com as angústias e os conflitos, decorrentes do processo de elaboração da perda do corpo infantil, o que exige do adolescente a reorganização da imagem que tem de si, de seu próprio corpo e de sua identidade para paulatinamente conquistar sua autonomia.[3-5,18]

Diante de tantas mudanças, há ainda uma que envolve e implica todas essas: a temporalidade. O modo como o indivíduo vivencia o tempo se modifica nessa fase do desenvolvimento. Na infância, a criança está imersa na primazia do presente, seus cuidadores têm a responsabilidade de administrar o tempo de cada coisa e escolher o que é melhor para ela a cada momento. Já o adolescente "(...) é aquele que foi expulso do eterno presente da infância, tendo, com isto, ganhado um passado, um futuro, enfim, uma nova condição que terá de ser cuidada por ele mesmo. Consequentemente, será mais difícil para o jovem entregar-se aos jogos infantis sem certo constrangimento ou vergonha. O futuro o alcançou e ele perdeu a capacidade de resolver sua vida apenas brincando durante uma tarde inteira".[6]

Trata-se de uma fase do desenvolvimento marcada pelo luto em relação ao período anterior, o da infância. Nos dizeres de Freire:[6] "Ele se libertará da tirania do presente imediato, mas pagará esse ganho de liberdade com a descoberta de que a condição humana é finita e muito semelhante a uma tarefa". Este luto é caracterizado como normativo, pois, sem o processo de elaboração da perda da fase anterior e sem a readaptação à nova condição, não é possível passar da infância para a adolescência. Ao deixar o mundo infantil, o futuro se torna uma questão, um problema que diz respeito ao adolescente. O jovem descobre-se mortal,[6] na compreensão radical do que é ser mortal, ou seja, ter escolhas finitas e tempo finito para seus projetos. É nesse momento de se deparar com sua mortalidade existencial que o adolescente, face a um adoecimento que ameaça sua vida, se depara com a possibilidade de morte concreta.

O Adolescente, o Hospital e os Cuidados Paliativos

Ao receber a notícia de uma doença que ameaça a vida, o adolescente que está se deparando com sua condição de mortal, com o peso das escolhas finitas na vida e iniciando seus projetos, se defronta com uma condição impossibilitadora de realização dos projetos. O enfrentamento ao adoecimento é vivido no contexto de ambivalência entre querer ter autonomia nas decisões da própria vida, diferenciar-se dos pais e ao mesmo tempo querer a proteção deles nesse momento de extrema vulnerabilidade. Na internação hospitalar, o adolescente é muitas vezes considerado um paciente difícil pela equipe por estar neste momento ambíguo.

Nesta situação, por um lado, é importante garantir espaços de expressão e de privacidade para o adolescente poder viver sua condição no hospital. Este espaço é assegurado ao se favorecer a delimitação de espaços individuais e em grupo com outros adolescentes para que o jovem possa expressar seus sentimentos e medos, configurando este como um espaço seguro, sigiloso e livre do medo de aborrecer seus familiares.[7] As visitas virtuais de amigos com privacidade podem ser um recurso facilitador para este objetivo. A flexibilidade do hospital é também necessária para garantir o contato com amigos, considerando que o adoecimento e a internação são fatores que invariavelmente provocam separação e isolamento dos pares.[8] É importante ter espaço para poder ficar bravo com a situação e perguntar-se "por que eu?".[6] Por outro lado, a continência dos pais e da equipe garantindo espaço de acolhimento e comunicação eficaz se faz necessária.

O adolescente oscila entre um pedido de maior continência e um pedido de maior autonomia no modo como demanda a equipe. As intervenções que preservem esta ambivalência e a possibilidade de oscilação entre estes polos favorecem o enfrentamento do adolescente e a construção de recursos de enfrentamento para a situação de adoecimento. Assim como é importante que as crianças possam ser crianças no enfrentamento a um adoecimento, pode-se dizer o mesmo dos adolescentes. O psicólogo hospitalar, muitas vezes, tem o papel de favorecer que a equipe consiga conviver com esta ambivalência sem que fique incomodada com sua incoerência e sem deixar de perceber esta dupla necessidade.

Neste período do desenvolvimento, os cuidados paliativos (CP) – cuidados indicados diante de uma doença que ameace a vida desde o momento do diagnóstico – se tornam um desafio para a equipe multidisciplinar que buscará dar o suporte necessário, respeitando a transição da infância para a fase adulta.[7] A introdução precoce do CP demonstrou diminuir o sofrimento do paciente pediátrico, melhorar a qualidade de vida e promover o bem-estar físico e emocional.[9] "Isso também é verdadeiro para os pacientes adolescentes que se encontram presos entre os mundos da oncologia pediátrica e adulta. Eles são uma população de alto risco, com uma biologia oncológica única, prognósticos, riscos de toxicidade e necessidades psicológicas únicos".[10,11] Nos cuidados paliativos para adolescentes, a característica de estar em transição de uma fase da vida para outra é ressaltada na literatura, pois traz peculiaridades desafiadoras ao tratamento na dimensão biológica e também na social, psicológica e espiritual.

Outra peculiaridade é que, apesar de a literatura recomendar[9,10] os cuidados paliativos no início de tratamentos oncológicos para adolescentes, sua indicação acontece, principalmente, nos cuidados de fim de vida, o que é uma barreira para o estabelecimento de vínculo, comunicação eficaz com a família e preparo psicológico e emocional.[8] Isso se deve à dificuldade da equipe de abordar o jovem, muitas vezes acreditando que está fazendo mal para ele na comunicação de notícias difíceis.

Ressaltem-se alguns fatores de importante identificação ao se proverem os cuidados paliativos especificamente para o adolescente: estágio de desenvolvimento psicossocial e as influências culturais que impactam os CP; "o modo como ele gostaria que esse tema fosse abordado; a localização onde quer receber seus cuidados de fim de vida; o planejamento de cuidados avançados; o manejo de sintomas; fatores psicológicos; aspectos culturais e luto familiar".[10] Quando considerados esses fatores, o adolescente e sua família são colocados no lugar de protagonistas no processo de decisão e uma comunicação eficaz é favorecida.

Tomada de Decisão e Cuidados Paliativos

Na prática do psicólogo hospitalar e na literatura, vemos a importância de uma comunicação eficaz e de identificar os limites dados pelo adolescente e pela família na comunicação. É comum que os pais busquem amenizar a vivência dessa situação para o adolescente não comunicando seu prognóstico e mantendo apenas falas positivas e de esperança na presença dele. No entanto, a maioria dos adolescentes sabe o que está acontecendo independentemente do que os pais lhes contam.[12,13] "Embora os pais possam querer proteger seus filhos de conversas difíceis, engajar-se nelas permite que os pais atendam melhor às necessidades de seus filhos, aliviem os medos dos filhos e, por fim, protejam os filhos de maneiras imprevistas".[13]

Há uma grande variabilidade no que os adolescentes consideram ajuda em relação à comunicação de prognóstico e tratamento. O grau de envolvimento dos adolescentes quanto às questões relacionadas à sua saúde varia de acordo com seu nível de desenvolvimento, de habilidades cognitivas e maturidade social e emocional.[7] A dinâmica familiar, assim como o grau de autonomia do paciente em relação a seus pais e a condição de saúde dele são fatores que influenciam neste envolvimento. "Adolescentes podem querer estar envolvidos na tomada de decisões, mas em muitos graus diferentes; alguns podem solicitar informações filtradas e outros deferem totalmente a autoridade de decisão a seus pais".[13] Muitas vezes, os adolescentes e os familiares têm a expectativa de que são os pais quem tomará as decisões relacionadas com a sua saúde, considerando que antes da internação normalmente eram eles que decidiam questões simples como o horário de voltar para casa.[7] Alguns adolescentes, mesmo com condições de tomar decisões por si de forma autônoma, preferirão renunciar a esse papel.

Os diferentes graus de envolvimento do adolescente trazem uma complexidade ainda maior para o caso de uma doença que limita o tempo de vida, pois não é consenso na família e também para a equipe qual será a implicação do paciente em relação a seu adoecimento e, consequentemente, de sua autonomia em relação às tomadas de decisão relativas ao tratamento.[7] "Em toda essa gama de cenários, pode ser um desafio equilibrar a autonomia de desenvolvimento do adolescente com os direitos dos pais de proteger seus filhos como eles acharem melhor".[13]

A família continua responsável pelo paciente, ao mesmo tempo em que este pode já ter condições de decidir por si. No entanto, muitas vezes o adolescente não tem acesso às informações necessárias para fazer escolhas baseadas nas suas possibilidades reais. Na prática, é frequente que o paciente tome as escolhas de seus pais para si, na tentativa de proteger e cuidar de sua família. Outro cenário possível é o adolescente exercitar seu direito de tomada de decisão como uma forma de ultrapassar os limites pessoais ou de punir ou incomodar os pais ou outros responsáveis.[7] Os pais podem temer que, nessas situações, os profissionais de saúde apoiem inadequadamente a autonomia de seus filhos.[7]

Para a equipe multidisciplinar, é difícil quando os pais restringem o acesso do paciente às informações, principalmente em casos em que percebem sofrimento do paciente e obstinação terapêutica. Em estudo sobre a atitude de oncologistas na prática de dar más notícias, 42% afirmaram utilizar eufemismos na comunicação (ao menos) de forma frequente, e 24% dos oncologistas afirmaram que oferecem tratamentos que acreditam ser improváveis de funcionar.[14] A dificuldade e a falta de treinamento da equipe para dar más notícias se configuram como mais uma barreira para empreender uma comunicação eficaz com a família e o paciente adolescente. Muitos médicos entendem que ser humano, gentil e minimizar as notícias difíceis em atendimento a adolescentes no fim de vida corresponde a ser ético.[15]

No entanto, as evidências sugerem que a maioria dos adolescentes e dos pais prefere a revelação honesta e que essa prática, em última análise, permite a tomada de decisão apropriada e o alívio do sofrimento posterior.[13] Alguns fatores facilitam a comunicação eficaz:

- o compartilhamento, desde o início, das etapas de tratamento com os adolescentes, assim como diagnóstico e prognóstico;
- a discussão com a família e com o jovem sobre como ele quer receber as informações (em família, ou individualmente);
- perguntar para o jovem quanto de informação ele quer receber e quem deve dar as notícias a ele, mesmo sendo informações difíceis de serem recebidas.[13]

Os adolescentes são capazes de participar de tomadas de decisões complexas e a grande maioria deles entende as consequências de suas decisões e se preocupa com a forma como estas afetam os amigos e familiares sobreviventes.[16]

Considerando que a maioria dos pais de crianças e adolescentes continua a procurar e a sugerir opções de tratamento até o momento da morte de seu filho,[17] a comunicação eficaz sobre o tratamento e prognóstico torna-se ainda mais importante e constitui-se base fundamental para o cuidado paliativo efetivo. Não é necessariamente ruim que uma família pesquise tratamentos disponíveis, pode ser importante para os pais ficar com a sensação de que fizeram todo o possível. No entanto, a família ter clareza do prognóstico favorecerá a organização do cuidado no fim de vida, mesmo que ela mantenha as esperanças de encontrar novos tratamentos[13]. A comunicação efetiva e compassiva envolve o respeito às prioridades e aos objetivos de tratamento da família e assegura aos pacientes e a seus pais a oportunidade de criar legados significativos, dizer "adeus" uns aos outros e de encontrar paz espiritual ao longo do processo de fim de vida.[13]

É importante mencionar os irmãos do adolescente que também podem ficar em um lugar delicado e vulnerável. Além de estarem passando pela perda de um irmão, não podem contar com o apoio dos pais da forma como estavam habituados, considerando que estes estão imersos em seu luto e os irmãos do enfermo se preocupam constantemente, temendo que os pais não consigam enfrentar a situação. Além disso, frequentemente os irmãos são os maiores confidentes do paciente quanto à limitação do tempo de vida.[7]

Os Cuidados de Fim de Vida e o Luto da Equipe e da Família

Os cuidados de fim de vida estão diretamente relacionados ao momento em que os cuidados paliativos foram iniciados, sendo uma barreira para seu planejamento o início tardio dos CP.[8] Na piora do estado de saúde do adolescente internado, principalmente no fim de vida, observo que é comum a família reagir a esta piora exigindo mais da equipe no que diz respeito aos cuidados do cotidiano, deslocando seu sofrimento da piora do paciente para uma insatisfação com a equipe e colocando suas esperanças de que a causa da piora resulte de algo que a equipe esteja fazendo errado. Quando esse tipo de reação acontece, paciente, equipe e família passam por grande sofrimento.

O psicólogo hospitalar terá papel de continência para a família e para a equipe que precisará suportar ataques e, ao mesmo tempo, acolher paciente e família em situação de vulnerabilidade tão escancarada. Com o paciente, a extrema vulnerabilidade desse momento pode trazer reações de maior sensibilidade a situações do cotidiano ou também de agressividade e pouca paciência para lidar com o que incomoda. Com base na prática do psicólogo hospitalar, respeitar os momentos de pedido de autonomia e poder se aproximar nas brechas abertas pelo adolescente significa se mostrar disponível para sua demanda e acolher a pessoa que está ali e não apenas enxergar o paciente que "deve" se enquadrar na rotina de cuidados do hospital.

É normal que o adolescente que está face a face com a morte tenha projetos de vida não factíveis. Não é porque ele tem esses planos que se pode assumir que ele está em negação ou que não está compreendendo o que lhe é dito. É importante que o profissional da saúde dê espaço para caberem os sonhos do paciente, ao mesmo tempo em que favoreça que a comunicação sobre a situação atual seja efetiva, não dando falsa segurança para o adolescente, o que, muitas vezes, é difícil para os profissionais.[7]

Neste contexto, a intervenção realizada pelo psicólogo hospitalar se dirige ao paciente, à família deste e à equipe. Em situações de fim de vida e internações prolongadas, podem ser formados grupos com a equipe multidisciplinar para abrir espaço de compartilhamento dos pensamentos e sentimentos suscitados pelos cuidados com o paciente e sua família.

Ao serem trazidas tais questões para o coletivo, pensando que estas são aspectos a serem trabalhados em equipe e que podem contribuir para o manejo do caso, tornam-se os impactos do cuidado em objeto de trabalho e de pensamento que concernem à equipe. Deste modo, a comunicação da equipe com a família fica mais compassiva e clara.

Depoimento

Nos grupos já realizados no serviço em que atuo, os profissionais apresentaram a sensação de não conseguirem atingir as exigências dos pais e a sensação de que gostariam de fazer "mais pelo paciente". Os profissionais viam sofrimento intenso na família e no paciente e mostravam-se empáticos, mas sofriam apontando que gostariam muito de poder fazer mais pelo paciente, questionando-se se estavam realmente fazendo tudo o que podiam, dado que no cotidiano sentiam que seu trabalho não estava sendo suficiente para poupar paciente e família de sofrimento. Outro objetivo do grupo é diminuir nesses profissionais o risco de *burnout* e fadiga por compaixão, que, muitas vezes, não percebem seu sofrimento até este momento de compartilhamento e de validação dos sentimentos decorrentes do cuidado. A psicoeducação para o autocuidado, para a percepção dos próprios limites e para o luto da equipe se configuram como outro objetivo importante deste dispositivo que fortalece o espaço da equipe como um lugar de suporte.

Considerações Finais

O adolescente em fim de vida no hospital convoca a equipe e a família para o desafio de um cuidado acolhedor, continente e, ao mesmo tempo, que preserve o espaço de construção de sua identidade e autonomia. As intervenções do psicólogo hospitalar se dirigem ao paciente, à família e à equipe a fim de proteger a possibilidade de vivência do luto antecipatório e um cuidado de fim de vida que siga os valores do adolescente e sua família. Nesta circunstância, os cuidados paliativos – englobando as diferentes dimensões do cuidado (biológica, psicológica, social e espiritual) desde o início do tratamento e tendo a comunicação como importante ferramenta de trabalho – é central e tem o papel de endereçar o cuidado assim como o de instrumentalizar a equipe para este desafio.

BIBLIOGRAFIA

1. Parkes CM. Psycho-social transition: a field of study. Soc Sci Med, 1971; 5:101-15.
2. Franco MHP. Crises e desastres: a resposta psicológica diante do luto. Revista Mundo da Saúde, 2011; 36(1):54-58.
3. Von Franz ML. Puer Aeternus: a luta do adulto contra o paraíso da infância. São Paulo: Paulus, 1992.
4. Neiva KMC, Abreu MM, Ribas TP. Adolescência: facilitando a aceitação do novo esquema corporal e das novas formas de pensamento. Revista de Psicologia da Vetor Editora, 2004; 5(2):56-64.
5. Kovács MJ. Morte e desenvolvimento humano. Casa do Psicólogo: São Paulo, 1992.
6. Freire CE. Alguns elementos para compreendermos a adolescência. Casa em Revista, 2009; 1:22-27.
7. Craig F, Lidstone V. Adolescents and young adults. In: Goldman A, Hain R, Liben S. Oxford Textbook of Palliative Care for Children. 2nd ed. Nova York: Oxford University Press, 2012.
8. Pinkerton R, Donovan L, Herbert A. Palliative care in adolescents and young adults with cancer – Why do adolescents need special attention? Cancer J, 2018; 24(6):336-341.
9. Levine D, Mandrell B, Sykes A. Patients' and parents' needs, attitudes, and perceptions about early palliative care integration in pediatric oncology. JAMA Oncol, 2017; 3(9):1214-1220.
10. Upshaw NC, Roche A, Gleditsch K, Connelly E, Wasilewski-Masker K, Brock KE. Palliative care considerations and practices for adolescents and young adults with cancer. Pediatr Blood Cancer, 2021; 68(1):e28781.
11. Spraker-Perlman H, Smits-Seeman R, Hongyan L, Kirchhoff A. Statewide treatment center referral patterns for adolescent and young adult patients with cancer in Utah. J Adolesc Young Adult Oncol, 2018; 7(6):688-691.
12. Bluebond-Langner M. The private worlds of dying children. Princeton, NJ: Princeton University Press, 1980.
13. Rosenberg AR, Wolfe J, Wiener L, Lyon M, Feudtner C. Ethics, emotions, and the skills of talking about progressing disease with terminally Ill adolescents: A review. JAMA Pediatr, 2016; 170(12):1216-1223.
14. Baile WF, Lenzi R, Parker PA, Buckman R, Cohen L. Oncologists' attitudes toward and practices in giving bad news: an exploratory study. J Clin Oncol, 2002; 20(8):2189-2196. doi:10.1200/jco.2002.08.004.
15. Childress BA. Principles of biomedical ethics. 5th ed. New York: Oxford University Press, 2001.
16. Hinds PS, Drew D, Oakes LL, et al. End-of-life care preferences of pediatric patients with cancer. J Clin Oncol, 2005; 23(36):9146-9154.
17. Bluebond-Langner M, Belasco J B, Goldman A, Belasco C. Understanding parents' approaches to care and treatment of children with cancer when standard therapy has failed. J Clin Oncol, 2007; 25(17):2414-2419.
18. Monteiro KCC, Lage AMV. A depressão na adolescência. Psicologia em Estudo, Maringá, 2007; 12(2):257-265.

CONTRIBUIÇÕES DA NEUROPSICOLOGIA À PSICOLOGIA HOSPITALAR

27

Do Diagnóstico à Intervenção: Uma Visão com Enfoque na Infância e na Adolescência

CRISTIANA CASTANHO DE ALMEIDA ROCCA
ÉRICA DA CRUZ SANTOS
ANTÔNIO DE PÁDUA SERAFIM

Neuropsicologia com Enfoque na Infância e na Adolescência

Aspectos Gerais e Importância na Prática Clínica

A neuropsicologia contempla uma base científica sólida que dá sustentação para o estudo das relações cérebro e comportamento, considerando os fenômenos cognitivos, emocionais e comportamentais relacionados ao neurodesenvolvimento, ao processo de envelhecimento, aos processos de neuroplasticidade e à compreensão da inter-relação entre regiões cerebrais. As contribuições para a ciência neuropsicológica vêm da neuropsicologia experimental (com foco em animais ou estudos controlados de humanos neurologicamente normais usando técnicas como escuta dicótica e apresentação taquistoscópica) e neuropsicologia clínica (estudos de consequências comportamentais de danos ou disfunções cerebrais) (Stringer, 2011).

Os conhecimentos em neuropsicologia são imprescindíveis para a formação em avaliação neuropsicológica. Esta avaliação pode ser entendida como um exame cujo objetivo central é descrever o perfil de desempenho cognitivo e comportamental, o que pode ser feito utilizando-se entrevistas, observações clínicas, aplicação de instrumentos como testes e escalas, que possibilitam tanto a mensuração de características cognitivas como descrições objetivas e qualitativas do modo de agir do examinando, as quais devem ser colocadas em paralelo posteriormente às descrições de queixas comportamentais que foram trazidas. Ressalte-se a condição *sine qua non* de que qualquer instrumento ou técnica adotada deve estar de acordo com a demanda e a faixa etária dos examinandos.

Este processo é formatado por um número prévio de sessões, que pode sofrer alterações dependendo de cada caso, mas com o cuidado de que não seja longo a ponto de desconfigurar a proposta de exame e de se confundir com um processo interventivo, e nem tão curto a ponto de não fornecer as informações necessárias para compreensão do caso. No contexto clínico, a programação está na responsabilidade do clínico, mas, quando se consideram contextos hospitalares e ambulatoriais, tempo e custos precisam ser reduzidos, o que torna o trabalho mais desafiador (Lezak, 1995; Souza, 2020).

No que tange às alterações neuropsicológicas identificadas na avaliação, estas podem ser decorrentes tanto de transtornos neurológicos como de transtornos mentais. Na população infanto-juvenil, os déficits neuropsicológicos ocorrem ainda em associação com várias doenças pediátricas congênitas e adquiridas. Existem evidências robustas de déficits cognitivos em crianças que tiveram câncer, com impacto no sistema nervoso central (SNC); doença falciforme; epilepsia; lúpus eritematoso sistêmico; esclerose múltipla; vírus da imunodeficiência humana; e diabetes. Embora os avanços no tratamento médico e nos cuidados de suporte resultem em aumento significativo nas taxas de sobrevivência em muitas doenças crônicas pediátricas, possibilitando que as crianças vivam até a idade adulta, a atenção às questões de qualidade de vida, incluindo funcionamento cognitivo e psicossocial são necessárias (Hardy et al., 2017).

No âmbito da psiquiatria, a avaliação auxilia no delineamento de alterações neuropsicológicas em transtornos mentais, que estejam interferindo na funcionalidade, na vida prática, na área escolar ou na ocupacional.

Dada a importância de se avaliarem populações pediátricas com maior risco de alterações cognitivas ao longo do desenvolvimento, foi proposto, por Hardy et al. (2017), um modelo de avaliação neuropsicológica em camadas, o qual consistiria de:

Monitoramento Universal: inclui avaliação básica de processos neuropsicológicos específicos e deveria ocorrer com frequência para todas as crianças com uma condição médica que as coloque em risco elevado de deficiência neuropsicológica. As ferramentas de monitoramento devem ser breves, repetíveis e sensíveis a déficits e mudanças ao longo do tempo. A seleção de medidas deve ser informada por domínios específicos de funcionamento com maior risco de comprometimento por uma determinada condição médica ou tratamento. A bateria proposta seria simples e incluiria testes de fácil aplicação, como aqueles computadorizados e que, na nossa cultura, são restritos; além de escalas sobre aspectos específicos do comportamento. As repetições poderiam ocorrer a cada 6 meses, considerando os cuidados para o efeito de aprendizagem nos testes. Fora do Brasil, esta avaliação não precisaria ser aplicada por um clínico da área da neuropsicologia.

As baterias de monitoramento permitem identificar crianças que precisam de uma avaliação mais completa.

Os componentes propostos para o nível de avaliação do Monitoramento Universal incluem o seguinte:

1. A bateria de instrumentos deve ser composta por medidas derivadas de questionários e/ou de tarefas computadorizadas baseadas no desempenho, sendo esta última algo que não é comum no nosso meio, até o momento.
2. Uso de medidas psicometricamente sólidas, com normas baseadas em uma amostra de padronização. Temos instrumentos validados e padronizados para a população brasileira.
3. As medidas incluídas precisam estar associadas a um critério definido ou pontuação de corte que é indicativa de prejuízo.
4. A bateria de testes deve ser curta, sugerindo-se que não ultrapasse 30 minutos.

Pode ser identificada nas crianças acompanhadas com baterias de monitoramento a necessidade de investigação mais abrangente, com base nos resultados de uma única avaliação, ou em um limiar de declínio ao longo do tempo. Dependendo do tipo e da gravidade das dificuldades identificadas e dos riscos cognitivos previstos com base no estado de saúde de uma criança, o clínico do teste pode fazer um encaminhamento apropriado para uma bateria focada de testes de triagem (Triagem Direcionada), avançar para uma avaliação neuropsicológica abrangente (Avaliação Abrangente) e ou tratamento direcionado (Hardy et al., 2017).

Triagem Direcionada: a segunda camada do modelo é para crianças que tenham risco maior para dificuldades mais exacerbadas. As baterias de triagem são projetadas para serem flexíveis e abreviadas, com duração de 2 a 3 horas no máximo, mas precisam incluir medidas tradicionais de funcionamento neuropsicológico e devem ser administradas por um psicólogo ou neuropsicólogo com treinamento específico. As ferramentas de triagem devem ser selecionadas com base em sua adequação para uma população médica específica.

A triagem pode ser usada como base do encaminhamento para uma avaliação neuropsicológica "completa" ou para se iniciar o processo de estabelecimento de intervenções terapêuticas.

Em condições crônicas de saúde pediátrica, os neuropsicólogos começaram a avaliar a utilidade e a viabilidade de administrar uma bateria focada para detectar déficits cognitivos individuais e identificar se esses pacientes precisam de uma avaliação mais abrangente.

A utilidade dessas baterias abreviadas é auxiliar na identificação de prejuízos em domínios cognitivos e funcionais específicos, além de possibilitar informações para o delineamento de intervenções e de orientações à família e à escola.

Avaliação Compreensiva (completa): uma avaliação completa, considerando domínios mais amplos da cognição, é indicada para crianças com doenças orgânicas de alta gravidade, como tumores ou acidentes vasculares cerebrais graves; e para crianças e adolescentes com transtornos mentais, quando a necessidade de se mapear o funcionamento global se torna fundamental para orientações em relação à funcionalidade deste paciente na vida prática. O resultado mais abrangente em termos de perfil auxiliará na seleção das variáveis a serem seguidas pelas avaliações de monitoramento ou de triagem. Os dados obtidos na avaliação compreensiva podem ainda contribuir para o entendimento da evolução do quadro, revelando a estabilidade ou a progressão de um determinado problema cognitivo e comportamental.

Esta forma de organizar os processos de avaliação maximizam o uso de recursos temporais, financeiros e de pessoal, evitando, ainda, reavaliações completas que não são necessárias e que podem incorrer ainda nos efeitos de aprendizagem.

A avaliação neuropsicológica pode melhorar tanto a classificação diagnóstica como a predição de resultados de vida diária em longo prazo de crianças e adolescentes com condições médicas graves e com transtornos mentais, sendo considerada um exame de importância para a prática clínica. Importante que o profissional esteja capacitado quanto ao conhecimento das fases do desenvolvimento infanto-juvenil, bem como das peculiaridades relacionadas ao efeito de quadros lesionais ou psiquiátricos em cada fase deste desenvolvimento (Donders, 2020).

Avaliação Neuropsicológica e a Pandemia de 2019/2020

A pandemia por covid-19 trouxe desafios à prática das avaliações psicológicas e neuropsicológicas devido à necessidade de distanciamento social. Um dos primeiros desafios é o fato de os instrumentos de avaliação serem, em sua grande maioria, formatados para utilização presencial, não havendo, principalmente considerando o Brasil, uma gama de instrumentos adaptados para uso *online*. O segundo desafio abrange questões éticas relacionadas à privacidade e à necessidade do paciente ter disponível um computador adequado para a aplicação de um determinado teste (Bilder et al., 2020).

Pacientes Passíveis de Encaminhamento para Avaliação Neuropsicológica

A demanda de encaminhamento para avaliação neuropsicológica pode ser compreendida quando se considera a característica do problema comportamental que o paciente apresenta. Este problema pode ser decorrente de prejuízos ou modificações cognitivas, afetivas e sociais, em razão de eventos que atingiram primária ou secundariamente o SNC, como aqueles observados no Traumatismo Cranioencefálico (TCE), tumores cerebrais, epilepsia e Acidentes Vasculares Cerebrais (AVC).

Um segundo grupo de pacientes seria aquele no qual o potencial adaptativo não é suficiente para o manejo da vida prática, considerando-se a vida escolar, profissional e social. Neste grupo estariam incluídos os Transtornos do Espectro do Autismo (TEA), de deficiência intelectual e os Transtornos de Aprendizagem.

Há, ainda, um terceiro grupo, composto por pacientes que apresentam desregulação bioquímica do cérebro ou problemas decorrentes de fatores etiológicos desconhecidos. Neste grupo, encaixam-se os transtornos psiquiátricos, como os do neurodesenvolvimento (por exemplo, Transtorno do Déficit de Atenção), transtornos do humor (transtorno bipolar e depressão), Transtorno Obsessivo-Compulsivo, quadros psicóticos de início na infância.

Em todos estes agrupamentos, problemas cognitivos e emocionais interferem de forma negativa na adaptação psicossocial devido à expressão comportamental que tende a ser disfuncional.

A avaliação neuropsicológica auxilia o clínico a entender o paciente em termos de comportamento, funcionalidade e características emocionais, sendo estes dados norteadores para a definição de intervenções específicas, assim como para melhor manejo durante o tratamento.

Objetivos de uma Avaliação Neuropsicológica com Crianças e Adolescentes

A avaliação neuropsicológica tem como propósito interrelacionar as alterações observadas no comportamento do paciente com as possíveis áreas do cérebro, sejam estas lesionadas, sejam estas não lesionadas (problemas funcionais) (Mader-Joaquim, 2010). Vale a pena destacar que o contexto biopsicossocial do paciente deve ser considerado, o qual contempla as condições clínicas e econômicas, a diversidade cultural e as diferenças educacionais nas quais este possa estar inserido. Quando integrada ao trabalho de equipe multidisciplinar, a avaliação neuropsicológica torna-se um elemento diferencial ao colaborar com a obtenção de dados que possibilitem o delineamento de manejos clínicos e as intervenções apropriadas a cada caso.

Entre os objetivos da avaliação neuropsicológica, podemos destacar: auxílio diagnóstico; prognóstico; planejamento da reabilitação; seleção de pacientes para técnicas especiais; perícia, entre outros (Camargo et al., 2014).

Vejamos detalhadamente cada um desses objetivos (Camargo et al., 2014; Ramos e Handam, 2016):

Auxílio diagnóstico: a avaliação para auxílio diagnóstico visa a confirmar e ou refutar as hipóteses diagnósticas em um determinado caso, uma vez que os sinais e os sintomas apresentados geram dúvidas quanto ao diagnóstico que deve ser estabelecido. Uma demanda comum para auxílio diagnóstico se centra na diferenciação entre uma deficiência intelectual e os transtornos de aprendizagem, sendo necessário, em primeiro lugar, estabelecer se o paciente apresenta atrasos no desenvolvimento e déficits cognitivos que caracterizam a deficiência intelectual, a qual seria compreendida como quadro de base; ou se as dificuldades cognitivas são específicas, caracterizando, assim, um transtorno de aprendizagem.

Prognóstico: o mapeamento das habilidades que estão preservadas ou se encontram em bom desenvolvimento assim como a sinalização de déficits cognitivos possibilitam algumas inferências sobre a evolução de um quadro ou como o paciente estará após um determinado procedimento, como o mapeamento obtido em uma avaliação pós-cirúrgica de um paciente com epilepsia.

Orientação para o tratamento: a identificação de alterações das capacidades e fragilidades do paciente fornece dados para orientar as intervenções, assim como serve também para auxiliar os próprios pacientes e seus cuidadores ou responsáveis, uma vez que entender o funcionamento de uma pessoa favorece o delineamento dos manejos que se pode ter com ela, por exemplo: se a avaliação mostra uma dificuldade de atenção áudio-verbal, com baixa amplitude e dificuldade na memória operacional, o manejo adotado deve incluir um cuidado com a quantidade de informações transmitidas, além da velocidade de emissão destas informações e a certificação de que o interlocutor compreende o que está sendo dito.

No caso de crianças e adolescentes, essas orientações podem se basear paralelamente em evidências empíricas trazidas pelos pais como informações que permitam manejar comportamentos cotidianos inadequados de forma mais adaptativa e apontar a ausência de estratégias compensatórias no cotidiano possibilitando implementar aquelas que seriam mais funcionais. Um exemplo para isso seria a obtenção de dados na avaliação que mostrem que a criança tem potencial cognitivo, mas sua eficiência na vida prática fica comprometida por dificuldades no automonitoramento; então, podem-se traçar estratégias que a auxiliem neste aspecto.

Auxílio para planejamento da reabilitação: quando os resultados obtidos na avaliação apontam para déficits em determinada área da cognição, um plano terapêutico de intervenção pode ser desenvolvido.

Seleção de pacientes para técnicas especiais: alguns tipos de cirurgias ou de tratamentos e medicamentos podem oferecer certo risco para o paciente, sendo necessário estimar de forma objetiva os benefícios e os possíveis prejuízos decorrentes de tais procedimentos. Para tal, a avaliação neuropsicológica pode auxiliar em um processo de triagem de quais pacientes seriam indicados para o procedimento de risco.

Perícia: na área jurídica, a avaliação neuropsicológica é usada para auxílio na tomada de decisão e elaboração de documentos que envolvam questões com a lei, como interdições, solicitação de indenização, absolvição ou detenção em julgamentos, admissão ou afastamento de trabalhadores. A avaliação no contexto judicial visa a investigar uma ampla faixa do funcionamento mental do sujeito envolvido em ação judicial.

Instrumentos para Avaliação Psicológica e Neuropsicológica de Uso na Infância e na Adolescência

Existem instrumentos psicológicos/neuropsicológicos validados e padronizados para a população brasileira, os quais oferecem instruções e normas muito bem elaboradas, mas a questão que se impõe quando se pensa em uma avaliação neuropsicológica além do amplo conhecimento destes instrumentos é o raciocínio clínico sobre um determinado caso, para o qual serão selecionados os materiais que possibilitem a coleta de dados. Na prática, é de pouca valia e serve apenas para dominar o uso dos testes, sem um consistente conhecimento dos processos neuropsicológicos e comportamentais (Quadro 27.1).

Quadro 27.1: Exemplos de instrumentos de avaliação relacionados à função avaliada e seus objetivos.

Função avaliada	Instrumentos	Objetivos
Inteligência	WASI (Wechsler, 2014) WISC-IV (Wechsler, 2013) WNV (Wechsler e Naglieri, 2008) SON-R (Laros, Jesus e Karino, 2013) NEPSY II (Korkman, Kirk e Kemp, 2019)	Oferecem parâmetros sobre o funcionamento intelectual do paciente quanto às capacidades que envolvem memória, atenção/funções executivas, compreensão verbal, velocidade de processamento e medida sensório-motora.
Memória	RAVLT (Paula e Malloy-Diniz, 2018) Figura de Rey (Rey, 2014)	Avaliam a memória áudio-verbal e visual.
Funções executivas e atenção	Teste d-2 Revisado (Brickenkamp, Schmidt-Atzert e Liepmann, 2019) FDT (Sedó, 2015) TAVIS-4 (Mattos, 2019) Teste Wisconsin de Classificação de Cartas (Heaton et al., 2005)	Consideram as capacidades de atenção e de flexibilidade mental.
Características do desenvolvimento afetivo e emocional	HTP (Retondo, 2000) Pirâmides coloridas de PFISTER (Villemor-Amaral, 2014) CAT-A (Bellack e Bellack, 1991) EPQ-J (Eysenck e Eysenck, 2013) IFP II (Leme, Rabelo e Alves, 2014)	Recursos para avaliação de características de personalidade a partir de técnicas projetivas e autoavaliativas.

Como proposto por Youngstrom (2013, 2014; apud Hardy et al., 2017), a avaliação psicológica/neuropsicológica deve seguir a aplicação de abordagens da medicina baseada em evidências (MBE), o que significa que as medidas selecionadas contribuam para a *previsão* , *prescrição* e *processo;* ou seja, os resultados dos testes devem oferecer dados que orientem a condução do caso clínico. Uma abordagem deste tipo se apoia no desenvolvimento de perguntas específicas e clinicamente relevantes, bem como na aplicação dos meios de avaliação mais eficientes para responder a essas perguntas. Usando essa abordagem, o clínico pode decidir que um diagnóstico pode ser efetivamente descartado ou se este diagnóstico acompanha comorbidades e outras implicações de ordem emocional, garantindo, dessa forma, a orientação para o delineamento de intervenções e manejos necessários (Youngstrom, 2014). As hipóteses diagnósticas devem ser confirmadas com o médico responsável na condução do caso.

Importante sempre lembrar que a avaliação neuropsicológica não se baseia na simples aplicação de instrumentos e, ainda quanto à escolha dos materiais, um teste isolado não permite generalizações. O profissional precisa se informar se o instrumento escolhido está dentro dos padrões exigidos pelo Conselho de Psicologia (verificar em https://satepsi.cfp.org.br/testesFavoraveis.cfm). Há uma diversidade de testes aprovados e adequados para diferentes faixas etárias, sendo estas informações a serem consideradas em paralelo à função que este instrumento terá no protocolo de avaliação.

Além da escolha dos instrumentos, o psicólogo responsável pelo processo precisa estar capacitado quanto ao raciocínio clínico, o qual requer o estabelecimento de relações entre os resultados quantitativos, dados qualitativos (observações quanto ao comportamento do examinando durante o processo avaliativo), dados de história de vida, informações advindas da escola e de relatórios anteriores ou de outros profissionais, quando houver.

A Aplicabilidade da Avaliação Neuropsicológica para Estruturar um Processo Interventivo

A avaliação neuropsicológica é o primeiro passo para responder a hipóteses sobre o problema que será investigado, bem como para a elaboração do perfil neuropsicológico, mas, no caso da elaboração de um programa de intervenção em neuropsicologia, além das medidas quantitativas obtidas pelos testes cognitivos, medidas funcionais são essenciais, pois possibilitam entender de forma mais precisa o comportamento do paciente na vida prática.

A identificação de dificuldades cognitivas pelo perfil obtido nos testes fornece as áreas que deverão ser estimuladas pelo uso de instrumentos, tarefas e atividades que estimulem aquela habilidade. No entanto, há casos em que o perfil cognitivo pode apontar para um bom funcionamento ou identificar apenas dificuldades leves em algum constructo, mas percebe-se, pelos dados de anamnese e pelo uso de escalas, que a sua forma de lidar com as demandas da vida prática é limitada.

Não é incomum uma criança conseguir se sair bem em diversas provas que avaliam atenção, por vezes mostrando dificuldade em alguns aspectos específicos deste processo, mas com dificuldades comportamentais exacerbadas identificadas pelos pais e professores ao responderem a escala MTA-SNAP-IV, que identifica características de desatenção, hiperatividade e problemas de conduta (Mattos et al., 2006), ou mesmo quando a criança preenche a Escala de Avaliação das Estratégias de Aprendizagem para o Ensino Fundamental (EAVAP-EF; Oliveira, Boruchotvitch e Santos, 2010), a qual oferece uma medida de atitudes disfuncionais durante o estudo. As medidas funcionais auxiliam na elaboração de estratégias práticas que podem minimizar o impacto daqueles problemas comportamentais que causem níveis de estresse elevados e dificuldades adaptativas significativas.

BIBLIOGRAFIA

Bellack L, Bellack SS. Manual do Teste de Apercepção Infantil com Figuras de Animais. Campinas: Livro Pleno, 1991.

Bilder RM, Postal KS, Barisa M, Aase DM, Munro Cullum C, Gillaspy SR, et al. Inter organizational practice committee recommendations/guidance for teleneuropsychology in response to the covid-19 pandemic. Arch Clin Neuropsychol, 2020; 35(6): 647-59.

Brickenkamp R, Schmidt-Atzert L, Liepmann D. Teste d2-R (d2 – Revisado). Adaptação brasileira: Malloy-Diniz LF, Schlottfeldt CGFM, Serpa ALO. São Paulo: Hogrefe, 2019.

Camargo CHP, Bologani SAP, Zuccolo PF. O exame neuropsicológico e os diferentes contextos de aplicação. In: Fuentes D et al. Neuropsicologia: Teoria e Prática. 2ª ed. Porto Alegre: Artmed, 2014. p. 77-92.

Donders J. The incremental value of neuropsychological assessment: A critical review. The Clinical Neuropsychologist, 2020; 34(1):56-87.

Eysenck HJ, Eysenck SBG. Questionário de personalidade para crianças e adolescentes (EPQ-J). São Paulo: Vetor, 2013.

Hardy KK, Olson K, Cox SM, Kennedy T, Walsh KS. Systematic review: A prevention-based model of neuropsychological assessment for children with medical illness. J Pediatr Psychol, 2017; 42(8):815-22.

Heaton KR, Chelune GJ, Talley JL, Kay GG, Curtiss G. Manual do teste Wisconsin de Classificação de Cartas. São Paulo: Casa do Psicólogo, 2005.

Korkman M, Kirk U, Kemp S. NEPSY II, Pearson Clinical Brasil, 2019.

Laros JA, Jesus GR, Karino CA. Validação do teste não-verbal de inteligência SON-R 2½-7[a]. Revista Avaliação Psicológica, 2013; 12(2):233-42.

Leme IFAS, Rabelo IS, Alves GAS. IFP-II – Atualização dos estudos psicométricos e normas do inventário fatorial de personalidade. São Paulo: Casa do Psicólogo, 2014.

Lezak MD. The Neuropsychological Examination: Produces. In: Lezak MD. Neuropsychological Assessment. New York: Oxfor University Press, 1995. p. 110-43.

Mader-Joaquim MJ. O neuropsicológico e seu paciente: introdução aos princípios da avaliação neuropsicológica. In: Malloy-Diniz LF. Avaliação Neuropsicológica. Porto Alegre: Artmed, 2010. p. 46-55.

Mattos P, Serra-Pinheiro MA, Rohde LA, Pinto D. MTA-SNAP-IV em português para uso no Brasil. Rev Psiquiatr do Rio Gd do Sul, 2006; 28(3):290-7.

Mattos P. TAVIS-4 – Teste de Atenção Visual – 4ª edição. Estudos Psicométricos: Neander Abreu, Gabriel Coutinho e Pilar Erthal. São Paulo: Hogrefe, 2019.

Oliveira KL, Boruchotvitch E, Santos AAA. Escalas de avaliação das estratégias de aprendizagem para o ensino do fundamental: EAVAP-EF. São Paulo: Casa do Psicólogo, 2010.

Paula JJ, Malloy-Diniz LF. Teste de Aprendizagem Auditivo-Verbal de Rey: livro de instruções. 1ª ed. São Paulo: Vetor, 2018.

Ramos AA, Hamdan AC. O crescimento da avaliação neuropsicológica no Brasil: uma revisão sistemática. Psicol Ciência e Profissão, 2016; 36(2):471-85.

Retondo MFNG. Teste Projetivo H.T.P (casa – árvore – pessoa). São Paulo: Casa do Psicólogo, 2000.

Rey A. Figura Complexa de Rey. Adaptação brasileira: Oliveira MS, Rigoni MS. 1ª ed. São Paulo: Casa do Psicólogo, 2014.

Sedó M. O Teste dos Cinco Dígitos (FDT). Versão brasileira: Paula JJ, Malloy-Diniz LF. Tradução: Mendonça O. São Paulo: Hogrefe CETEPP, 2015.

Souza RCF de. Avaliação neuropsicológica de crianças e adolescentes em contextos ambulatoriais: desafios e possibilidades. Conhecimento Divers, 2020; 12(28):154.

Stringer AY. Neuropsychology. In: Kreutzer JS, DeLuca J, Caplan B (eds). Encyclopedia of Clinical Neuropsychology. New York: Springer, 2011.

Villemor-Amaral AE. As pirâmides coloridas de Pfister – versão para crianças e adolescentes. São Paulo: Casa do Psicólogo, 2014.

Wechsler D, Naglieri JA. WNV NL, Wechsler Non-verbal Scale of Ability. Technische Handleiding. Amsterdam: Pearson Assessment, 2008.

Wechsler D. Escala Wechsler Abreviada de Inteligência – WASI. Adaptação brasileira: Trentini CM, Yates DB, Heck VS. 1ª ed. São Paulo: Casa do Psicólogo, 2014.

Wechsler D. Escala Wechsler de inteligência para crianças (WISC-IV): manual de instruções para aplicação e avaliação/ David Wechsler; tradução do manual original Maria de Lourdes Duprat. 4ª ed. São Paulo: Casa do Psicólogo, 2013.

Youngstrom EA. A primer on receiver operating characteristic analysis and diagnostic efficiency statistics for pediatric psychology: We are ready to ROC. J Pediatr Psychol, 2014; 39(2):204-21.

Youngstrom EA. Future directions in psychological assessment: Combining evidence-based medicine innovations with psychology's historical strengths to enhance utility. J Clin Child Adolesc Psychol, 2013; 42(1):139-59.

28

Neuropsicologia da Infância e da Adolescência: Aspectos Históricos e Situação Atual

CLEUNICE DE JESUS WOSNES

TATIANA FRASCARELI PASCALICCHIO MACHADO

A neuropsicologia sedimenta-se sobre os estudos entre a relação cérebro, cognição e comportamento.[1] Estes estudos surgem da convergência das áreas que configuram as neurociências (neuroanatomia, neuroquímica, neurofisiologia, neurofarmacologia) e da atuação profissional da psicologia (clínica, psicometria, psicologia do desenvolvimento, psicopatologia e psicologia cognitiva).[2]

Os conhecimentos produzidos pela neuropsicologia inserem-se amplamente na produção científica e na aplicação destas descobertas no campo profissional. A atuação profissional contribui para compreensão e intervenção das possíveis alterações que surgem quando há algum insulto ou disfunção do sistema nervoso central, e a produção científica fornece base para estudos e investigações das relações entre comportamento e cérebro.[3]

Com isso a neuropsicologia consolida-se como uma área que dialoga com a neurologia, psicologia e psiquiatria. O trabalho dirigido a indivíduos com lesão cerebral advindos da primeira e segunda guerra por meio do processo avaliativo (testes psicométricos) e o surgimento do termo reabilitação consagrou a atuação deste profissional.

Entende-se assim que o papel da neuropsicologia se encontra vinculado a sua história, compreender as perspectivas atuais insere-se numa breve revisão do percurso dessa área.

Breve Histórico da Neuropsicologia

O interesse pelo cérebro e sua relação com os comportamentos se mantém como objeto de estudos desde as épocas mais remotas. O documento escrito mais antigo que fornece informações quanto à localização das funções mentais e lesões no cérebro é um papiro egípcio, datado de 1600 a.C., conhecido como papiro de Edwin Smith. Anterior a este, já existiam achados arqueológicos de crânios trepanados (perfurados), indicando o interesse de compreender as estruturas cerebrais e suas funções.[3]

Foi na Grécia, no período clássico, que começaram as primeiras tentativas de organização dos conhecimentos que envolviam o pensamento, as "faculdades mentais", tendo Aristóteles, aluno de Platão, como importante expoente desse período. Alguns filósofos defendiam o cérebro como a sede da mente.

Entre as personalidades mais ilustres desse período destaca-se Hipócrates (460-377 a.C.), posteriormente considerado como o "pai da medicina". Aquele que afirmava que o cérebro era o responsável pelo pensamento e pelas sensações. O médico romano Galeno (130-201 a.C.), em seus estudos, afirmava que a mente estava lotada nos ventrículos cerebrais, tal visão perdurou até a idade média.[3]

Temos no século XIX o surgimento dos preceitos da neuropsicologia, uma vez que a hipótese da relação do cérebro com as expressões mentais estava mais bem consolidada. Franz Gall (1758-1828), médico alemão, acreditava que tais expressões se encontravam nas proeminências do crânio, criando uma nova compreensão acerca das funções cerebrais, intitulada de frenologia. Um grande opositor a esta ideia foi o fisiologista francês Jean Pierre Flourens (1794-1867) que defendia que as funções mentais não dependiam de partes específicas do crânio, mas que envolviam o cérebro como um todo, funcionando de forma integrada. No entanto, Paul Broca (1824-1880), médico francês, e Karl Wernicke, patologista alemão (1848-1909), estudando pessoas com alterações de linguagem e lesões cerebrais contribuíram para as primeiras relações entre alterações estruturais cerebrais e funções mentais complexas (linguagem). Tanto que ainda é vigente a concepção destas duas áreas como importantes na expressão e compreensão da fala.

No início do século XX, psicólogos e neurologistas, e neste cenário temos Sigmund Freud (1856-1939) como importante influenciador, questionaram a respeito da pouca fundamentação quanto às observações dos comportamentos e a fragilidade das provas/atividades que auxiliavam na identificação da localização da possível lesão.[4] Estes requisitos ajudaram a introduzir uma busca por uma ciência que pudesse abarcar tais preceitos, que não ficasse atrelada a ideias localizacionistas e que enxergasse o indivíduo através de todas suas expressões e comportamentos.

O psicólogo bielo-russo Lev Semenovich Vygotsky (1896-1934) contribuiu com uma nova análise sobre o funcionamento cerebral, no qual as funções complexas se encontram organizadas e inter-relacionam-se conforme os diferentes estágios do desenvolvimento.[5] Alexander Luria (1902-1977), psicólogo russo, colaborou significativamente para a neuropsicologia que conhecemos hoje. Trouxe importantes conceitos quanto à funcionalidade do cérebro e suas expressões, em que a execução de tarefas depende de sistemas funcionais complexos e integrados, e depende também da atividade conjunta das diversas unidades cerebrais.[6]

Em meados de 1970, psicólogos norte-americanos criaram uma sociedade para auxiliar na prática clínica e, em 1996, a APA (American Psychological Association) reconheceu a neuropsicologia como uma especialidade da psicologia. No Brasil, a especialidade da psicologia, a neuropsicologia, foi estabelecida pelo Conselho Federal de Psicologia (CFP) em 2004 e, assim, foram construídos os requisitos para a formação e atuação.[3] Tais iniciativas consolidaram o exercício e estudo da neuropsicologia promovendo sua ação em diversos campos, como clínicas, hospitais e instituições de ensino.

A neuropsicologia chega por meio das práticas em neurologia. Nesse contexto, Antonio Branco Lefévre, da Faculdade de Medicina de São Paulo (USP), e seu diálogo e aproximação com a psicologia, a partir dos trabalhos de Beatriz H.W.F Lefévre,[4] favoreceu e fomentou estudos e atuações principalmente no tocante à infância. Outros serviços começaram a ser desenvolvidos com esta aproximação multiprofissional e estudos em epilepsia, transtornos psiquiátricos, doenças degenerativas, entre outros começaram a surgir.

A interdisciplinaridade é um dos grandes pilares da neuropsicologia brasileira. A formação dos profissionais acontecia por meio da atuação clínica, principalmente nos hospitais, atraindo diversas áreas, tais como psicologia, neurologia, psiquiatria, fonoaudiologia, fisioterapia e terapia ocupacional.

Com os avanços significativos e rápidos da tecnologia de imagem, torna-se possível, cada vez mais, estudar as inter-relações entre o cérebro e suas expressões cognitivas e comportamentais. Importante passo para a atuação do profissional da neuropsicologia foi a resolução 002/2004 do CFP,[7] ao regulamentar o exercício neuropsicológico e postular a esse a atuação no diagnóstico, acompanhamento e tratamento, bem como na pesquisa das emoções, cognição e comportamento sob a ótica da relação desses com o funcionamento cerebral.

Neuropsicologia no Contexto da Infância e Adolescência

A neuropsicologia na infância e na adolescência apresenta suas especificidades teóricas e de atuação. Exige conhecimento amplo e ações minuciosas na identificação dos aspectos do neurodesenvolvimento, das influências de ambientes externos como família, escola e sociedade.[8] A atuação com crianças e adolescentes propõe interface com a área da saúde e da educação pela necessidade do diálogo entre diferentes profissionais visando à compreensão ampla do caso. A complementaridade das interfaces relacionadas a determinantes sociais, psicolinguísticos, psicodinâmicos do desenvolvimento e da aprendizagem se faz constante na avaliação infantil.[9] Da mesma forma que a busca pela formação e aperfeiçoamento tem sido condição para a qualidade do trabalho neuropsicológico infantil. O conhecimento profundo do desenvolvimento da criança, a variabilidade funcional e comportamental que tende a estar presente em cada etapa da vida infantil,[10] exige tanto atualização teórica quanto técnica e instrumental.

A apropriação do saber sobre o desenvolvimento e as especificidades de áreas correlacionadas favorecem a assertividade nos encaminhamentos e fluência na orientação dos pais, da escola e demais contextos em que a pessoa está inserida. O conhecimento sobre as políticas educacionais torna-se muito importante para a orientação escolar e a tomada de decisão, sobre haver ou não a necessidade de práticas inclusivas e adaptação pedagógica que possam contribuir com o aprendizado. Da mesma forma, a troca de saberes entre áreas convergentes como a fonoaudiologia, a terapia ocupacional, a psicomotricidade, dentre outros, favorece a compreensão da criança em avaliação.

Além disso, o conhecimento amplo do contexto geral do avaliando, as práticas de educação parental, os valores e os modelos de relações familiares assumem um percentual importante na compreensão geral das peculiaridades envolvida em cada caso. Mesmo as divergências de informações entre pais e escola, comuns e já estudadas por especialistas,[10,11] devem ser contempladas e podem servir de importante fonte para entender se os comportamentos disfuncionais manifestados pela criança ocorrem em ambientes específicos ou generalizados. Por isso, o encontro com os pais e/ou responsáveis deve ser extenso e detalhado, associado à utilização de escalas e questionários que possibilitem quantificar a condição atual e comparar com a população etária conforme demanda.

O foco de concentração investigativa na avaliação infantil e infanto-juvenil tende a variar de acordo com a pergunta a ser respondida e a fase de desenvolvimento em que a criança se encontra. As aquisições maturacionais do sistema nervoso vão ocorrendo gradativamente e há marcadores esperados logo após o nascimento.[12] Com isso, em cada etapa, há funções preponderantes a serem analisadas. Na idade pré-escolar, o foco de investigação se concentra na área da linguagem, no desenvolvimento motor, seguido da cognição. Já na idade escolar, o foco se volta para a investigação detalhada dos processos cognitivos gerais, da regulação comportamental e sociabilidade.[10]

Vários são os motivadores para a busca da avaliação neuropsicológica infantil. Destaca-se, até os cinco anos, a busca pela investigação da capacidade de regulação comportamental e emocional. Na etapa seguinte, a demanda tende a ser pela dificuldade de aprendizagem, as quais geralmente exigem a diferenciação entre transtornos específicos da aprendizagem e/ou outros transtornos do neurodesenvolvimento.

Os transtornos do neurodesenvolvimento se caracterizam por déficits que surgem na infância e tendem a ocasionar prejuízos para o desenvolvimento saudável de habilidades específicas nas etapas seguintes da vida. Os prejuízos funcionais tendem a variar e podem interferir negativamente em uma ou mais esferas da vida pessoal, social, acadêmica e, futuramente, nas tarefas laborais com maior ou menor intensidade.[10] Cada transtorno apresenta características específicas que demandam conhecimento e minuciosidade na seleção de instrumentos visando à contribuição diagnóstica.[12]

Deficiência Intelectual - DI	
Deficiência intelectual (DI)	Caracteriza-se por déficits funcionais, intelectuais e adaptativos, nos domínios conceituais e práticos. Logo, interfere nas aquisições da aprendizagem. Déficits em funções intelectuais envolvendo raciocínio, solução de problemas, planejamento, pensamento abstrato, juízo, aprendizagem acadêmica que podem ser confirmados em testes padronizados e história geral. Para o diagnóstico, deve haver déficit em funções adaptativas que resultem em fracasso para atingir a independência pessoal e responsabilidade social, que limitem a vida diária, a comunicação, a participação social e vida independente nos diferentes contextos que a pessoa está inserida. As dificuldades devem estar presentes logo no início do desenvolvimento e serem persistentes. A dependência geral da pessoa com DI, depende da gravidade do déficit, podendo ser classificada como leve, moderada ou grave.
Atraso global do desenvolvimento	Em crianças menores de cinco anos, quando o nível de gravidade clínica não pode ser estabelecido de forma confiável, recomenda-se o termo atraso global do desenvolvimento e orienta-se reavaliação após um ano ou mais.
Transtornos da Comunicação	
Transtornos da linguagem	Caracteriza-se pela dificuldade na aquisição e no uso da linguagem por déficit na produção ou na compreensão de vocabulário para a estruturação da frase e do discurso. Define-se pelos seguintes critérios: Dificuldade persistente na aquisição e no uso da linguagem em suas diferentes modalidades, podendo o déficit estar relacionado à compreensão ou à pronúncia. As formas linguísticas estão substancialmente abaixo do esperado para a idade, ocasionando limitações funcionais na comunicação efetiva e comunicação social, na aprendizagem e demais esferas. As dificuldades não são explicadas por déficits auditivos e/ou sensoriais, disfunções motoras, condições médicas-neurológicas e não se justificam por deficiência Intelectual.
Transtorno da fala	Dificuldade persistente para a produção da fala que dificulta a clareza da comunicação, causando limitação da comunicação eficaz e interfere negativamente na participação social, nas aquisições acadêmicas e profissionais. Para a caracterização de transtorno da fala, as dificuldades não podem ser justificadas por condições congênitas ou adquiridas.

(continua na página seguinte)

Transtornos da Comunicação *(continuação)*	
Transtorno da fluência com início na infância (gagueira)	Perturbações na fluência normal e no padrão da fala caracterizada por repetições de som e sílabas, prolongamentos sonoros das consoantes ou vogais, interrupção de palavras, pausas durante o discurso, substituições de palavras para evitar as déficits de pronunciar, palavras produzidas com excesso de tensão física. Tais dificuldades causam ansiedade em relação à fala ou limitam a comunicação em geral.
Transtorno do Espectro Autista –TEA	
TEA	Possui como condição básica para o diagnóstico os déficits persistentes na comunicação social e interação social em vários contextos caracterizados por: Baixos recursos de reciprocidade socioemocional envolvendo falhas na conversação, abordagens anormais, reduzido compartilhamento de interesses, emoções e afetos. Dificuldade de integrar os diferentes mecanismos da comunicação eficiente (contato visual, gestos, fala e entonação) para expressar-se e/ou dificuldade de compreensão, em especial a linguagem metafórica, inferencial e não verbal. Dificuldade de adequação comportamental aos contextos e compartilhamento de brincadeiras. Há também os padrões restritos e repetitivos de comportamento. Movimentos motores estereotipados ou repetitivos. Insistência na 'mesmice', podendo apresentar padrões ritualizados e/ou de pensamento rígido. Forte apego ou preocupação com objetos incomuns. Evidencia-se com importante frequência alterações sensoriais que vão desde a insensibilidade à dor até desconforto intenso mediante alguns tecidos ou calçados etc.
Transtorno de Déficit de Atenção e Hiperatividade – TDAH	
TDAH tipo desatento	Caracteriza-se por padrão persistente de desatenção, hiperatividade e/ou impulsividade que interfere no funcionamento e no desenvolvimento podendo ser predominantemente desatento ou combinado. Na desatenção, facilmente deixa de prestar atenção a detalhes, tornando-se suscetível ao erro. O tempo atencional tende a ser mais curto que o esperado. Por vezes parece não escutar quando solicitado. Tem dificuldade para seguir instruções até o final, sendo vulnerável a deixar tarefas inacabadas. Peca na organização de tarefas e atividades em geral, podendo ser desorganizado com seus afazeres. Por vezes reluta para se envolver em atividades que exigem esforço mental constante. Tende a perder coisas ou esquecer onde guardou bem como facilmente esquece de execuções diárias.

(continua na página seguinte)

Transtorno de Déficit de Atenção e Hiperatividade - TDAH ***(continuação)***	
TDAH tipo combinado: Hiperatividade/ Impulsividade	Dificuldade de manter prontidão, pode apresentar agitação de mãos e/ou pés frequentemente. Levanta-se e ou sai do lugar em situações que se espera que fique sentado. Corre ou escala em situações de risco. Mostra-se inquieto ao ficar parado e incapaz de participar de atividades de lazer que demandem calma. Tende a falar em excesso, deixa escapar respostas antes de ouvir a pergunta até o final. Tende a agir sem analisar causa-consequência.
Transtorno Específico da Aprendizagem	
Com prejuízo na leitura	Caracteriza-se por dificuldade na aprendizagem e no uso de habilidades acadêmicas definido por: Leitura de palavras de forma imprecisa, lenta e com esforço Dificuldade para compreender o sentido daquilo que é lido.
Com prejuízo na escrita	Dificuldade para ortografar e utilizar corretamente as regras da língua de origem. Dificuldade com a expressão da escrita devido aos múltiplos erros gramaticais bem como organização inadequada dos parágrafos.
Com prejuízo na matemática	Dificuldade para dominar o senso numérico, fatos numéricos ou cálculos. Dificuldade no raciocínio matemático e aplicação dos conceitos matemáticos para solucionar problemas quantitativos.
IMPORTANTE	Para se pensar em um transtorno da aprendizagem, é necessário excluir a hipótese de deficiência intelectual. Para o diagnóstico, é necessário que a criança esteja com pelo menos dois anos de defasagem em relação à série vigente e que ela tenha passado por estimulação especializada pelo tempo mínimo de um ano.
Transtornos Motores	
Transtorno do desenvolvimento da coordenação motora fina	Aquisição e execução de habilidades motoras estão substancialmente abaixo do esperado considerando a idade e as estimulações da pessoa. Os déficits interferem significativamente nas atividades cotidianas e de aprendizagem e são persistentes. Ocorrem no início do desenvolvimento Não são mais bem explicados por DI, alterações visuais ou alterações neurológicas que afetem os movimentos.
Transtorno do movimento estereotipado	Comportamento motor repetitivo, aparentemente direcionado e sem propósito (abano de mãos, balançar de corpo, bater cabeça, morder etc. O comportamento motor interfere em atividades acadêmicas e sociais ou pode favorecer a autolesão.

(continua na página seguinte)

Transtornos Motores *(continuação)*	
Transtorno de tique	Caracteriza-se por múltiplos tiques (movimento motor ou vocalização repentina e rápido) que podem aumentar e diminuir em frequência. Possui três classificações sendo: Transtorno Tourette; Transtorno de tique motor ou vocal persistente e Transtorno de tique transitório.

Fonte: Adaptado de American Psychiatric Association – APA (2014).

É fato que a busca por avaliação não se restringe ao diagnóstico, mas uma importante parcela das solicitações é visando à clareza do funcionamento cognitivo e demais aspectos relacionados à sociabilidade, funcionalidade e desenvolvimento cerebral em geral. A detecção precoce de alterações e o direcionamento assertivo para as estimulações possibilita o desenvolvimento possível, visto que o cérebro se encontra em franco desenvolvimento e a plasticidade neural favorecerá a ampliação de recursos.[14]

Como já mencionado, a avaliação na infância e na adolescência é sistêmica e exige compreensão ampla dos diferentes contextos, pois associada aos resultados dos instrumentos psicométricos possibilitará a compreensão dos quadros em geral. Assim, as entrevistas, tanto com os pais como com a escola, devem ser minuciosas e apoiadas em inventários que possibilitem a identificação relacionada a aspectos da aprendizagem, da interação social e do comportamento. Nas queixas de dificuldade de aprendizagem e de comportamento, a observação em sala de aula é recomendada. É importante considerar que a família procurou avaliação para responder às perguntas: "O que meu filho tem?", "Como isso ocorreu e como ele irá se desenvolver?", compondo assim a tríade do diagnóstico, da etiologia do prognóstico,[14] que somente poderá ser respondida se o profissional estiver apropriado das diferentes teorias de dos instrumentos neuropsicológicos.

Os instrumentos de avaliação vêm ganhando novas abordagens e o número de testes validados têm aumentado. Contudo, as possibilidades são reduzidas quando se trata de demandas específicas e são poucos os casos em que há protocolos específicos para avaliação. O Conselho Federal de Psicologia disponibiliza a plataforma *Satepsi,* que informa todos os testes favoráveis à utilização.[15] O site da Secretaria Municipal de Saúde de São Paulo oferece orientações sobre o protocolo de avaliação de TEA.[16]

E a Associação Brasileira do Déficit de Atenção – ABDA, está divulgando o protocolo de avaliação de TDAH aprovado recentemente pelo Ministério da Saúde.[17]

Pode-se considerar que, na atualidade, a neuropsicologia da infância e adolescência vem ampliando a contribuição no diagnóstico, na reabilitação, na orientação de condutas pedagógicas e de estimulação em geral. A intenção é que esse serviço se torne acessível a um número cada vez maior de usuários. No Sistema Único de Saúde (SUS), há, nas grandes capitais, a oferta de avaliação neuropsicológica para crianças e adolescentes, contudo devido à baixa oferta de profissionais e à grande demanda, as crianças necessitam aguardar na fila que, muitas vezes, é de longa espera.

A avaliação neuropsicológica de crianças e adolescentes no hospital geral não se difere em absoluto das condições e propósitos mencionados ao longo deste capítulo. A demanda que emerge neste contexto é a necessidade de conhecer também doenças biológicas, patologias adquiridas e a farmacologia para, assim, conseguir diferenciar efeitos secundários adversos e condições de base da própria pessoa.

BIBLIOGRAFIA

1. Lezak MD, Howiessen DB, Loring DW. Neuropsychological Assessment. New York: Oxford University Press, 2004.
2. Andrade VM, Santos FH, Bueno OFA. Neuropsicologia Hoje. São Paulo: Artes Médicas, 2004.
3. Hamdam AC, Pereira APA, Riechi TIJS. Avaliação e reabilitação neuropsicológica: desenvolvimento histórico e perspectivas atuais. Interação em Psicologia, 2011; 15:47-58.
4. Hazin I, Fernandes I, Gomes E et al. Neuropsicologia no Brasil: passado, presente e futuro. Estud Pesqui Psicol, 2018; 18:1137-1154.
5. Vygotsky LS. A Formação Social da Mente. São Paulo: Martins Fontes, 1999.
6. Luria AR. Fundamentos de Neuropsicologia. São Paulo: Universidade de São Paulo, 1981.
7. Conselho Federal de Psicologia. Resolução Nº 002/2004.
8. Baron IS. Neuropsychological Evolution of the Child. New York: Oxford University Press, 2004
9. Muszkat M, Mello CB. Neuropsicologia do Desenvolvimento e Suas Interfaces. Vol 1. São Paulo: All Print, 2008.
10. Dias NM, Seabra AG. Avaliação neuropsicológica e seu papel no direcionamento da intervenção. In: Cardoso CO (org). Intervenção Neuropsicológica Infantil: Da estimulação precoce-preventiva à reabilitação. São Paulo: Pearson, 2019.
11. Major S, Seabra-Santos MJ. Pais e/ou professores? Acordo entre informadores na avaliação socioemocional de pré-escolares. Psicologia: Teoria e Pesquisa, 2014; 30(4): 373-383.

12. Kandel ER. Princípios de Neurociências. 5ª ed. Porto Alegre: Mc Hill, 2014.
13. American Psychiatric Association – APA. Manual Diagnóstico e Estatístico de Transtornos Mentais: DSM-5. 5ª ed. Porto Alegre: Artmed, 2014.
14. Olmos MM, Turbio AP, Lozano AM. Atendimento precoce e outros dispositivos especializados na infância. In: Montoro, MA (org). Neuropsicologia Infantil através de Casos Clínicos. São Paulo: Coletivo editorial-CEPSIC, 2018.
15. Sistema de Avaliação dos Testes Psicológicos SATEPSI: https://satepsi.cfp.org.br
16. Secretaria da Saúde. Protocolo do Estado de São Paulo de Diagnóstico Tratamento e Encaminhamento de Pacientes com Transtorno do Espectro Autista (TEA). SEDPcD. São Paulo, 2013.
17. Associação Brasileira do Déficit de Atenção. Disponível em: https://tdah.org.br.

29

Reabilitação Neuropsicológica em Adolescentes e Crianças no Hospital

CRISTIANA CASTANHO DE ALMEIDA ROCCA
MARIANA MEDEIROS ASSED
ANTÔNIO DE PÁDUA SERAFIM

O desenvolvimento infantil é composto por várias expectativas a serem cumpridas e etapas a serem desbravadas, em um movimento de padronização crescente. O tempo no hospital é limitado, a demanda é grande e sugerem-se trabalhos mais grupais para abranger um maior número de pessoas com um reduzido contingente profissional.

No processo do crescimento, um diagnóstico tardio pode gerar consequências limitadoras para a criança, a família, escola e, por fim, para a sociedade. Assim, um trabalho estruturado com um time de profissionais que contribuem para obter o manejo correto do paciente, minimizando as consequências de sintomas e comportamentos, pode resultar em um paciente mais funcional em sua vida (Rotta, et al., 2018).

Entre as possibilidades para intervenção em neuropsicologia, consideram-se os seguintes termos: estimulação, treino cognitivo, remediação e reabilitação neuropsicológica, os quais são conceituados de formas diferentes, mas os limites entre eles nem sempre são claros. Além disso, alguns conceitos precisam ser firmados na estrutura deste trabalho. Importante conhecer o papel da plasticidade cerebral; como ocorre a transferência; o modelo de intervenção; a mediação; a aprendizagem sem erro; a evocação espaçada, o apagamento de pistas, o uso de psicoeducação; o estabelecimento de metas, aprendizado e seleção de estratégias.

Plasticidade cerebral: importante considerar, nas intervenções em neuropsicologia, o princípio da plasticidade cerebral também conhecida como "neuroplasticidade". Pode ser definida como a capacidade do sistema nervoso de mudar sua atividade em resposta a estímulos intrínsecos ou extrínsecos reorganizando sua estrutura, funções ou conexões, de acordo com novas necessidades, seja por meio do treino repetido de tarefas, seja pelo fortalecimento específico de determinada função. Esta maleabilidade é alcançada modulando-se subconjuntos de mecanismos genéticos, moleculares e celulares que influenciam a dinâmica das conexões sinápticas e a formação do circuito neural culminando em ganho ou perda de comportamento ou função. A neuroplasticidade no cérebro em desenvolvimento saudável exibe um perfil de desenvolvimento específico do córtex e é intensificada durante "períodos críticos e sensíveis" do desenvolvimento cerebral pré e pós-natal que permitem a construção e a consolidação de conexões cerebrais funcionais e estruturais dependentes da experiência. Aplasticidade é impactada por intensidade e duração do treino, pela idade do indivíduo no processo de reabilitação e, se houver lesão, pelas características desta (Gindri et al., 2012; Ismail, Fatemi e Johnston, 2017; Mateos-Aparicio e Rodríguez-Moreno, 2019; Assed et al., 2020).

Estimulação cognitiva: de acordo com Ganz 2015, a estimulação cognitiva pode ser atingida por intermédio de tarefas que procuram desenvolver as funções cognitivas superiores e possibilitar a evolução das habilidades individuais para o sucesso na escola e na vida.

Remediação cognitiva (RC): a RC está relacionada à melhora da eficiência de funções cognitivas. Trata-se de uma intervenção que faz uso dos princípios científicos de aprendizagem e cuja meta é otimizar o comportamento funcional. Originalmente, a RC foi projetada e desenvolvida para tratar pacientes com lesões cerebrais, sendo posteriormente estruturada para atender transtornos mentais que envolvem déficits cognitivos. Desde então, vários tipos de programas de RC foram desenvolvidos e divididos em abordagens compensatórias e restaurativas, a depender do objetivo da intervenção. Abordagens compensatórias são mais utilizadas com pacientes que apresentam déficits mais graves ou mesmo declínio cognitivo, para os quais as estratégias de modificação de ambiente auxiliam em uma melhor adaptação. As abordagens restaurativas objetivam restaurar a função cognitiva pela prática repetitiva baseada na plasticidade cerebral (Kim et al., 2018).

Reabilitação neuropsicológica: Quando os indivíduos lesionados unidos com a equipe de saúde trabalham com intuito de aliviar os déficits consequentes dos traumas, temos o processo de reabilitação (Wilson et al., 2020 p.16).

Treino Cognitivo (TC): quando se usa o conceito de Treino Cognitivo (TC), considera-se um procedimento estruturado com tarefas diversificadas, as quais terão o intuito de estimular habilidades cognitivas. As estratégias são recursos práticos, caracterizados por premissas baseadas no que deve ser feito, como deve ser feito e quando será feito. As estratégias visam à melhoria do desempenho funcional do indivíduo.

A Figura 29.1 evidencia de forma didática a diferença entre treino cognitivo e estratégia.

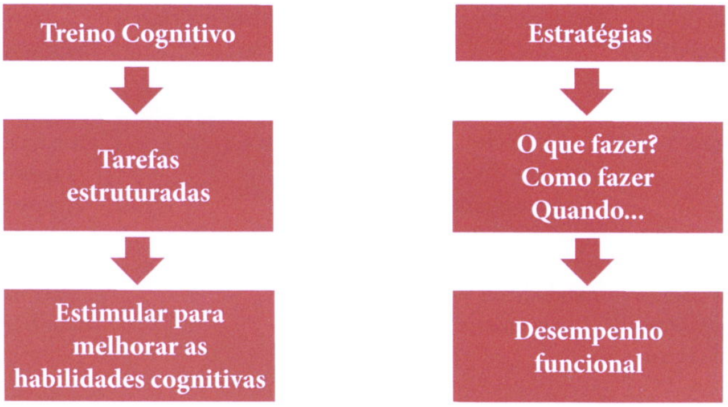

Figura 29.1

Diferenças entre tarefas e estratégias: no intuito de explicar a diferença entre tarefas e estratégias, pode-se usar um esquema como o apresentado no quadro 29.1.

Entre as tarefas estruturadas propostas para estimular a melhora das habilidades cognitivas, temos a aprendizagem sem erro, a evocação espaçada e o apagamento de pistas (Figura 29.2).

Aprendizagem sem erro: aprendizagem sem erro é uma técnica que descreve um aglomerado de métodos de ensino que resultam em performances certas ou com mínimo erro.

O conjunto de estudos com os procedimentos e resultados apresentados por Melo (2014) mostram evidências de que o erro não é necessário para a aprendizagem e, quando é minimizado, evitam-se, inclusive, seus frutos emocionais.

Quando erros recorrentes acontecem, as metodologias de ensino sem erro são notadamente benéficas para crianças com dificuldade de apren-

Quadro 29.1: Estabelecimento de tarefas e estratégias.

Nome da criança: ....

Data de nascimento: ....

Responsáveis: ....

Estabelecimento de tarefas e estratégias			
Tarefas	**Para quê**	**Estratégia**	**Como fazer**
Supermercado (jogos afinando o cérebro)* Pedro no acampamento**	Memória operacional Jogos de atenção (concentrada, seletiva, dividida e sustentada)	Escolher três músicas que serão tocadas enquanto faz uso do banheiro antes de ir para escola	Ao entrar no banheiro, fará suas atividades ouvindo as músicas. Dividir as atividades, de forma razoável, com o tempo da música
Caça-palavras, cruzadinhas com tempo e com palavras facilitadoras de erros	Aumentar a direcionalidade da atenção para a escrita	Método Pomodoro	Ensinar a programar o celular durante uma hora de tarefa

* https://novo.afinandoocerebro.com.br/jogos

** https://www.ctsinformatica.com.br/fonoaudiologia/audioproc-auditivo/pedro-no-campamento-habilidades-neurocognitivas

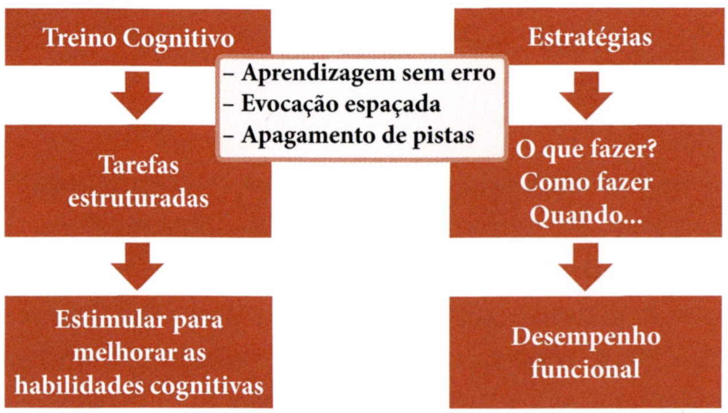

Figura 29.2: Tarefas estruturadas no Treino Cognitivo

dizagem. De acordo com Melo (2014), essas técnicas demonstram-se proveitosas para ensinar discriminações entre estímulos gráficos – habilidade importante para a aprendizagem de execuções mais complicadas que requerem distinção de formas, tais como ler e escrever.

Dica atrasada ou evocação espaçada: outro procedimento utilizado, foi desenvolvido por Touchette (1971) – a dica atrasada ou evocação espaçada – trata da mudança gradual do espaço entre a exposição dos estímulos da discriminação final e da exposição da dica caso não haja resposta. A efetividade dessa técnica foi examinada em cerca de 30 estudos empíricos, que, para ensinar reconhecimento de palavras e figuras para indivíduos com atraso no desenvolvimento, recomendaram a sua aplicação em contextos escolares (Melo, 2014).

Inicialmente, a dica é apresentada e, ao longo das etapas de ensino, interpõe-se um tempo para que a resposta ocorra entre a apresentação dos estímulos finais e a dica. Esse tempo é prolongado de forma gradual até que a dica possa ser removida definitivamente, quando as respostas passam a ocorrer antes da sua apresentação (Melo 2014; Wilson et al., 2011). São frequentemente utilizados como dica de um professor, por exemplo, ao apontar a alternativa correta, a colocação de uma cor ou de uma figura, instruções verbais, gestos, ajuda física ou o modelo da resposta a ser emitida.

Apagamento de pistas: o apagamento de pistas é um método no qual são dadas e retiradas pistas de maneira gradual. A cada pista retirada, a tarefa do paciente é completar o que ficou faltando. O exemplo mais usado na literatura é o de aprender uma palavra escrita, a qual é apresentada completa em um primeiro momento e, então, a última letra seria apagada, sendo agora solicitado ao paciente que escreva a mesma palavra novamente na sua forma completa. Na sequência, as outras letras vão sendo retiradas e, outra vez, o paciente escreve a palavra inteira. É possível pensar também na aquisição de uma habilidade, por exemplo, amarrar o tênis. No primeiro momento, o laço está pronto e a criança só precisa apertar o nó; em seguida, deixa-se um laço apenas e ela deverá entrelaçar somente uma das partes e apertá-las. Os movimentos necessários para amarrar o tênis vão sendo retirados à medida que a criança conquista aquele ato motor (Wilson et al., 2011).

Transferência ou generalização: outro aspecto importante em torno do treino cognitivo é a possibilidade de transferência de tarefas treinadas no contexto clínico para o cotidiano. Levar para fora o que foi treinado no consultório, otimizando a qualidade de vida, faz parte dos objetivos do treino (Figura 29.3).

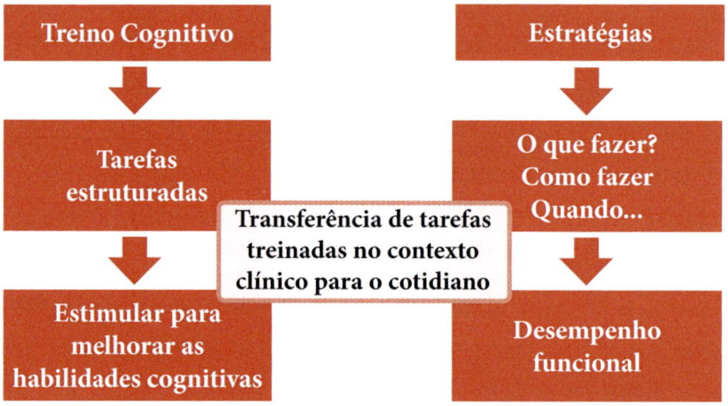
Treino Cognitivo
Tarefas estruturadas
Estimular para melhorar as habilidades cognitivas
Estratégias
O que fazer? Como fazer Quando...
Desempenho funcional
Transferência de tarefas treinadas no contexto clínico para o cotidiano

Figura 29.3: Transferência próxima e distante

O que auxilia o processo de intervenção em neuropsicologia é o estabelecimento de metas. Para tanto, é necessário haver um processo colaborativo com a participação de familiares, pacientes e profissionais.

Estabelecimento de metas: etapa desafiadora, o planejamento de metas exige uma participação ativa entre pacientes, familiares e equipe interdisciplinar, considerando-se as necessidades tanto dos pacientes como de seus familiares. Assim, no planejamento, consideram-se a motivação do paciente, o estabelecimento de metas realistas, a definição do comportamento a ser alcançado, os prazos para as metas e a transcrição dessas metas de modo que todos os envolvidos possam compreendê-las (Wilson, 2011).

É importante que se estabeleçam metas a longo prazo e metas a curto prazo nos programas de intervenção em neuropsicologia. As metas a longo prazo precisam ser voltadas às incapacidades e desvantagens, enquanto as metas a curto prazo são as etapas a serem cumpridas para se alcançarem as metas a longo prazo (Wilson, 2011).

Para cumprimento das metas, é importante seguir as seguintes premissas (Quadro 29.2):

Quadro 29.2: Metas SMART

Metas SMART				
S	M	A	R	T
Específico	**Mensurável**	**Atingível**	**Relevante**	**Temporizável**
O que exatamente você quer?	O que determina que você atingiu o seu objetivo?	Esta meta é realista?	Por que esta meta é importante?	Em quanto tempo você quer alcançar?

Wilson (2011) sugere que todas as metas negociadas com os pacientes e seus familiares devem ser SMART(ER), ou seja, S de *specific* (específica), M de *measurable* (mensurável), A de *achievable* (alcançável), R de *realist/relevant* (realista/relevante), T de *timely* (com tempo ou período definido), E de *evaluation* (avaliáveis) e R de *review* (revisáveis) (Quadro 29.3).

Psicoeducação: de acordo com o fragmento de caso apresentado, evidencia-se a necessidade de que, no processo psicoeducacional, tanto as crianças e os adolescentes como seus pais precisam entender o que é cognição, as diferentes funções cognitivas, como se expressam no comportamento e a interação que existe entre elas. Para ilustrar esse pressuposto, segue um exemplo de uma sessão em grupo sobre processos atencionais (Quadro 29.4).

No quadro a seguir, estão descritos os tipos de atenção, suas definições e como os problemas aparecem na vida prática (Quadro 29.5).

Como avaliar um processo de reabilitação: logo que o comportamento-problema for identificado de forma clara, são tomadas medidas iniciais em relação à periodicidade e à gravidade daquele comportamento; em seguida, será feito um monitoramento cauteloso da eficácia da estratégia da intervenção.

As medidas iniciais mostram o que acontece com o paciente ainda sem a intervenção e, quando iniciada esta, é necessário monitorar o comportamento periodicamente, como mostrado no fragmento do caso A.G.

Sabe-se que, com adultos, pelo simples fato de se estabelecer um monitoramento do comportamento, uma melhora espontânea acaba ocorrendo, mas não necessariamente se chega ao nível desejado, o que favorece a introdução da intervenção. Por um lado, com crianças, isso pode ser diferente, pois o monitoramento pode favorecer atitudes opositoras, dependendo das características das crianças, o que torna mais rápida a fase de monitoramento e estabelecimento de metas.

Quadro 29.3: Fragmento do Caso A.G.

Fragmento de caso:

A.G., menino, 14 anos, com diagnóstico de transtorno de déficit de atenção e hiperatividade (TDAH) e transtorno afetivo bipolar (TAB): na anamnese inicial, os pais se queixaram muito da falta de responsabilidade e de organização de AG em relação às tarefas das aulas de reforço, bem como da frequência dele nessas aulas. Desta forma, estabeleceu-se a meta de longo prazo: AG conseguir se organizar quanto às aulas de reforço, o que incluía pontualidade e levar as lições feitas e o celular. Para que esta meta fosse cumprida, defiram-se três metas de curto prazo que foram implementadas uma de cada vez com intervalos de 2 semanas. Não foi necessário cumprir uma meta para iniciar a outra, mesmo porque elas estavam interligadas. O tempo de adesão para cada meta foi variável como pode ser observado na figura a seguir:

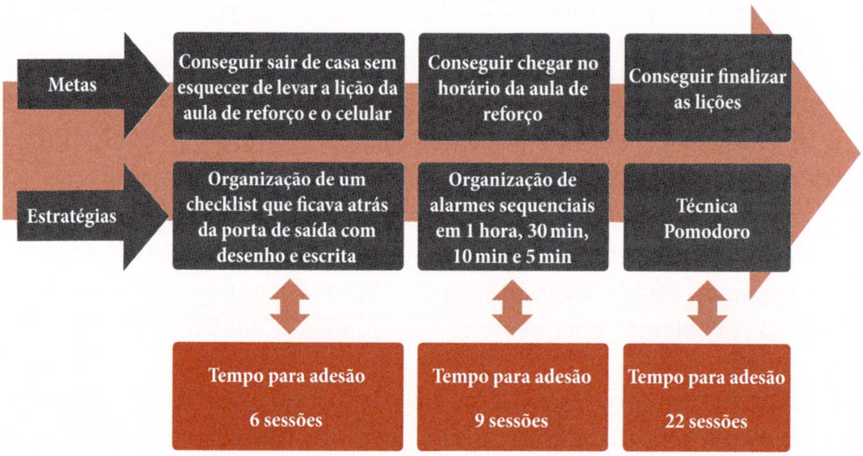

Foi dado suporte semanal para A.G. e orientação de manejo aos pais até a adesão total de uma determinada meta. A meta mais complicada foi a de finalização das lições por uma resistência de A.G. em relação a esse tipo de obrigação. Além disso, os pais tiveram muita dificuldade de evitar embates quando A.G. se desorganizava e desistia da lição. Como orientação de manejo para os pais, utilizou-se o treino de assertividade, que consiste em uma técnica da terapia cognitivo-comportamental (Rangé, 2011). No treino de assertividade, os pais foram trabalhados quanto à forma de expressar verbalmente seu aborrecimento; comunicar, sem esbravejar, a emoção que sentiam frente à recusa do filho de finalizar a tarefa de casa; e estabelecer reforçadores positivos.

Quadro 29.4: Fragmento de uma sessão de Psicoeducação

Primeiramente, vamos entender atenção como um processo, quais os diferentes tipos de atenção e como os problemas aparecem na vida prática.

A atenção é definida como a nossa capacidade de selecionar uma informação, que pode ser estimulada via áudio-verbal, visual e cinestésica.

Consistem em aspectos importantes do processo atencional a direcionalidade e a seletividade - características relacionadas à capacidade de resposta aos estímulos e informações predominantemente significativas.

Assim, o ato de prestar atenção é considerado um processo adaptativo, e uma das metáforas utilizadas para apresentar a atenção é apontarmos uma lanterna em pontos específicos em uma sala escura para encontrarmos alguma coisa. Nesta atividade, por exemplo, ignoramos algumas regiões para nos direcionarmos àquelas relevantes para nossas intenções (Lent, 2000 p.640).

Outra metáfora é a do carro com farol ligado, que pode ser mais aceita por crianças e adolescentes. Se não houvesse uma seleção de estímulos, haveria uma desorganização do nosso comportamento, pois não saberíamos como nos orientar e no que prestar atenção.

Prestamos atenção, primeiramente, naquilo que nos interessa, selecionando o que é mais importante naquela situação (Luria, 1979).

Quadro 29.5: Relação entre função cognitiva, definição e expressão no comportamento

Tipos de Atenção	Definição Capacidade de...	Problemas no Comportamento
Sustentada	manter uma atividade atencional por um período de tempo	Assistir à aula, a um filme
Seletiva Controle inibitório	selecionar informações importantes e ignorar as irrelevantes // realizar uma tarefa de forma contínua	Facilmente se distrai, deslocando a atenção para outra atividade; comete erros sem perceber
Alternada	alternar o foco atencional entre atividades ou informações	Olhar uma mensagem no celular enquanto acompanha a aula sem se perder entre as informações
Dividida	responder a mais do que uma tarefa ao mesmo tempo ou a múltiplos elementos ou operações dentro de uma tarefa complexa	Digitar e responder a pergunta feita

Por outro lado, pode-se pensar que os adolescentes tendem a ter uma resposta parecida com a do adulto, pois, à medida que percebem que estão sendo acompanhados de perto, acabam por responder um pouco melhor, inclusive na tentativa de minimizar controle parental, respondendo positivamente para que os pais acreditem que uma mudança está em curso; portanto os pais podem "afrouxar" a vigilância. No entanto, se isso acontece, o adolescente retoma o comportamento-problema, o que mostra a necessidade de uma intervenção sistematizada.

Reabilitação e pandemia: o que fazer?

No segundo ano da pandemia do coronavírus, a preocupação se volta principalmente às consequências de médio e longo prazo da infecção.

A questão do comprometimento cognitivo tem algumas justificativas: além do efeito da infiltração neurotrópica viral no cérebro, há fatores indiretos associados à pandemia, como aumento do isolamento social e problemas de saúde mental (Karen Ritchie, Dennis Chan, 2021).

O maior interesse na disseminação do coronavírus para o sistema nervoso central (SNC) e nas apresentações clínicas de longo prazo de indivíduos infectados recebeu uma nova avaliação da importância das alterações cognitivas.

Em outras pesquisas, é evidenciado que as mudanças cognitivas acontecem mesmo após infecções mais brandas; no entanto, os efeitos diretos e indiretos da infecção apontam uma probabilidade de comprometimento cognitivo de longo prazo; o hipocampo se apresenta indefeso em relação às infecções por coronavírus, o que aumenta as chances de ocorrer comprometimento da memória no pós-infecção e de os distúrbios neurodegenerativos se acelerarem (Karen Ritchie, Dennis Chan, Tam Watermeyer, 2020).

A invasão do SARS-CoV-2 aos neurônios olfatórios periféricos propaga-se via transsináptica viral para as áreas corticais – córtex entorrinal e o hipocampo –, e o envolvimento dessas regiões, na memória episódica e na navegação espacial, causa prejuízos de longo prazo. Isso será acrescido de consequências indiretas da infecção devido aos efeitos fisiopatológicos, notadamente patologia vascular mediada por vírus e doenças inflamatórias (Karen Ritchie, Dennis Chan, 2021).

A pandemia aparece como um fator importante na atualidade, fazendo com que as pessoas tenham de se adequar à situação de distanciamento social. Assim, surgem desvantagens sociais e educacionais, pois alunos com deficiência são menos propensos a se beneficiarem do ensino à distância; são necessárias, portanto, medidas adaptativas que considerem as necessidades específicas de planos de aprendizagem acessíveis e individualizados para essa população[I].

Outro aspecto nessa fase pandêmica diz respeito ao número crescente de adolescentes com estresse pós-traumático, ansiedade e depressão, principalmente nos casos em que houve morte dos pais, perdas financeiras, problemas com bebida e violência familiar[II].

Assim, com intuito de manter a saúde mental das pessoas em meio à crise de covid-19, foram estruturados comitês e guias para haver a possibilidade de atendimento, respeitando-se o distanciamento, por meio da telerreabilitação, da telessaúde e da teleneuropsicologia.

Por meio do guia de *Recomendações do Comitê de Prática Interorganizacional/ Orientação para Teleneuropsicologia*, das diretrizes para a prática da telepsicologia; e dos cinco 'W' da telerreabilitação cognitiva (do inglês – *What* (O que)?, *When* (Quando)?, *Why* (Por quê)?, *Who* (Quem)?, e *Where* (Onde)?), foi e está sendo possível intervir nos processos cognitivos e emocionais à distância[III].

BIBLIOGRAFIA

Assed MM, Rocca CCA, Garcia MY, Khafif CT, Belizario GO, Toschi-Dias E, Serafim AP. Treinamento de memória combinado com estímulo visuoespacial em 3D melhora o desempenho cognitivo em idosos: estudo piloto. Dement Neuropsychol [online], 2020; 14(3):290-299. Epub Sep 18, 2020.

Ganz JS et al. Programa de estimulação cognitiva "ativamente" para o ensino infantil: a cognitive stimulation program for preschool children. Rev Psicopedag, São Paulo, 2015; 32(97):14-25. Disponível em <http://pepsic.bvsalud.org/scielo.php?script=sci_art text&pid=S0103-84862015000100003&lng=pt&nrm=iso>. Acessos em 07 maio 2021.

Gindri G et al. Métodos em reabilitação neuropsicológica. In: Landeira-Fernandez J, Fukusima SS. Métodos em neurociências. [S.l: s.n.], 2012 cap 22.

[I] Empowering students with disabilities during the covid-19 crisis Https://bangkok. Unesco.Org/content/empowering-students-disabilities-during-covid-19-crisis)

[II] Adolescent psychiatric disorders during the COVID-19 pandemic and lockdown

[III] Inter Organizational Practice Committee recommendations/Guidance for Teleneuropsychology in Response to the COVID-19 Pandemic; Guidelines for the Practice of Telepsychology; The five 'W'of cognitive telerehabilitation in the Covid-19 era What? When? Why? Who? Where?.

Ismail FY, Fatemi A, Johnston MV. Cerebral plasticity: Windows of opportunity in the developing brain. Eur J Paediatr Neurol, 2017; 21(1):23-48. doi: 10.1016/j.ejpn.2016.07.007. Epub 2016 Aug 9. PMID: 27567276.

Kim EJ, Bahk YC, Oh H, Lee WH, Lee JS, Choi KH. Current status of cognitive remediation for psychiatric disorders: A review. Front Psychiatry, 2018; 1(9):461. doi: 10.3389/fpsyt.2018.00461. PMID: 30337888; PMCID: PMC6178894.

Luria AR. Fundamentos de Neuropsicologia. São Paulo: Edusp, 1981.

Mateos-Aparicio P, Rodríguez-Moreno A. The impact of studying brain plasticity. Front Cell Neurosci, 2019; 13:66. doi: 10.3389/fncel.2019.00066. PMID: 30873009; PMCID: PMC6400842.

Melo RM de, Hanna ES, Carmo JS. Ensino sem erro e aprendizagem de discriminação. Temas Psicol, Ribeirão Preto, 2014; 22(1):207-222. Disponível em <http://pepsic.bvsalud.org/scielo.php?script=sci_arttext&pid=S1413-389X2014000100016&lng=pt&nrm=iso>. Acessos em 28 abr 2021. http://dx.doi.org/10.9788/TP2014.1-16.

Rangé, B. Psicoterapias cognitivo-comportamentais: um diálogo com a psiquiatria. Porto Alegre: Artmed, 2011.

Ritchie K, Chan D. The emergence of cognitive COVID. World Psychiatry, 2021; 20:52-53. https://doi.org/10.1002/wps.20837

Ritchie K, Chan D, Watermeyer T. The cognitive consequences of the COVID-19 epidemic: collateral damage? Brain Communications, vol 2, Issue 2, 2020, fcaa069, https://doi.org/10.1093/braincomms/fcaa069

Rotta NT, Bridi Filho CA, Bridi FRS. Plasticidade Cerebral e Aprendizagem: Abordagem Multidisciplinar. Porto Alegre: Artmed, 2018.

Wilson B. Reabilitação da Memória: Integrando Teoria e Prática. Porto Alegre: Artmed, 2011.

Wilson B, Gracey F, Evans J, Bateman A. Reabilitação Neuropsicológica: Teorias, Modelos, Terapias e Eficácia. Belo Horizonte: Artesã, 2020.

30

Neuropsicologia como Ciência Multidisciplinar no Hospital Geral: Quando acionar esse serviço?

JULIANA PAULA GOMES DE ALMEIDA
JULIANA GOMES PEREIRA

A neuropsicologia pode ser definida como a análise sistemática das modificações de comportamentos decorrentes de alterações da atividade cerebral normal, causadas por doenças, lesões ou malformações no sistema nervoso central (SNC).[1]

Seu principal enfoque é o desenvolvimento de uma ciência do comportamento humano baseada no funcionamento do cérebro. Dessa maneira, sabe-se que, a partir do conhecimento do desenvolvimento e do funcionamento normal do cérebro, pode-se compreender alterações cerebrais, como no caso de disfunções cognitivas e do comportamento resultante das patologias que envolvem o cérebro. Essa análise é realizada mediante uma anamnese detalhada e o uso de escalas e testes que refletirão os principais ganhos ou perdas ao longo do desenvolvimento, determinando o nível evolutivo específico da criança.[2]

O neuropsicólogo no hospital auxilia em: avaliação e definição do diagnóstico do paciente, da gravidade do prejuízo cognitivo e possíveis sequelas; fornecimento de dados sobre o funcionamento cognitivo, social e comportamental; elaboração de diagnóstico diferencial e de estimativa de perdas cognitivas atreladas a procedimentos neurocirúrgicos; orientação sobre o manejo e os cuidados aos familiares e equipe multiprofissional; mapeamento do funcionamento cognitivo visando ao plano de reabilitação neuropsicológica, assim como avaliação da resposta ao tratamento proposto; intervenção precoce quando possível,[2,3] reinserção biopsicossocial do paciente em sua família, na escola e no trabalho.[1]

Tais objetivos são alcançados por meio de visitas ambulatoriais, avaliações e intervenções neuropsicológicas, supervisões semanais, discussões interdisciplinares teórico-práticas dos casos atendidos e encaminhamentos para outros profissionais.[1]

A contribuição deste exame na criança é extensiva ao processo de ensino-aprendizagem, pois permite estabelecer algumas relações entre as funções corticais superiores, como a linguagem, a atenção e a memória, e a aprendizagem simbólica (conceitos, escrita, leitura etc.). O modelo neuropsicológico das dificuldades da aprendizagem busca reunir uma amostra de funções mentais superiores envolvidas na aprendizagem simbólica, as quais estão, obviamente, relacionadas à organização funcional do cérebro. Sem essa condição, a aprendizagem não se processa normalmente, e, neste caso, podemos nos deparar com uma disfunção ou lesão cerebral.[2]

Ao fornecer subsídios para investigar a compreensão do funcionamento intelectual da criança, a neuropsicologia pode instrumentar diferentes profissionais, tais como médicos, psicólogos, fonoaudiólogos e psicopedagogos, promovendo uma intervenção terapêutica mais eficiente.[2]

Algumas particularidades, como os canais formais de comunicação com o meio, precisam ser respeitadas e levadas em conta quando se avalia uma criança com doença neurológica ou psiquiátrica. Cabe ao profissional ter clareza dos propósitos, conhecimentos, habilidade e adequação das técnicas e instrumentos de investigação a serem utilizados, como também ter conhecimento das possíveis alterações e limitações decorrentes da patologia, para que não sejam cometidos equívocos ao se concluir a avaliação neuropsicológica. Sendo assim, há necessidade de criar estratégias a fim de que a criança possa se comunicar e, então, interagir e melhor entender o que se passa com ela.[2]

Dessa forma, as indicações mais frequentes para a solicitação de avaliação neuropsicológica na infância e na adolescência em ambiente hospitalar e ambulatorial, uma vez que podem impactar, de alguma forma, as funções corticais são:

1. Afecções Neuropediátricas

A. Doenças Infecciosas do Sistema Nervoso Central (SNC)

— Meningites Agudas Bacterianas

As meningites agudas são afecções graves, com maior incidência nas crianças menores de 2 anos e letalidade em torno de 20%.

Aproximadamente 15% dos sobreviventes apresentam sequelas neurológicas, além de deficiências auditivas e visuais, distúrbios motores[4] e cognitivos (com rebaixamento do nível intelectual).[5] Transtornos comportamentais e psiquiátricos como depressão, ansiedade e transtorno obsessivo-compulsivo também foram descritos.[5]

O quadro clínico varia conforme a idade do paciente. Nas crianças a partir do segundo ano de vida, o quadro clínico inicial é representado por cefaleia, febre e vômitos, podendo estar associado com fotofobia, mialgias e distúrbios da consciência. Crises epilépticas podem ocorrer e a rigidez de nuca e outros sinais de irritação meníngea quase sempre estão presentes.[4]

— Encefalites

As encefalites agudas fazem parte do diagnóstico diferencial das encefalopatias agudas e caracterizam-se, basicamente, por distúrbios da consciência, em geral bastante pronunciados, como grave confusão mental, delírio, estupor e, em alguns casos, coma. A esses sinais, podem se associar outras manifestações neurológicas como hemiplegia, dupla hemiplegia, alterações dos nervos cranianos, crises epilépticas, distúrbios do movimento e do ritmo respiratório e sinais medulares.[4]

A etiologia é variável, pode ter causas infecciosas (como vírus e, entre estes, deve-se lembrar do herpesvírus, bactérias, fungos ou outros agentes), autoimunes (principalmente a encefalite anti-*N-methyl-D-aspartate receptor*) e as paraneoplásicas.[6,7]

Há relatos de acarretarem dificuldades na memória retrógrada, verbal, semântica e de trabalho, nas funções atencionais e visuoespaciais e na linguagem.[6,7]

B. Acidente Vascular Encefálico (AVE)

Caracteriza-se por manifestações clínicas e neurológicas, associadas a alterações radiológicas de isquemia ou infarto em um determinado território arterial (AVE isquêmico agudo) ou hemorragia (AVE hemorrágico).[8]

Os fatores de risco para AVE pediátrico são múltiplos e diferem daqueles do adulto. A maioria dos AVE isquêmicos agudos tem uma doença de base como cardiopatias congênitas ou adquiridas, doenças metabólicas e/ou hematológicas (como a doença falciforme) e vasculites; ao passo que as causas do hemorrágico incluem malformações arteriovenosas e trauma.[8]

A doença falciforme (DF) é uma afecção hematológica hereditária decorrente da alteração genética da hemoglobina, proteína presente nas hemácias e responsável pelo transporte de oxigênio para todo o organismo.[9]

As crianças e adolescentes acometidos apresentam anemia, hipoxemia crônica, infartos cerebrais e alterações nutricionais, os quais repercutem de forma negativa no desenvolvimento neurocognitivo. São frequentes os casos com baixos índices de quociente intelectual (QI), indicando presença de déficit cognitivo global, dificuldades na sustentação da atenção e na memória operacional, reduzindo possibilidades de desenvolvimento acadêmico e de competitividade no mercado de trabalho.[9]

Há descrição também de associação com transtorno de ansiedade, depressão e problemas sociais. Além de dificuldades visuoespaciais e de linguagem nos casos de AVE isquêmico.[9]

Por estas razões, há necessidade de avaliação neuropsicológica periódica para indivíduos com DF, mesmo na ausência de infartos cerebrais francos.[9]

As cardiopatias congênitas são anormalidades na estrutura ou na função cardiovascular do recém-nascido e, em algum momento, podem liberar um trombo, massa sólida formada pela coagulação do sangue, que obstruirá um vaso sanguíneo cerebral, causando um AVE isquêmico.[10] Outras considerações a serem feitas são em relação aos sintomas relacionados a essa patologia, como, dispneia, tontura, cansaço, arritmia, cianose, infecções e baixo peso. Acredita-se que esses sintomas podem causar restrições na vida do paciente e que, por conseguinte, afetam diretamente o desenvolvimento cognitivo e emocional.[11]

Outros riscos neurológicos nessas crianças se relacionam à cirurgia cardíaca para correção da anormalidade por ser um procedimento complexo e, muitas vezes, necessitar de circulação extracorpórea; além disso, há riscos de lesão cerebral, muito comum durante ou após o uso da técnica.[11]

C. Epilepsia

É uma condição neurológica crônica caracterizada por recorrência de crises epilépticas ao longo do tempo. Em certas circunstâncias, sem que se saiba o porquê ou em decorrência de algum processo patológico conhecido (traumatismos, infecções, neoplasias, malformações etc.), ocorrem descargas elétricas neuronais anormais e excessivas, geralmente autolimitadas, de forma difusa ou localizada em alguma área cerebral, com produção de eventos clínicos, denominados de crises epilépticas.[4]

Determinados grupos de epilepsias iniciadas no pré-escolar, como a benigna da infância com paroxismos centrotemporais (epilepsia rolândica), podem apresentar evolução menos favorável do ponto de vista cognitivo, embora não haja alterações no QI; esses pacientes podem apresentar dificuldades de aprendizado, de linguagem (em teste de fluência fonológica), nas funções executivas (por exemplo, na atenção visuoespacial, memória e flexibilidade cognitiva) e distúrbios comportamentais.[4,12,13]

Na epilepsia de lobo temporal (ELT), há ativação do córtex temporal. Estudos mostraram que crianças com ELT podem apresentar prejuízo em memória (principalmente verbal e visual), atenção, linguagem, habilidades visuoespaciais e funções executivas, além de distúrbios comportamentais e da aprendizagem.[13,14]

Outro grupo é o da epilepsia mioclônica juvenil em que há relato de comprometimento cognitivo leve, mas pode influenciar o funcionamento cotidiano. Estudos neuropsicológicos e de imagem funcional sugerem que as funções cognitivas do lobo frontal são predominantemente afetadas, entre elas a "memória de trabalho" e a tomada de decisão, além de déficits observados em tarefas que exigem resposta a perguntas verbais e desempenho motor complexo.[13]

A epilepsia com crises mioclônus-astáticas (síndrome de Doose) pode evoluir também com uma imprevisibilidade cognitiva, 50% evoluem com QI normal. Além de associação com hiperatividade.[4]

D. Traumatismo Cranioencefálico

Traumatismo cranioencefálico (TCE) é uma das principais causas de dificuldades neurocognitivas a longo prazo em crianças.[15]

Na fase aguda, após recobrarem a consciência, esses pacientes tendem a progredir para o período de amnésia pós-traumática, um período transitório, caracterizado por prejuízo mínimo da consciência; porém, com alterações significativas da memória anterógrada, desorientação e confusão mental.[16] Além disso, podem evoluir com diferentes graus de incapacidades cognitivas e comportamentais, como prejuízos atencionais, agitação psicomotora, comportamentos regredidos, irritabilidade e labilidade emocional, os quais dependem da gravidade do TCE.[16]

A avaliação e o monitoramento da condição cognitiva e comportamental dos acometidos, na fase aguda de recuperação da lesão cerebral, oferecem parâmetros objetivos de sua evolução para a equipe de saúde, facilitando seu manejo e fornecendo subsídios para que os profissionais orientem a família do paciente. Além de estabelecer um perfil de funcionamento cognitivo detalhado, fundamental para a identificação do que possa ter impacto negativo na autonomia do paciente e de informações sobre as habilidades preservadas que podem ser exploradas como recursos na reabilitação.[16]

E. Hidrocefalia

É uma condição na qual há aumento dos ventrículos cerebrais e/ou dos espaços subaracnoides, resultante do aumento do volume do líquido cefalorraquidiano (LCR) em seu interior. Pode ser causada por produção excessiva ou absorção deficiente do LCR ou bloqueio de seu fluxo em um ponto de suas vias de drenagem.[4]

Pode estar associada a comprometimento cognitivo e de linguagem, cuja gravidade variará conforme a etiologia (por exemplo, estenose de aqueduto, malformação de Chiari tipo II, hidrocefalia decorrente de complicações peri ou pós-natais, entre outras) e de outras condições coexistentes associadas.[17]

F. Involução Psicomotora

A involução psicomotora é a ocorrência, em uma criança até então neurologicamente normal, de um alentecimento do ritmo do desenvolvimento psicomotor seguido de sua parada e de sua involução com resultante perda inexorável e progressiva das aquisições intelectuais e motoras previamente adquiridas. Diante do quadro, o diagnóstico de doença degenerativa ou metabólica do sistema nervoso se impõe.[4]

Dessa forma, a avaliação neuropsicológica periódica se torna importante para o seguimento evolutivo dessas crianças.

G. Neoplasias do SNC

Os tumores primários de SNC são as neoplasias sólidas mais frequentes na infância, representando aproximadamente 20% de todos os cânceres pediátricos.[18]

O tratamento geralmente envolve a ressecção neurocirúrgica seguida por quimioterapia (QT) e/ou radioterapia (RT) craniana e/ou cranioespinhal,[18] dependendo do tipo de tumor e sua localização.

Neste contexto, os déficits cognitivos aparecem enquanto consequências diretas deste processo e refletem significativamente em baixo desempenho escolar e prejuízos intelectuais. Os fatores de risco importantes para o baixo desempenho intelectual são: idade precoce no diagnóstico; sexo; tratamento radioterápico (RT) ou combinado com quimioterapia (QT); complicações neurológicas pós-cirúrgicas; e ataxia.[19]

A implantação de avaliações neuropsicológicas longitudinais com o intuito de identificar desde efeitos pré-operatórios do crescimento do tumor até efeitos tardios do tratamento oncológico, que parecem se estender mesmo após 10 anos do fim da estabilização clínica da criança, seria de extrema importância nessa população. Dessa maneira, poderia ser possível obter dados suficientes para desenvolver estratégias de intervenções cognitivas específicas, possibilitando melhor adaptação acadêmica, escolar e de qualidade de vida infantil, tanto durante como após o tratamento oncológico.[19]

H. Outras Doenças com Manifestações Neurológicas

O lúpus eritematoso sistêmico (LES) é uma doença sistêmica que pode acometer o SNC por meio de lesões isquêmicas e vasculite.[20] Sintomas neuropsiquiátricos podem estar presentes em 22% a 71% dos casos, sendo eles doença cerebrovascular, cefaleia, crises epilépticas, doença desmielinizante, neuropatia, coreia, mielopatia, estado confusional agudo, distúrbios cognitivos, ansiedade, psicose, ansiedade e alterações do humor.[4,21] Além de falta de atenção e de concentração e danos na memória a curto prazo, na fluência verbal, nas habilidades visuoespaciais e na destreza motora, acarretando prejuízos acadêmicos.[20]

O vírus da imunodeficiência humana (HIV) também pode acometer o SNC e causa alterações nas áreas de processamento auditivo e visual, na da linguagem, da atenção e da sensório-motora.[22]

2. Afecções Psiquiátricas Infantojuvenis

A psiquiatria marca presença logo no surgimento da neuropsicologia pelo interesse inicialmente de mensurar os efeitos de intervenções medicamentosas sobre os processos cognitivos de pessoas acometidas por transtornos do humor, em especial depressão e nas psicoses, em especial na esquizofrenia. Com a evolução das técnicas e a ampliação dos testes neuropsicológicos, passou a contribuir significativamente com o diagnóstico, uma vez que ela consegue apresentar o estudo mais detalhado das relações entre os componentes cognitivos, atividade cerebral e o padrão comportamental.[23] Em virtude de sua acurácia e capacidade de avaliar aspectos fisiológicos e patológicos ao longo do desenvolvimento, a avaliação neuropsicológica (ANP) vem sendo cada vez mais usada na clínica psiquiátrica da infância e adolescência.

Os transtornos mentais infantis são importantes não só porque resultam em sofrimento para crianças, adolescentes e para aqueles com quem esses pacientes convivem, mas também porque interferem no desenvolvimento psicossocial e educacional, podendo levar a transtornos psiquiátricos e outras perturbações de relacionamentos que podem prejudicar até a vida adulta.[24] Por isso é tão importante que os profissionais sensibilizem os pais sobre essas informações, dada a importância do diagnóstico e intervenções apropriadas.

A doença é um episódio comum na vida de uma criança. Entretanto, a experiência de estar doente pode ter grande significado emocional para a criança e para a sua família. A doença pode trazer uma série de respostas emocionais, sendo as mais constantes a regressão e o retraimento.[25] Habitualmente, o médico psiquiatra da infância e adolescência é chamado para o atendimento sob regime hospitalar, quando já existe um quadro conhecido e sua participação é necessária, ou quando o processo de adoecimento provoca repercussões emocionais que precisem de maiores cuidados.

São aspectos importantes a serem considerados quando uma interconsulta é solicitada ao psiquiatra da infância e da adolescência: a criança; a família; e a pediatria. Também é importante que haja informação e auxílio à equipe de enfermagem para a compreensão da complexidade e especificidade desta faixa etária em condições de hospitalização e o estresse inerente também pode prejudicar o olhar sobre o desenvolvimento, já que as regressões são comuns em condição de vulnerabilidade física e psíquica. Hayes et al. (2028) informam, por intermédio de metanálise, que o tratamento, sob regime de internação, para crianças e adolescentes, promove estabilização de sintomas e é efetivo, o que justifica a intervenção.[26]

As condições mais comuns em que há solicitação do médico psiquiatra da infância e da adolescência no hospital geral são: criança com câncer; vítima de abuso e negligência; síndrome de Münchausen por procuração (doença inventada por um responsável que faz a criança parecer doente); tentativas de suicídio; e casos de queimaduras.[25] Já as condições psiquiátricas mais comuns a solicitarem os atendimentos especializados são: psicose; estado de humor maníaco; depressão; transtorno de estresse pós-traumático; e uso/abuso de substâncias psicoativas.[27] É preciso avaliar a agudização do caso e a demanda por permanência no hospital a fim de se fazer a indicação mais adequada para o tipo de tratamento recomendado.

No processo de hospitalização para cuidados das doenças biológicas da infância e da adolescência, não é incomum deparar-se com quadros sugestivos de transtornos do neurodesenvolvimento e psiquiátricos, sendo os mais comuns segundo a literatura: transtorno do déficit de atenção e hiperatividade (TDAH) (65,60%); autismo (16,80%); e transtornos de humor (9,754%) e de conduta (7,80%).[28] Contudo, a demanda de solicitação de ANP, durante a internação, é pequena e poderia ser mais bem aproveitada, visto que, além dos testes psicométricos geralmente organizados em baterias, objetiva também avaliar a relação desses achados com a patologia neurológica, psiquiátrica e/ou comportamental para estabelecer a possível área cerebral envolvida. Adicionalmente, a interpretação cuidadosa desses resultados deve ser associada à análise da situação atual do sujeito e do contexto em que este vive.[29] Considerando-se todas as adversidades da condição e da doença que demanda tratamento, sob regime integral, utilizar o recurso que contribui com análise qualitativa e quantitativa poderá trazer grandes benefícios.

Considerando-se o contexto mais amplo, tem-se que o TDAH acomete cerca de 3% a 6% das crianças em idade escolar e responde por 30% a 50% dos encaminhamentos em saúde mental na infância, afetando de 8% a 12% das crianças ao redor do mundo e resulta em desatenção, hiperatividade e impulsividade.[30] Há indicações de prevalência do TDAH em amostras de diferentes países sustentando o entendimento da importância dessa condição mundial. Existem indicações de resultados que informam alterações cognitivas causadas por TDAH, na ANP em pré-escolares, mas não devem ser o único instrumento diagnóstico a ser considerado.[31] Para os adolescentes, é bastante prevalente a alteração de atenção sustentada e memória operacional nos quadros de TDAH.[32] Trata-se de um diagnóstico multidisciplinar em que a ANP contribui significativamente e é relevante para as intervenções que ocorrem predominantemente no contexto ambulatorial.[33]

Para o diagnóstico de autismo, a ANP também é amplamente utilizada e fornece dados peculiares e significativos que produzem a verificação e aspectos que podem receber intervenções que produzam resultados de maior adaptação. É capaz de identificar prejuízos de cognição social, função cognitiva e estratégias de processamento local/global. Produz importantes novas informações que correlacionam o autismo aos seus aspectos genéticos, neurais e psicológicos.[34] Embora ainda seja um transtorno mental enigmático, com muito a ser descoberto a respeito das conexões cerebrais e apresentação clínica, é interessante observar como a ANP é capaz de demonstrar a inadequação do comportamento socioafetivo relacionada ao controle executivo prejudicado, quando conhecemos a redução da conectividade entre as regiões corticais e entre o córtex e o subcórtex cerebral.[35] É interessante observar o benefício da ANP para identificar prejuízo, mas principalmente potencialidades a serem exploradas para auxiliar no desenvolvimento neuropsicossócio-motor. É bastante indicada, também, ambulatorialmente.

Uma indicação interessante da ANP em pacientes psiquiátricos internados é para avaliar a agressividade, uma vez que é uma apresentação correlacionada anatomicamente com déficit do córtex pré-frontal. Embora não haja consenso, há indicadores de que os déficits neurocognitivos possam ser preexistentes à condição de internação e isso implique dificuldades de inibições comportamentais que estariam gravemente afetadas sob o estresse da internação e gerariam resposta mais agressiva.[36] A partir dessa informação, pode ser realizada intervenção psicológica adequada, a fim de amenizar os sintomas prejudiciais e orientar conduta e manejo que possam abrandar a expressão do comportamento improdutivo.

Assim, pode-se considerar que a ANP é um importante instrumento na tomada de decisões, sobretudo quando se pensa na elaboração de programas para indivíduos que sofreram prejuízos cognitivos decorrentes de lesões encefálicas ou que são acometidos de doenças neuropsiquiátricas. Sabe-se que a produção acadêmica sobre a ANP está crescendo no Brasil,[37] apesar dos entraves econômicos relacionados ao custo e à acessibilidade. O custo impacta negativamente a utilidade em diversos estudos publicados, mostrando que o benefício seria significativo, mas há recusa, mesmo quando indicado pelos médicos, devido à questão econômica.[38] Daí a importância de treinamento para psicólogos que trabalham em regime hospitalar, em métodos de rastreio para prejuízos cognitivos que possam mostrar indícios que preconizem ações baseadas nas perdas cognitivas indicadas, quando a avaliação completa não é possível, além da valorização do potencial do instrumento para a cobertura por seguradoras de saúde.

BIBLIOGRAFIA

1. Riechi T, Ambrózio C. Atuação neuropsicológica em centro de neurologia pediátrica: um projeto de extensão universitária. Interação em Psicologia, 2003; 7(1):121-124.
2. Costa DI, Azambuja LS, Portuguez MW, Costa JC. Avaliação neuropsicológica da criança. Jornal de Pediatria, 2004; 80(supl 2):s111-s116.
3. Harvey PD. Clinical applications of neuropsychological assessment. Dialogues in Clinical Neuroscience, 2012; 14(1):91-99.
4. Rosemberg S. Neuropediatria. 2ª ed. São Paulo: Sarvier, 2010.
5. Bozzola E, Bergonzini P, Bozzola M, Tozzi AE, Masci M, Rossetti C et al. Neuropsychological and internalizing problems in acute central nervous system infections: A 1 year follow-up. Italian Journal of Pediatrics, 2017; 43:96.
6. Harris L, Griem J, Gummery A, Marsh L, Defres S, Bhojak M, et al. Neuropsychological and psychiatric outcomes in encephalitis: A multi-centre case-control study. PLoS ONE, 2020; 15(3):e0230436.
7. Bruijn MAAM, MD, Aarsen FK, van Oosterhout MP, van der Knoop MM, Catsman-Berrevoets CE, Schreurs MWJ, et al. Long-term neuropsychological outcome following pediatric anti-NMDAR encephalitis. Neurology, 2018; 90:e1997-e2005.
8. Mekitarian EF, de Carvalho WB. Stroke in children. J Pediatr (Rio J), 2009; 85(6): 469-479.
9. Nunes S, Nogueira ZD, Toralles MB, Argollo N, de Sena ED. Avaliação neuropsicológica abrangente de crianças e adolescentes com anemia falciforme e acidentes vasculares encefálicos: Relato de casos. Rev Ciênc Méd Biol, 2016; 15(3):416-425.
10. Fernandes C, Rodrigo E. AVC na infância? ComCiência, 2009; 109.
11. Lima VR. Avaliação neuropsicológica em um grupo de crianças com cardiopatia congênita (trabalho de conclusão de especialização). Rio Grande do Sul: Instituto de Psicologia. Curso de Especialização em Neuropsicologia, Universidade Federal do Rio Grande do Sul, 2017.
12. Varesio C, Zanaboni MP, Carlotta Salmin EC, Totaro C, Totaro M, Ballante E, et al. Childhood epilepsy with centrotemporal spikes: Clinical and neuropsychological outcomes 5 years after remission. Diagnostics, 2020; 10(931):1-15
13. Fuentes D, Malloy-Diniz LF, Camargo CHP, Cosenza RM, organizadores. Neuropsicologia [recurso eletrônico]: teoria e prática. 2ª ed. Porto Alegre: Artmed, 2014.
14. Jackson DC, Dabbs K, Walker NM, Jones JE, Hsu1 DA, Stafstrom CE, et al. The Neuropsychological and Academic Substrate of New-Onset Epilepsies. J Pediatr, 2013; 162(5):1047-1053.
15. Treble-Barna1 A, Schultz H, Minich N, Taylor HG, Yeates KO, Stancin T, Wade SL. Long-Term Classroom Functioning and its Association with Neuropsychological and Academic Performance following Traumatic Brain Injury during Early Childhood. Neuropsychology, 2017; 31(5):486-498.

16. Gouveia PAR, Prade CV, Lacerda SS, Boschetti WL. Reabilitação neuropsicológica em fase aguda e crônica após traumatismo crânio-encefálico (TCE) grave: relato de caso. Contextos Clínicos, 2009; 2(1):18-26.
17. Hampton LE, Fletcher JM, Cirino P, Blaser S, Kramer LA, Dennis M. Neuropsychological profiles of children with aqueductal stenosis and spina bifida myelomeningocele. J Int Neuropsychol Soc, 2013; 19(2):127-136.
18. Agbahiwe H, Rashid A, Horska A, Mahone EM, Lin D, McNutt T, et al. A prospective study of cerebral, frontal lobe, and temporal lobe volume and neuropsychological performance in children with primary brain tumors treated with cranial radiation. Cancer, 2017; 123(1):161-168.
19. Alves SWE, Ribeiro RL. Alterações neuropsicológicas tardias em crianças com tumores cerebrais de fossa posterior. Revista Neuropsicologia Latinoamericana, 2020; 12(3):30-40.
20. Zúñiga Y. Neuropsychological manifestations in pediatric patients with systemic lupus erythematosus. Acta Neurol Colomb, 2014; 30(1):49-56.
21. Barbosa CMPL, Terreri MTRA, Len CA, Hilário MOH. Manifestações neuropsiquiátricas em crianças e adolescentes com lúpus eritematoso sistêmico juvenil: Associação com anticorpos antifosfolípide? Rev Bras Reumatol, 2006; 46(5):329-333.
22. Yadava SK, Guptab RK, Hashema S, Bhata AA, Gargc RK, Venkateshd V, et al. Changes in resting-state functional brain activity are associated with waning cognitive functions in HIV-infected children. NeuroImage: Clinical, 2018; 20:1204-121.
23. Coelho LF, Fernandes, DL. Avaliação e reabilitação neuropsicológica na infância e adolescência. In: Coelho BM e cols. Psiquiatria da Infância e Adolescência: um guia prático. 2ª ed. Porto Alegre: Sinopsys, 2018.
24. Scivoleto S, Silva T F, Celeri, EHRV. Avaliação clínica e formulação diagnóstica de crianças e adolescentes. In: Polanczyl GV, Lamberte MTMR. Psiquiatria da Infância e Adolescência. Barueri: Manole, 2012. – Coleção pediatria. Instituto da Criança HC-HMUSP/ editores Schvartsman BGS, Maluf Jr PT.
25. Jacintho ACA, Celeri EHBV, Straus L. Interconculta em psiquiatria infantil. In: Botega NJ. Prática Psiquiátrica no Hospital Geral: Interconsulta e Emergência. Porto Alegre: Artmed, 2002.
26. Hayes C, Simmons M, Simons C, Hopwood M. Evaluating effectiveness in adolescent mental health inpatient units: A systematic review. Int J Ment Health Nurs, 2018; 27(2):498-513. doi: 10.1111/inm.12418. Epub 2017 Dec 1. PMID: 29194885.
27. Rey JM (ed). IACAPAP textbook of child and adolescent mental health (pp. 1-19). International Association for Child and Adolescent Psychiatry and Allied Professions. Available in: DOI:10.13140/2.1.1578.4967
28. Borges JL. Avaliação Neuropsicológica dos Transtornos Psicológicos na Infância: Um Estudo de Revisão. Neuropsychological Assessment of Psychological Disorders in Childhood: A Review Study. Universidade de São Francisco, 2008.
29. Costa DI, Azambuja LS, Portuguez MW, Costa JC. Avaliação neuropsicológica da criança. J Pediatr, 2004; 80(2): 11-6. Disponível em: http//www.scielo.br
30. Gattás IG. Transtorno do déficit de atenção e hiperatividade. In: Coelho BM e cols. Psiquiatria da Infância e Adolescência: um guia prático. 2ª ed. Porto Alegre: Sinopsys, 2018.

31. Breaux RP, Griffith SF, Harvey EA. Preschool neuropsychological measures as predictors of later attention deficit hyperactivity disorder. Journal of Abnormal Child Psychology, 2016; 44(8):1455-1471. https://doi.org/10.1007/s10802-016-0140-1
32. Coutinho G, Mattos P, Malloy-Diniz LF. Neuropsychological differences between attention deficit hyperactivity disorder and control children and adolescents referred for academic impairment. Brazilian Journal of Psychiatry [online] 2009; 31(2):141-144.
33. Halperin JM, Trampush JW, Miller CJ, Marks DJ, Newcorn, JH. Neuropsychological outcome in adolescents/young adults with childhood ADHD: Profiles of persisters, remitters and controls. Journal of Child Psychology and Psychiatry, and allied disciplines, 2008; 49(9):958-966. https://doi.org/10.1111/j.1469-7610.2008.01926.x
34. Losh M, Adolphs R, Poe MD, Couture S, Penn D, Baranek GT, Piven J. Neuropsychological profile of autism and the broad autism phenotype. Archives of General Psychiatry, 2009; 66(5):518-526. https://doi.org/10.1001/archgenpsychiatry.2009.34
35. Joseph RM. Neuropsychological frameworks for understanding autism. International Review of Psychiatry, 1999; 11(4):309-324. https://doi.org/10.1080/09540269974195
36. Serper M, Beech DR, Harvey PD, Dill C. Neuropsychological and symptom predictors of aggression on the psychiatric inpatient service. J Clin Exp Neuropsychol, 2008; 30(6):700-9. doi: 10.1080/13803390701684554.
37. Ramos AA, Hamdan AC. O crescimento da avaliação neuropsicológica no Brasil: uma revisão sistemática. Psicologia: Ciência e Profissão [online], 2016; 36(2):471-485. doi.org/10.1590/1982-3703001792013
38. Sieg E, Mai Q, Mosti C, Brook M. The utility of neuropsychological consultation in identifying medical inpatients with suspected cognitive impairment at risk for greater hospital utilization. Clin Neuropsychol, 2019; 33(1):75-89. doi: 10.1080/13854046.2018.1465124